U0210356

温州大学学术精品文库

肌内效贴对骨骼肌功能影响及其应用

张国海　著

人民体育出版社

图书在版编目（CIP）数据

肌内效贴对骨骼肌功能影响及其应用 / 张国海著
. -- 北京：人民体育出版社, 2022（2023.7重印）
ISBN 978-7-5009-6167-3

Ⅰ.①肌… Ⅱ.①张… Ⅲ.①肌肉疾病—胶布—固定
术—研究 Ⅳ.①R685.05

中国版本图书馆CIP数据核字(2022)第062066号

*

人 民 体 育 出 版 社 出 版 发 行
北京盛通印刷股份有限公司印刷
新 华 书 店 经 销
*
710×1000　16开本　14.75印张　270千字
2022年10月第1版　　2023年7月第2次印刷
*
ISBN 978-7-5009-6167-3
定价：70.00元

社址：北京市东城区体育馆路 8 号（天坛公园东门）
电话：67151482（发行部）　　邮编：100061
传真：67151483　　　　　　　邮购：67118491
网址：www.psphpress.com
（购买本社图书，如遇有缺损页可与邮购部联系）

序

　　肌内效贴贴扎技术是 20 世纪 70 年代由日本加濑建造博士发明的一种在运动医学领域用于治疗和预防伤害的技术，与传统运动贴布不同，肌内效贴在贴布中增加了弹性纤维，使贴布在贴扎后对皮肤产生牵拉作用，进而发挥其独特的治疗效果。该技术通过几十年的发展和推广运用，已被广泛应用于康复医学、运动医学和体育运动实践之中。然而，在运动实践运用中，有关其治疗效果和作用价值，在学术界仍有一定的争议，其发挥作用的机制也尚不明确，这些问题都给肌内效贴的使用带来了一定的不确定因素。

　　2008 年随着北京奥运会的成功举办，竞技体育赛场运动员身上出现的五颜六色的肌内效贴引起了人们的广泛关注，同样也引起了笔者对肌内效贴的注意。2012 年笔者考取了上海体育学院博士生，在攻读运动人体科学博士学位期间，通过相关课程的学习和有关运动康复与治疗技术的培训，对肌内效贴贴扎技术及其作用机理有了进一步的了解，也对这种治疗技术产生了浓厚的兴趣，并萌发出开展此方面研究的想法。经过前期文献的查阅和思考，以及和导师王人卫教授一同商讨，以肌内效贴方面的选题作为博士学习期间的研究课题。

　　本书是在笔者博士论文"肌内效贴对股四头肌力量及延迟性肌肉酸痛的影响"的基础上撰写而成，书的架构基本遵循了博士论文框架。全书共分为八章，第一章为导论，讲述了选题缘由、研究目的与意义、研究思路与假设、研究内容。第二章与第三章分别论述了延迟性肌肉酸痛的研究现状与肌内效贴的研究现状。第四章到第六章从肌内效贴不同贴扎方式对肌力的影响研究，以及贴扎肌内效贴对延迟性肌肉酸痛的影响两个方面进行了详细的论述，并对试验研究过程做出完整论证，给出研究结论与创新展望。第七章和第八章撰写了肌内效贴的特性与使用方法，以及肌内效贴在运动实践中的应用，这两章内容的撰写，主要考虑本书前几个章节侧重的是肌内效贴的基础性研究，对肌内效贴的实践应用方面涉及不多，而肌内效贴贴扎技术本身又是一项实用性非常强的应用技术，这部分内容对人们进一步了解和学习肌内效贴在运动中的应用价值和使用方法，以及丰富肌内效贴在体育运动实践中的操作技能起到帮助作用。本文在研究过程中参考并引用了前人的文献资料，在此谨向这些文献资料的作者深表感谢。

本书的出版对开展肌内效贴干预骨骼肌研究，指导体育运动实践中肌内效贴的应用，以及开展肌内效贴对人体其他作用功效的研究等方面均能具有一定的参考价值。尽管笔者通过试验研究对肌内效贴的作用效应和可能机制进行了探讨，但是限于研究条件以及笔者的学识水平，难免在研究和写作中存在诸多不足和不完善之处，恳请广大读者不吝指教，予以指正。

张国海

2021 年 12 月

前 言

在运动和医学康复领域，肌内效贴应用非常广泛，大量的研究表明，肌内效贴在改善软组织疼痛、肿胀，提高受损关节的本体感觉等方面有着良好的作用效果，但其在体育运动领域中的一些作用效应并未得到证实。本研究的目的是探讨肌内效贴不同的贴扎方式对骨骼肌的作用效应，并对贴扎方式的优化选择做多因素、多水平分析，为肌内效贴的有效使用提供理论依据；进一步探讨肌内效贴对延迟性肌肉酸痛的防治功效，为延迟性肌肉酸痛的预防和治疗寻找新的治疗思路和方法。

研究方法

第一部分，健康男性青年学生 40 人，以右腿股四头肌为研究部位，根据肌内效贴 I 形和 Y 形两种贴扎形状、向心和离心两种贴扎方向，以及 10%、50% 和 80% 三种贴扎拉力等不同贴扎方式，将试验测试分为 16 组，分别用肌内效贴不同的贴扎方法进行贴扎。试验分为四轮，第一轮受试者被随机分为 4 组，每组 10 人，各采取一种处理因素进行测试，1 周洗脱期后，以此类推进行后边三轮测试。采用等速肌力测试系统进行测试，测试状态包括：最大随意等长收缩（MVIC）测试，膝关节 60°/s 和 120°/s 各 5 次，以及 180°/s 的 25 次等速伸膝向心收缩，各项测试之间休息 5min。测试指标为等长峰值力矩（PT）、平均峰值力矩（APT）、平均峰值功率（APP）和平均做功（ATW）。

第二部分，健康男性青年学生 40 人，以右腿股四头肌为研究部位，根据干预方法的不同，将受试者分成 5 组，包括热贴组（HG 组）、安慰贴组（PG 组）、对照组（CG 组）、建模后贴扎肌内效贴组（AG 组）、建模前后均贴扎肌内效贴组（BG 组），后两组均采用 I 形—10% 拉力—离心贴扎方法。延迟性肌肉酸痛

（DOMS）建模采用 15 级蛙跳 + 30 次原地负重半蹲跳（10kg），10 组，组间休息 2min，蛙跳和负重跳间隔 2min，运动总时间 50 ~ 60min。以受试者建模前 1 天测定值为基线值，随后在建模后即刻、24h、48h、72h 和 96h 各时间点进行测定，测试指标有大腿围度（TC）、关节活动度（ROM）、视觉模拟评分（VAS）、六级疼痛评分、肌肉压痛阈值、膝关节空间被动位置移动感觉、最大等长峰值力矩和肌电图。血液指标包括肌酸激酶（CK）、乳酸脱氢酶（LDH）、皮质醇（Cor）、白细胞介素 - 6（IL - 6）、P 物质（SP）、β - 内啡肽（β - EP）和血乳酸（BLD），血液指标测试时间点不包括 96h。

研究结果

1. 肌内效贴不同贴扎方式对肌肉力量的影响

①肌内效贴不同贴扎方式组间等长峰值力矩值均无差异（$P > 0.05$），贴扎方向和贴扎拉力主效应无差异（$P > 0.05$），贴扎形状主效应有差异（$P < 0.05$）。

②等速肌力测试 60°/s 和 120°/s，不同贴扎方式组间平均峰值力矩、平均峰值功率和平均做功无差异（$P > 0.05$），平均峰值力矩、平均峰值功率在贴扎形状主效应上有差异（$P < 0.01$），平均做功在贴扎形状主效应上有差异（$P < 0.05$）。

③等速肌力测试 180°/s，不同贴扎方式组间平均峰值力矩、平均峰值功率和平均做功无差异（$P > 0.05$），平均峰值功率和平均做功两个指标在贴扎形状、方向和拉力的主效应上无差异（$P > 0.05$），平均峰值力矩指标在贴扎形状主效应上有差异（$P < 0.05$），平均峰值力矩指标在贴扎方向与拉力之间有交互效应（$P < 0.05$），在拉力 10% 水平上向心和离心贴扎之间存在差异（$P < 0.05$），在离心方向上拉力 10% 和 80% 贴扎之间存在差异（$P < 0.05$）。

2. 肌内效贴对延迟性肌肉酸痛的影响

①视觉模拟评分的时间×组别交互效应有统计学意义（$P < 0.01$，$P = 0.009$），事后单独效应分析得出，热贴组和安慰贴组与对照组之间有统计学意义（$P < 0.05$），建模前后均贴扎肌内效贴组与对照组之间有统计学意义（$P < 0.01$），建模后贴扎肌内效贴组与对照组之间无统计学意义（$P > 0.05$）。六级主

观感觉时间主效应有统计学意义（$P < 0.01$），事后分析建模前后均贴扎肌内效贴组与对照组比较，差异有统计学意义（$P < 0.01$），建模后贴扎肌内效贴组与对照组比较，差异有统计学意义（$P < 0.05$）。触压痛阈时间与组别交互效应比较，差异有统计学意义（$P < 0.01$），事后单独效应上，建模后贴扎肌内效贴组在运动后48h，建模前后均贴扎肌内效贴组在运动后24h、48h和72h时间点上均高于对照组，差异有统计学意义（$P < 0.05$）。

②右侧大腿围度组别主效应，以及时间与组别交互效应无统计学意义（$P > 0.05$）；时间主效应有统计学意义（$P < 0.01$），事后分析与同组基线比较，热贴组、安慰贴组和对照组在96h未完全恢复（$P < 0.05$），而建模后贴扎肌内效贴组在72h得以恢复，建模前后均贴扎肌内效贴组在48h就已经恢复（$P > 0.05$）。

③右侧膝关节活动度组别主效应，以及时间与组别交互效应无统计学意义（$P > 0.05$）；时间主效应有统计学意义（$P < 0.01$），事后分析与同组基线比较，对照组在24h、48h和72h都有差异（$P < 0.05$），建模后贴扎肌内效贴组和建模前后均贴扎肌内效贴组在运动后各时间点与同组基线比较均无统计学意义（$P > 0.05$）。

④等长峰值力矩时间与组别交互效应有统计学意义（$P < 0.01$），事后单独效应上，建模前后均贴扎肌内效贴组在48h（$P < 0.05$）、72h和96h（$P < 0.01$）三个时间点上高于对照组，时间单独效应上，对照组在建模后各时间点上均小于基线水平（$P < 0.05$），建模前后均贴扎肌内效贴组在72h和96h两个时间点上与基线水平无统计学差异（$P > 0.05$），建模后贴扎肌内效贴组在96h无统计学差异（$P > 0.05$）。

⑤股直肌、股外侧肌和股内侧肌的均方根值（RMS）在组别主效应、时间与组别交互效应上无统计学意义（$P > 0.05$）。股外侧肌和股内侧肌的时间主效应有统计学意义（$P < 0.01$），与同组基线比较，对照组的股外侧肌在运动后即刻、24h和48h有统计学显著性差异（$P < 0.05$），其余组的各时间点无统计学意义（$P > 0.05$）；股内侧肌在24h至96h有统计学意义（$P < 0.05$），而建模后贴扎肌内效贴组和建模前后均贴扎肌内效贴组的各时间点无统计学意义（$P > 0.05$）。

⑥右侧膝关节屈曲和伸展被动位置变动感在组别主效应，以及时间与组别交互效应上均无统计学意义（$P > 0.05$）；在时间主效应上有统计学意义（$P < 0.01$），事后分析与同组基线比较，屈曲被动位置变动感对照组和建模后贴扎肌

内效贴组在运动后一直持续到96h均未恢复，伸展被动位置变动感热贴组、安慰贴组、对照组和建模后贴扎肌内效贴组也持续到运动后96h未恢复，而建模前后均贴扎肌内效贴组除72h下降（$P < 0.05$）外，其余时间点的屈伸被动位置感觉上均未显示出统计学差异（$P > 0.05$）。

⑦血清肌酸激酶与乳酸脱氢酶组别主效应无统计学意义（$P > 0.05$），时间与组别交互效应无统计学意义（$P > 0.05$）。时间主效应有统计学意义（$P < 0.01$），与基线比较，对照组的肌酸激酶水平在运动后即刻、24h和48h有差异（$P < 0.05$），建模后贴扎肌内效贴组在运动后即刻和24h有统计学显著差异（$P < 0.05$），建模前后均贴扎肌内效贴组在运动后即刻肌酸激酶升高，但与基线比较无统计学意义（$P > 0.05$），24h和48h有统计学显著差异（$P < 0.05$）；乳酸脱氢酶水平热贴组、安慰贴组、建模后贴扎肌内效贴组和对照组在运动后即刻均有差异（$P < 0.05$），建模前后均贴扎肌内效贴组在运动后即刻、24h、48h和72h均无统计学意义（$P > 0.05$）。

⑧血清皮质醇与白细胞介素 -6 组别主效应无统计学意义（$P > 0.05$），时间与组别交互效应无统计学意义（$P > 0.05$）。时间主效应有统计学意义（$P < 0.01$），皮质醇与同组基线比较，只有对照组在48h和72h有统计学显著差异（$P < 0.05$），其余各组各时间点均无统计学意义（$P > 0.05$）；白细胞介素 -6 除安慰贴组外，各组在运动后即刻均有差异（$P < 0.05$），热贴组、安慰贴组和对照组在24h也有差异（$P < 0.05$），建模后贴扎肌内效贴组和建模前后均贴扎肌内效贴组在24h之后的各点均无统计学意义（$P > 0.05$）。

⑨血清 P 物质在时间主效应、组别主效应，以及时间与组别交互效应上均无统计学差异（$P > 0.05$）。β - 内啡肽和乳酸仅在组别主效应上有统计学意义（$P < 0.05$），热贴组的β - 内啡肽含量低于安慰贴组和建模前后均贴扎肌内效贴组，有统计学显著差异（$P < 0.05$），对照组高于热贴组，有显著差异（$P < 0.01$）；乳酸所有组与基线比较在运动后即刻均有差异（$P < 0.01$），其他时间点均无统计学意义（$P > 0.05$）。

⑩肌酸激酶与疼痛指标视觉模拟评分、六级主观疼痛感觉存在高度正相关，与初痛阈存在高度负相关；P 物质与视觉模拟评分、六级主观疼痛感觉存在高度正相关；等长峰值力矩与初痛阈存在高度正相关，等长峰值力矩与六级主观疼痛感觉存在高度负相关，等长峰值力矩与肌酸激酶存在高度负相关；大腿围度与关

节活动度存在高度负相关，大腿围度与肌酸激酶存在高度正相关，关节活动度与视觉模拟评分和六级主观疼痛感觉均存在高度负相关，关节活动度与初痛阈存在高度正相关；屈本体感觉和伸本体感觉与视觉模拟评分、六级主观疼痛感觉均存在高度负相关，与初痛阈存在高度正相关。

研究结论

第一，肌内效贴不同贴扎组合方式对健康青年人的肌肉力量无促进或抑制作用，贴扎肌内效贴不会给肌肉力量带来不良影响。

第二，等速60°/s、120°/s和180°/s向心运动状态下，肌内效贴的不同贴扎方向和拉力对肌肉力量和做功无影响，不同贴扎形状对肌肉的力量和做功有影响，肌内效贴的Y形贴扎对肌力影响优于I形贴扎。

第三，等速180°/s向心运动状态下，肌内效贴的不同贴扎方向和拉力之间存在交互效应，肌内效贴在离心方向10%的拉力状态下对肌力影响最明显，表现出肌力变化最大。运动实践中，可考虑采用不同贴扎手法改善肌肉功能能力。

第四，肌内效贴可降低一次大强度离心运动导致的延迟性肌肉酸痛的疼痛程度，减轻组织的肿胀，加快膝关节活动度的恢复。促进肌肉力量的恢复，提高膝关节的位置变动感知敏感度，对降低肌肉的均方根值有一定作用。

第五，肌内效贴可以改善血液肌酸激酶水平，对组织微损伤的修复有促进作用；肌内效贴可以加快延迟性肌肉酸痛后皮质醇和白细胞介素－6的恢复速度，减小机体的应激反应水平，降低机体产生的炎症反应程度。

第六，肌内效贴对血清P物质和β－内啡肽无影响作用，肌内效贴可降低延迟性肌肉酸痛后肌肉疼痛程度，但作用途径未显示出与血液P物质的变化有关。

第七，不同时间点贴扎肌内效贴对延迟性肌肉酸痛的作用效果有一定差异，运动前贴扎肌内效贴的效果优于运动后贴扎。

第八，延迟性肌肉酸痛后肌肉的疼痛程度与其微损伤的严重程度有关，疼痛缓解与肌肉损伤程度的改善有一定的关系。肌肉疼痛会影响肌力的发挥，肌力下降程度与肌组织的损伤严重程度有关。关节活动度减小与组织肿胀有关，肌肉损伤程度的增加会对组织肿胀造成影响，肌肉疼痛在一定程度上限制关节活动度。

目　录

第一章　导论

第一节　选题缘由

在竞技体育中，由于大强度运动训练以及激烈的比赛常常会导致运动员发生各种运动损伤，这不仅影响运动员的运动成绩，而且对运动训练也会造成较大的不良影响。因此，如何有效地预防运动员的运动损伤，降低运动损伤的程度，加快运动损伤后的恢复就显得尤为重要。自 2008 年北京奥运会以来，竞技赛场上运动员皮肤上贴扎着五颜六色的贴布备受大众瞩目，这种贴布就是肌内效贴（Kinesio taping，KT）。其实际上是一种贴于皮肤表面，用于治疗运动损伤和各种其他状况的富有弹性的治疗带。作为一种医学治疗技术，肌内效贴通常被认为具有预防和治疗运动损伤、协助肌肉收缩、减少肌肉疲劳、增加关节活动度，以及消除组织肿胀和疼痛等功效。目前在体育运动实践中，肌内效贴主要被应用于两个方面，其一，预防和治疗运动损伤，已有研究证实肌内效贴在运动中对关节或肌肉提供保护和支持作用，还可以改善人体本体感觉功能，被认为在防止急性损伤和慢性损伤的发展上发挥着重要作用；其二，通过影响骨骼肌的收缩功能，延缓运动中肌肉疲劳的发生，以达到改善人体运动能力，提高运动员运动成绩，促进运动后肌肉功能恢复的目的。肌内效贴在运动实践中被广泛使用，其作用效应是一种心理安慰还是确实具有作用功效尚不明确，存在较大争议。

随着肌内效贴在运动医学和康复医学上的广泛应用，人们围绕着肌内效贴的作用功效也进行了大量的研究，但是有关肌内效贴对运动能力的影响及在一些运动损伤的防治上是否有效仍有许多问题尚不清楚，尤其是肌内效贴对改善人体肌肉收缩能力的作用效应上，已有研究还存在着矛盾性结论。此外，由于肌内效贴在使用时的不确定性，如贴扎肌内效贴时存在贴布裁剪形状、拉伸的方向以及牵拉的拉力大小等不同的组合方式，加之治疗时康复治疗师需要考虑到皮下筋膜组织、肌肉组织、关节、血液与淋巴循环，以及神经组织等的整体治疗观念，这些都给运动实践中应用肌内效贴带来诸多不确定因素，使得肌内效贴在贴扎技术上尚不规范，在实施治疗或发挥其作用功效时很大程度上取决于康复治疗师对专业知识的了解和实践经验，这在很大程度上制约了这项技术的使用和发展，这种使用上的差异性也可能会导致肌内效贴在作用功效上存在差异。因此，很有必要针对目前贴扎肌内效贴中存在的问题开展基础性研究，尤其是肌内效贴在运动实践中是否具有促进肌肉力量提升，改善肌肉恢复的功能效应，以解决体育运动实践中的问题，为竞技体育和大众体育服务。

第二节　研究目的与意义

一、研究目的

肌内效贴是运动医学和康复医学领域的一种常用治疗手段，有着非常广泛的应用前景。以往研究认为，肌内效贴在改善软组织疼痛、肿胀，提高受损关节的本体感觉等方面有着良好的作用效果，但其在运动领域中的一些作用效应并未得到证实，尤其是在运动实践中肌内效贴能否作为一种辅助手段，来提高人体的运动能力以及预防和改善延迟性肌肉酸痛都尚无定论。因此，开展此方面研究有着重要的理论和实践意义，本研究的目的是探讨肌内效贴对骨骼肌功能的影响。

二、研究意义

本研究从解决体育运动实际问题出发，在选题和研究角度上具有一定的创新性，为开展肌内效贴研究以及运动实践中的应用提供参考和帮助。

1. 理论层面

本研究就肌内效贴在体育运动实践中对骨骼肌功能改善效应以及预防和缓解延迟性肌肉酸痛进行研究，采用析因方法对肌内效贴的不同贴扎方式进行多因素、多水平分析，探讨肌内效贴的不同贴扎方式对骨骼肌功能活动的影响作用，并探讨肌内效贴在延迟性肌肉酸痛的预防和治疗上所产生的作用功效和作用机理，以丰富肌内效贴贴扎理论。

2. 学术层面

本研究将为开展肌内效贴的基础研究提供理论和实践帮助，丰富肌内效贴的理论和作用机制，在研究方法、手段、指标，以及贴扎手法等方面为后续研究提供参考依据。

3. 实践层面

本研究帮助人们科学有效地使用肌内效贴贴扎技术，为延迟性肌肉酸痛的预防和治疗寻找一种新的方法，也为肌内效贴在运动实践中的应用提供初步的理论依据和规范化操作指导。

第三节　研究思路与假设

一、研究思路

本研究根据研究目的，通过试验设计和实施，着重研究肌内效贴的作用效应以及在运动实践中的应用。探讨肌内效贴对肌肉力量的影响，不同贴扎方式对肌肉力量的作用是否存在差异，以及肌内效贴在预防和缓解延迟性肌肉酸痛上可能的作用效应，以期为肌内效贴在运动科学领域的应用提供理论支持和实践帮助。为了解肌内效贴在作用效应上是否存在差异，本研究在探讨肌内效贴对骨骼肌功能的影响中，选择了两种骨骼肌状态，分别为骨骼肌正常未损伤状态和骨骼肌微损伤状态。

二、研究假设

依据本研究的选题和试验设计，提出如下假设：

假设一，贴扎肌内效贴可促进运动中肌肉力量的提高，采用不同形状、方向和拉力的贴扎方式对肌肉力量的影响效应存在差异。

假设二，肌内效贴可以缓解和治疗延迟性肌肉酸痛产生的疼痛、肿胀症状，加快肌肉力量、关节活动度和本体感觉能力的恢复速度。

假设三，肌内效贴对延迟性肌肉酸痛出现的肌肉疼痛具有缓解作用，其作用机制与肌内效贴促进血液指标的改善有关。

假设四，运动前后贴扎肌内效贴对肌肉的保护作用不同，运动前贴扎肌内效贴对肌肉的保护效应好于运动后贴扎肌内效贴，可减轻运动后延迟性肌肉酸痛症状的发生程度（图1-1）。

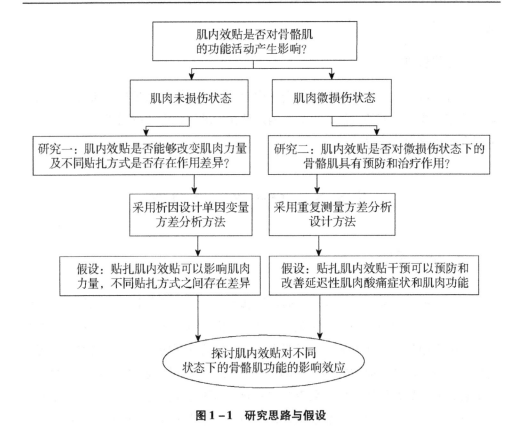

图 1 - 1　研究思路与假设

第四节　研究内容

本研究将从理论和应用两个层面探讨贴扎肌内效贴是否会对人体运动能力产生影响。依据本文的研究假设，以及要解决的问题和设计的试验方案，将全篇研究内容分为四个部分：

第一，通过文献研究，梳理肌内效贴贴扎技术、使用方法和研究状况，并对文献进行分类整理、分析和述评，了解肌内效贴贴扎的研究现状，为开展本研究提供理论依据和支撑。此外，就延迟性肌肉酸痛研究现状进行分析和汇总，从其概念界定、产生机制、治疗手段和方法等方面进行述评，也为本研究的开展提供理论基础和帮助。

第二，探讨肌内效贴不同贴扎方式对健康人群肌肉力量的影响，本部分以股四头肌的力量变化为研究对象，着重从肌内效贴的不同形状、不同方向和不同拉力组合入手，通过测定不同角速度下的等速肌力，采用统计学析因方法对研究结果进行分析，探讨肌内效贴的不同贴扎方式组合对肌力的作用以及相互作用差异。

第三，从肌内效贴的应用角度入手，探讨肌内效贴对运动实践中常见骨骼肌微损伤所产生的影响，依据现有的肌内效贴理论和实践应用，观察和分析肌内效贴是否对运动导致的延迟性肌肉酸痛出现的肌肉酸痛、肿胀、压痛、肌肉功能下降、关节活动度减小、本体感觉能力下降等具有预防和治疗效果，并进一步探讨在肌内效贴的影响下肌肉疼痛会产生什么变化，是否与相关血液指标存在关系。

第四，依据现有的肌内效贴研究理论和技术，对不同肌内效贴的性能和特点进行测量和分析，结合本研究获得的成果，为体育运动实践中有效运用肌内效贴贴扎技术改善骨骼肌功能，以及对骨骼肌的功能状态进行调节提供可操作的使用方法。

第二章　延迟性肌肉酸痛的研究现状

在竞技体育的训练和比赛中，由于骨骼肌的剧烈或长时间活动，会导致肌肉机能降低，出现运动性疲劳甚至产生运动损伤，在这一过程中往往会伴随出现运动性骨骼肌微损伤，最常见的就是延迟性肌肉酸痛（Delayed onset muscle soreness, DOMS）。延迟性肌肉酸痛不仅出现在竞技体育中，在大众健身中也常常发生。延迟性肌肉酸痛是一种特殊类型的肌肉疲劳，具有自愈现象，但它自愈的延迟性会对正常的训练、比赛造成严重的影响，还可能引起训练者出现其他方面的损伤。因此，限制损害程度或加速恢复的任何做法对教练、体能师或治疗师来说都是有其意义和实际价值的。如何促进运动员延迟性肌肉酸痛的消除以及骨骼肌损伤后的恢复，一直是人们所关注和重点研究探讨的问题。出现延迟性肌肉酸痛后，不仅会出现骨骼肌结构变化，而且会导致肌力下降、肌肉酸痛、肿胀以及血液中肌酸激酶、乳酸脱氢酶和肌红蛋白浓度增加等。

延迟性肌肉酸痛具有自愈性，不经过任何治疗症状也会消失，但出现的延迟性肌肉酸痛症状会对运动员或普通人的运动产生功能障碍。其主要的不良影响体现在，降低关节活动度、肌肉接受震动的能力下降、肌肉的峰值力矩降低以及肌肉激活顺序和募集模式发生变化，并可造成肌肉、韧带和肌腱承受不习惯的应激力。如果尝试过早进行运动，这些补偿机制可能会增加肌肉进一步伤害的风险。迄今为止，已经引入许多治疗策略，以帮助减轻延迟性肌肉酸痛的严重程度并尽快恢复肌肉的最大功能。但由于延迟性肌肉酸痛的发生机制并不十分清楚，尚未建立对延迟性肌肉酸痛的良好和一致的治疗手段。延迟性肌肉酸痛典型的症状是肌肉酸痛，许多研究试图确定针对延迟性肌肉酸痛的预防和治疗策略，目前对延迟性肌肉酸痛消除方法的研究主要集中在药物、拉伸、按摩、理疗、针灸、推拿、冷冻疗法、顺势疗法、超声和营养补充剂等，通过这些方法以降低延迟性肌肉酸痛所造成的影响，运动员可以更频繁地训练并提高成绩。虽然目前治疗延迟性肌肉酸痛的方法有很多，但治疗的效果仍旧比较有限，有些治疗方法尚缺乏科学依据支持，这些问题给运动实践中的应用带来了治疗上的困惑。

第一节 延迟性肌肉酸痛概述

一、延迟性肌肉酸痛的界定

延迟性肌肉酸痛在竞技运动训练和比赛、大众健身活动，甚至日常的一些体力活动中都是一种十分常见的生理现象。其基本定义为在人体完成高强度、长时间运动以及刺激频率不断变化的肌肉离心收缩之后，或者是在肌肉长时间活动量较小的情况下突然改变强度和时间以及刺激频率不断变化的肌肉离心收缩之后，骨骼肌产生的一系列不适感与疼痛感，这种由运动所诱发的现象被称为延迟性肌肉酸痛，是最常见和易复发的运动损伤形式之一。延迟性肌肉酸痛出现时伴有肌肉暂时性损伤和无法正常收缩，或者肿胀、疼痛和压痛。延迟性肌肉酸痛通常发生在重复离心收缩运动后 6～24h，并在 24～48h 达到峰值，其症状和体征可持续高达 72～96h，但在严重的情况下，可持续 7 天甚至更长时间。延迟性肌肉酸痛对肌纤维造成相对较小的损伤，并且可能引起肌肉肥大以抵抗需求。

二、延迟性肌肉酸痛的诱因

在延迟性肌肉酸痛的诱发因素上，通常与不熟悉的高强度肌肉活动相关联，常发生在肌肉重复性离心收缩运动后。施万在研究中，把受试者分成平地跑和下坡跑两组，运动后下坡跑的离心运动组出现了延迟性肌肉酸痛，而平地跑组没有出现延迟性肌肉酸痛现象。克拉克森对受试者的上臂屈肌进行三种练习，研究显示，肌肉活动出现的酸痛程度与肌肉收缩类型有关，即离心收缩 > 等长收缩 > 向心收缩。肌肉的离心活动比其他类型的肌肉活动发生延迟性肌肉酸痛的频率更高，并且有严重的诱导损伤。当运动员进行肌肉的离心运动时，例如在下坡、下楼梯或将重量降低到起始位置时，会发生肌肉微撕裂，而肌肉仅做向心收缩的活动通常不会造成损伤，并且很少产生肌肉酸痛现象。离心运动的典型特征在于肌肉收缩过程中同时被伸长，当外部的负荷超过肌肉积极抵抗的负荷能力时，肌肉就被迫延长并产生主动张力，为了产生一个给定的肌肉力量，离心运动激活的运动单位比相应的最大收缩时更少，这意味着所产生的力分布在相对较小的横截面面积上，并且每根活动肌纤维的张力大于向心收缩中的张力，加大了运动部位的损伤风险。纽厄姆解释为，与肌肉向心收缩举起相同的负荷相比，离心肌肉收缩放下负荷时有更少的肌电活动。利伯等人研究认为，较低的肌电图（Electromyo-graphy，EMG）活动表明，招募更少的肌纤维来移动相同的重量，在收缩时每根肌纤维承受更大的应变，因此更易于机械破坏。大强度离心肌肉收缩伴随着酸痛和疼痛，并导致收缩的肌纤维及其周围组织的结构损伤，标志着延迟性肌肉酸痛的发生。因此，在进行延迟性肌肉酸痛研究中，通常运动建模方案诱发延迟性肌肉酸痛的主要原因由离心运动组成，如下坡跑、抗阻骑行、弹振式拉伸、台阶运动以及离心抗阻运动等。

三、延迟性肌肉酸痛的产生机制

延迟性肌肉酸痛无论对于优秀运动员还是运动新手均有着相同的体验，症状可以为从肌肉压痛到严重的衰弱性疼痛，延迟性肌肉酸痛在运动员运动初期或者在活动减少一段时间后恢复训练时出现最为普遍。此外，运动员在训练周期中首次引入某些类型的练习时，延迟性肌肉酸痛出现也很常见。尽管延迟性肌肉酸痛发生率高，但是到目前为止，有关延迟性肌肉酸痛的发生机制尚不清楚，有关延迟性肌肉酸痛产生的机制已有多个假设理论，如肌肉损伤、结缔组织损伤、肌肉痉挛、乳酸堆积、炎症和酶流出理论等。但尚不能用单一的理论去解释延迟性肌肉酸痛，可能需要两种或两种以上的理论整合解释肌肉酸痛。

1. 损伤学说

损伤理论最初由霍夫提出，其通过自己的实验观察结果提出了有关延迟性肌肉酸痛产生的"组织撕裂"假说，该假说认为运动后发生的肌肉酸痛现象是由于肌肉或结缔组织撕裂所导致。

（1）肌肉损伤学说

霍夫提出的肌肉损伤理论，主要集中在离心运动后肌肉组织收缩部分的破坏，尤其是在Z线水平。除了更广泛的肌节结构破坏之外，特征性微观损伤是Z线变宽、模糊，甚至整个肌纤维破坏。这种损伤是在离心运动时，收缩运动单位的减少造成单位面积张力增加的结果。对结构成分的机械破坏的增加，特别是一些具有最窄和最薄弱的Z线的Ⅱ型纤维，使得分布在肌肉的结缔组织、微动脉、毛细血管以及肌腱结合区域的痛觉感受器受到刺激产生疼痛感。运动后可以通过测定血液中的酶来支持这一理论，肌酸激酶（CK）被认为是肌细胞膜通透性变化的可靠指标，此酶被发现仅存在于骨骼肌和心肌内。因此，Z线的破坏和肌细胞膜的损坏将使肌酸激酶扩散进入组织间液。但就其结果而言，肌肉损伤理论只能作为延迟性肌肉酸痛产生的部分原因。

(2) 结缔组织损伤学说

结缔组织损伤理论研究了肌纤维束周围的结缔组织的作用。在肌纤维类型之间，结缔组织的含量和组成有所不同。Ⅰ型纤维（慢肌）显示出比Ⅱ型纤维（快肌）更坚固的结构纤维，因而快肌纤维可能表现出对拉伸诱导损伤的敏感性更大，并且结缔组织的过度应变可能导致肌肉酸痛。运动后测定尿液中排泄的羟脯氨酸（HP）和羟赖氨酸（HL），可为这个理论提供支持。羟脯氨酸和羟赖氨酸都是胶原中特有的氨基酸，测定其在尿中的含量可作为反映体内胶原代谢的指标之一，尿液中存在氨基酸是由于过度分解或者应变损坏导致胶原蛋白降解。尽管羟脯氨酸和羟赖氨酸的排泄量可反映胶原蛋白的合成或降解变化，但导致羟脯氨酸和羟赖氨酸增加的具体机制仍然不确定。

2. 肌肉痉挛学说

德弗里斯基于延迟性肌肉酸痛时肌电图的显著增加，提出了"局部缺血—痉挛"假说，他认为运动引起参与收缩的肌肉出现局部缺血，缺血又会引起疼痛，而疼痛会导致肌纤维痉挛，肌纤维的痉挛则进一步加剧了局部缺血，这种恶性循环下引发肌肉产生了延迟性肌肉酸痛，该理论比较好地解释了延迟性肌肉酸痛的延迟性。肌肉痉挛理论认为，在离心运动后会伴随出现安静肌肉活动水平增加，而安静肌肉活动的增加显示出运动单位的强直性局部痉挛，这被认为会导致局部血管收缩、局部缺血以及疼痛物质的积累。反过来，这也引发了一个"恶性循环"，疼痛神经末梢受到刺激，造成了进一步的反射性肌肉痉挛和长时间的缺血状况。然而，不论通过单电极肌电图还是双电极肌电图进行研究尚无定论，有研究显示肌肉酸痛时肌电活动没有增加，而其他研究观察到肌电图的增加，但其变化大小和疼痛感之间没有任何关系。对使用单电极还是双电极技术也存在争议，一些研究人员认为，前一种方法记录肌肉酸痛的电活动缺乏敏感性，而另一些人则认为恰恰相反。

3. 炎症反应学说

该假说认为延迟性肌肉酸痛的产生是由于进行离心运动之类的机械应激源所导致的肌细胞膜损伤，进而引发机体产生一系列的炎症反应，这可能会进一步导致对肌肉的损伤和产生疼痛的感觉。炎症理论是基于炎症反应提出的，即在重复离心活动后肌肉出现明显的水肿和炎性细胞浸润。肌纤维含有蛋白水解酶，其在损伤后引发细胞的脂质和蛋白质结构降解。首先，除了缓激肽、组胺和前列腺素的积累外，损伤肌纤维和结缔组织的快速分解，吸引单核细胞和嗜中性粒细胞到达损伤部位；其次，通过增加小血管的渗透性，富含蛋白质的液体（渗出物）流入离心运动后的肌肉；最终，通过渗透压变化，使得Ⅳ类感觉神经元被激活而产生了疼痛。然而，除非峰值水肿水平（测量肢体体积和周长）与峰值肌肉酸痛重合，炎症细胞浸润的时间过程很少是一致的。这可能解释了为什么一些研究者选择将这种机制简单地解释为组织流体理论。然而，史密斯和阿姆斯特朗都认为转化成巨噬细胞的单核细胞积聚在损伤部位，并产生在 24～48h 使Ⅲ型和Ⅳ型神经末梢敏感的物质。

4. 酶流出学说

由古力克和木村提出的酶流出理论是基于钙离子的假设，钙离子通常储存在肌质网中，在肌膜受损时积聚在损伤的肌肉内。这被认为是导致在线粒体水平引起的三磷酸腺苷（ATP）再合成的细胞呼吸抑制，三磷酸腺苷再合成需要通过钙离子的主动转运返回肌质网速度变慢。此外，钙离子积累也被认为激活蛋白酶和磷脂酶，从而通过白细胞三烯和前列腺素的产生进一步损伤肌膜。结果，在弱化的 Z 线上的肌肉蛋白变性增加，并且发生疼痛神经末梢的化学刺激。

5. 乳酸学说

乳酸理论是运动停止后基于乳酸持续生成的假设。对于公众来说，有毒的代谢废物的积累被认为是引起延迟阶段伤害刺激和痛感的原因。然而，由于与向心肌肉收缩相关联的高代谢水平的结束，导致类似延迟性肌肉酸痛感觉的这种乳酸理论已经在很大程度上被否定了。此外，乳酸水平在运动后 1h 内恢复到运动前水平，测试下坡跑运动前、运动中一直到运动后 72h 内，均未能显示出乳酸水平和酸痛评分之间的关系。因此，乳酸可能与激烈运动导致肌肉疲劳所出现的急性疼痛相关，但是，运动后经过 24～48h 产生的延迟性肌肉酸痛不能归因于乳酸。

6. 其他学说

除上述提到的假说外，围绕延迟性肌肉酸痛产生的机制还有一些其他学说，如肌节增生学说、自由基损伤学说、代谢失调学说、肌肉温度上升学说、收缩/弹性成分张力学说以及缺血再灌注损伤学说等观点。也有研究者认为，可以将延迟性肌肉酸痛看作运动疲劳的一种特殊类型，其产生的机制可能是运动疲劳状态下，线粒体氧化磷酸化偶联程度和三磷酸腺苷合成能力降低使线粒体的膜分子易于遭受氧化损伤，运动应激产生的活性氧对运动造成氧化应激损伤，从而导致线粒体内多种酶活性改变。因此，线粒体的热机效率原理作为延迟性肌肉酸痛的一种可能机制的观点已被学者认同。

综上所述，现有研究的普遍共识是无法用一个单一理论来解释延迟性肌肉酸痛的发生。为了解释延迟性肌肉酸痛现象，一些研究者提出产生延迟性肌肉酸痛的特定顺序，这些模型将上述理论整合起来，并假设与离心运动有关的高强度运动最初损伤肌肉组织和结缔组织，其次是由水肿形成和炎性细胞浸润组成的急性炎症反应。目前关于延迟性肌肉酸痛机制的多个理论中，得到普遍认可的是肌肉损伤学说和炎症学说。但有学者围绕机械性痛觉这一关键指标，采用直接电刺激神经成功复制了动物载体的延迟性肌肉酸痛模型，研究认为肌损伤和炎症不是延迟性肌肉酸痛的必要条件。也有学者认为延迟性肌肉酸痛是肌肉肥大的必经之路。因此，基于延迟性肌肉酸痛的亚临床和可自愈等特点，人们提出延迟性肌肉酸痛可以从病理角度转向生理角度，充分考虑延迟性肌肉酸痛存在的客观性和积极作用，从"反应—适应"规律的角度入手，提出"延迟性肌肉酸痛是肌肉适应的必要因素"的假设。

第二节　延迟性肌肉酸痛对运动能力的影响

与延迟性肌肉酸痛相关的症状包括炎症、肿胀和疼痛，可导致运动员不能达到最佳的运动状态，而且在运动中断后还会反复出现。对于高水平运动员来说，与最佳训练状态相比，这些变化可导致肌肉做功能力与输出功率显著降低，妨碍机体运动能力与运动表现，丢失必要的训练时间，并导致继发性损伤风险增加的可能（如急性应变、横纹肌溶解症等）。

一、肌肉功能降低

研究证实，延迟性肌肉酸痛期间肌肉力量和功率出现显著降低，尽管有报道向心和等长肌力也会出现损失，但这些降低在离心肌肉活动中最为显著。峰值力矩下降在延迟性肌肉酸痛诱导运动后 24～48h 最明显，并且在离心测试期间更加深刻和持久。离心运动后肌力降低的持续时间也更长，并且可能需要高达 8～10 天才能恢复到正常基线水平，而向心和等长肌力已显示在 4 天内恢复。埃文斯等人在采用Biodex等速肌力测力计（60°/s）进行重复离心收缩后，观察到肘部屈肌在即刻、24h 和 48h 的等速离心峰值力矩显著降低，14 天离心峰值力矩恢复正常。其他研究也报道了，等速离心运动后肘屈肌的离心峰值力矩的延迟恢复，离心峰值力矩比初始峰值力矩小15％，直到延迟性肌肉酸痛诱导后第7天。延迟性肌肉酸痛诱导运动后48h内，下肢的向心和离心峰值力矩也有类似的显著降低。然而，虽有上述研究发现，但力量恢复的持续时间仍然不明确，这可能对运动员有重要的影响，因为主动肌与拮抗肌群的力量比值的变化可能导致损伤风险的增加。

二、肌肉募集模式改变

由于延迟性肌肉酸痛引起受伤部位肌肉产生的力减少，使得肌肉未受伤区域出现补偿性募集，导致肌肉的肌电图活动改变，这种变化引起肌电图比例和补偿肌肉的力量显著增加，并导致不熟悉的压力被施加在补偿肌群上。肌肉损伤通常以肌肉功能障碍为特征，在离心运动中对肌肉或结缔组织的任何伤害都可能导致肌肉募集模式的改变，或者肌肉激活模式的时间顺序变化。迈尔斯等人报道了受试者经过0～90°的肘屈曲50次最大速度离心重复练习后，记录了改变神经肌肉控制的多项指标，发现在肘部屈肌期间，肌肉的三相肌电图模式延长，这些反应持续长达5天，归因于高强度离心运动引起的肌肉疲劳和肌肉水平的功能障碍。进行高强度离心运动时，峰值速度的减慢和肌电图的延长被认为与快肌纤维的选择性损伤有关。肌肉时间顺序的改变也可能是由于电机械延迟（EMD）的延长。电机械延迟是指肌肉兴奋产生动作电位到开始产生收缩的机械变化时间，包括动作电位传导所需的时间、钙释放、横桥结合、张力产生，以及系列弹性成分的拉伸。周石等人研究了进行等长类型运动疲劳后电机械延迟时间延长，并将延长归因于肌肉导电、收缩，弹性特性受损，肌肉温度升高。

三、关节活动度减小

关节活动度（Range of motion，ROM）也可称为关节活动范围，是指关节活动时其角度变化可达到的最大弧度。在临床医学上，测量关节活动度是评定肌肉、骨骼和神经损伤病人的基本步骤之一，关节活动度作为指标被用于评定关节运动功能损害的范围与程度。软组织病损所致的疼痛与肌肉痉挛可导致关节活动范围异常，延迟性肌肉酸痛出现后，由于肌肉的肿胀以及活动时的疼痛，造成关节活动范围缩小。大量研究显示，在重复性离心抗阻运动和肘关节屈肌最大随意离心收缩后，关节活动范围显著缩小。琼斯等人研究发现，肘屈肌离心运动后即刻会增加肘部屈曲畸形，并且在 1～4 天达到最大，同时，该研究还发现关节活动范围的缩小并不伴随牵拉肌肉牵张感受器引起主动肌电活动的增加。豪厄尔等人的试验也认为关节活动度的降低并不是由肌肉活动增加导致的，而是受累组织肿胀显著增加引起的，特别是在肌纤维结缔组织和肌腱结合部位产生肿胀，这种肿胀是肌肉损伤或伤害的急性炎症反应的特征。

四、本体感觉损失

本体感觉是指来自人体躯体深部肌肉、肌腱和关节等处的组织结构，可对躯体的空间位置、姿势、运动状态和运动方向所产生的一种感觉，其信息的传入对躯体控制有着重要的生理作用。人体各处关节的本体感觉又包括关节位置觉和运动觉，其内容包括三个方面：第一，关节位置的静态感知能力，属于传入活动能力；第二，关节运动时的感知能力，包括运动状态和加速度变化的感知，也属于传入活动能力；第三，反射回应和肌肉张力调节回路的传出活动能力。大量研究显示，肌肉疲劳后可导致关节位置觉的准确性降低，本体感觉功能下降，姿势改变，使关节受伤的危险性增高。此外，也有研究发现，关节的运动创伤也常常引起其本体感觉功能的损失，出现神经肌肉控制能力的减弱，引发关节的稳定性下降，可能导致损伤的再发生和骨性关节炎的提早出现。维拉等人研究调查了股四头肌离心运动对本体感受膝关节负重和非负重的影响。在股四头肌离心运动前后，通过坐位（非负重）两腿的位置匹配和坐位主动运动重新定位测试，发现在完成两种非负重任务中，运动后即刻和运动后 24h 出现膝关节本体感觉受损。

延迟性肌肉酸痛可能是一种特殊的肌肉功能障碍，其既不等同于一般的肌肉疲劳，也不等同于肌肉的拉伤，但其同样会影响神经肌肉感觉受体和神经通路，因为肌肉中的微小损伤会降低本体感受能力。普罗斯克等人对手臂位置感进行了相关试验，受试者被蒙上眼睛，将一只前臂置于特定的角度并保持该无支撑的手臂在那个角度，然后将其感知的位置与其另一只手相匹配，受试者能够在 1°～2° 的准确度内匹配手臂位置。然后将一只手臂做离心运动，并重复匹配试验，结果受试者出现了极大的错误，说明延迟性肌肉酸痛会造成本体感觉的受损。研究表明，在任何离心或向心运动后，在位置和力量匹配任务中观察到的误差大小显著增加，认为匹配误差的程度与肌肉疲劳或延迟性肌肉酸痛引起的力量减少程度有关。虽然本体感觉在离心运动和向心运动后都可能受损，但在离心运动后似乎受到更多的影响，这可能是由于与向心运动相比，离心运动后力量的减少更大。离心运动后，损伤持续 24h，24h 后观察到显著的匹配错误。但也有研究得出延迟性肌肉酸痛对本体感觉没有影响的结果，珀普等人通过主动复制目标关节角度、复制膝关节屈曲和伸展的关节角速度来评估本体感觉，在建立了基线敏感性和本体感受能力之后，随机选择一条腿进行定制的阻力训练方案来诱导延迟性肌肉酸痛，以对侧腿为对照，结果显示延迟性肌肉酸痛对复制目标关节角度没有影响。

第三节　延迟性肌肉酸痛的评定指标

软组织急性炎症的主要症状包括发红、发热、肿胀、疼痛和功能受损。在这些症状中，肌肉的肿胀、疼痛和功能受损常出现在离心运动引起的肌肉损伤中，延迟性肌肉酸痛的主要症状是肌肉僵硬、压痛和活动期间的疼痛。沃伦等人在以往用于研究离心收缩损伤的测量工具中，通过研究发现肌肉酸痛指数、血清肌酸激酶、肌肉最大随意收缩力量是三个最为常用的评价肌肉损伤程度的客观指标。此外，还有关节活动度、肌肉峰值力矩、组织学定性，以及磁共振成像、计算机断层扫描、超声和 γ 相机成像等指标用于评价延迟性肌肉酸痛的损伤程度。

一、主观疼痛感觉

疼痛是人体受到刺激后产生的一种主观感觉，尽管延迟性肌肉酸痛产生后，个体之间因训练水平、运动强度、受试者年龄、运动时间，以及诱导延迟性肌肉酸痛的方法不同而出现不同程度的疼痛感，但是延迟性肌肉酸痛产生后直接的主观感觉就是肌肉活动时有明显的疼痛感。克伦肖等人研究了离心运动诱导延迟性肌肉酸痛的原因，认为疼痛是由纤维肿胀、静息肌肉内液体压力增加、最大收缩期峰值力矩和峰值肌苷酸下降所致。疼痛是最常用的损伤标志，研究表明，在73%的以人为试验对象的研究中使用了该项指标。此外，疼痛的测量也是延迟性肌肉酸痛的一个重要问题，评估必须是主观的，并可通过各种疼痛量表对疼痛的程度进行量化。多数采用视觉模拟或数字量表来评估疼痛的主观评估，如李克特7级量表、Borg 10 级主观体力感觉等级量表、McJill 疼痛量表、6 级视觉等级量表以及视觉模拟评分量表（VAS）等，其中视觉模拟评分量表的可靠性已有相关报道。也有使用测量疼痛的客观手段，如用压力传感器来量化肌肉压痛的方法（即在肌肉群的疼痛处施加压力测量疼痛阈值），该方法已被用于定位压痛的分布和严重程度。尽管如此，疼痛与肌肉功能的改变相关性不大，无论在数量上还是在时间上都是如此。与肌纤维中流出到血液中酶的水平一样，疼痛发作是发生在收缩减少和关节活动度变化之后。

二、肿胀

研究显示，肢体肿胀是重复性离心活动后一种常见的现象，肿胀有 2～4 天的延迟性。弗里登等人研究了离心运动后肌肉发生的形态变化，并将这些变化与肌内压力读数相关联。通过狭缝导管技术运动前后各时段测量组织液体压力，并在运动后 48h 对胫骨前肌进行了针刺活检。标本的总体形态显示，与向心运动的肌肉相比，离心运动的肌肉具有更大的横截面纤维面积，在离心运动的肌肉中，水含量的百分比显著增高，研究得出，肌纤维肿胀是离心运动后的主要特征，并与延迟性肌肉酸痛直接相关。此研究提供的证据支持延迟性肌肉酸痛产生的机械损伤机制，认为由于肌肉的机械损伤导致肌纤维水肿，这种肿胀激活位于肌束周围结缔组织中的伤害感受器，从而产生疼痛和僵硬的感觉。然而，延迟性肌肉酸痛后的肌肉并非都会出现肿胀现象，在米马尔巴希等人通过肌肉离心建立延迟性肌肉酸痛模型的研究中，试验组的右、左大腿围与对照组相比未见明显差异变化。这种研究结果的差异性，可能是由于研究中采用的运动建模方式不同，以及造成延迟性肌肉酸痛的损伤程度不同引起的。由于软组织肿胀常发生在出现延迟性肌肉酸痛后，许多研究采用测量软组织的周长（如上下肢的围度）来判断组织的肿胀变化。克利克等人持续观察了延迟性肌肉酸痛后 11 天内肌肉肿胀变化，第 3 天肱二头肌远端肌肉肌腱连接处和中腹部的周长明显增高，第 4 天达到最高，并在第 10 天逐渐消退，但该研究认为在研究延迟性肌肉酸痛时使用周长的肿胀评估可能比体积技术更不敏感。

三、骨骼肌损伤指标

当肌组织发生损害或病变时，肌细胞内一些蛋白质会从肌细胞内溢出，进入血液，使得血液中的蛋白质水平增高。在以往对人类肌肉损伤的 52% 的研究中，肌酸激酶、乳酸脱氢酶、谷氨酸草酰乙酸转氨酶（AST）、肌球蛋白重链碎片以及肌红蛋白的血液水平被用作离心收缩诱导损伤的标志物。因此，骨骼肌损伤可通过检测血液中血清肌酸激酶、乳酸脱氢酶、血清肌红蛋白等生化指标来判断延迟性肌肉酸痛。

1. 肌酸激酶

肌酸激酶（Creatine kinase，CK）主要存在于人体的细胞质和线粒体中，它是一个与细胞内能量运转、肌肉收缩，以及三磷酸腺苷（ATP）再生有直接关系的重要激酶，是调节无氧代谢的主要酶。在三磷酸腺苷 – 磷酸肌酸系统的代谢中，可通过催化肌酸与三磷酸腺苷的可逆反应而生成二磷酸腺苷（ADP）和磷酸肌酸（CP），进而参与细胞内的能量供应过程。肌酸激酶在骨骼肌、心肌和平滑肌中的含量为多，肌酸激酶活性测定可以用于骨骼肌疾病及心肌疾病的诊断。肌纤维受损会导致一些蛋白质和电解质溢出到血液中，其中一种特别重要的溢出酶就是肌酸激酶。在肌细胞的结构和功能均处于正常的状态下，肌细胞内的酶极少通过细胞膜从细胞内透出，这种情况下，血液中的肌酸激酶活性就比较低，呈现出肌细胞内与血液中的肌酸激酶在数量和活性上有着较大的差异，而当肌细胞结构和功能受损时，分子量相对较小的肌酸激酶就容易从肌细胞中脱离，泄漏出的肌酸激酶再通过细胞间液进入淋巴液，最终通过淋巴循环而流入循环血液中。有研究认为，在评定骨骼肌承受的刺激强度以及了解骨骼肌微损伤和恢复程度时，可将血清肌酸激酶活性的变化作为一项敏感的生化指标，由于其表现是仅从有损伤的肌肉中漏出，因此，可将其看作肌细胞膜损伤或细胞膜渗透性改变的指标。在骨骼肌产生损伤期间，肌酸激酶被用作观察延迟性肌肉酸痛水平升高的指标。研究认为，运动后血浆酶活性的增加可能与主观肌肉酸痛或类似的临床综合征有关。

肌酸激酶已被用作健康个体中延迟性肌肉酸痛的间接标志物，肌酸激酶与延迟性肌肉酸痛的临床症状之间有很强的关联，在肌肉组织损伤和肌细胞膜渗透性改变的情况下肌酸激酶被释放。使用一些干预手段，可以降低肌肉损伤程度，减缓血液中肌酸激酶的水平升高。塞努丁等人的研究显示，按摩条件下血浆肌酸激酶活性的增加显著小于对照组，按摩对延迟性肌肉酸痛、肿胀和血浆肌酸激酶活性有积极作用，可以增强肌酸激酶通过淋巴液从受损肌肉到循环的运输，并通过增加血液和淋巴流量提升血液中肌酸激酶的清除率，以及通过按摩有助于从受伤部位清除嗜中性粒细胞和巨噬细胞，从而避免纤维坏死和肌酸激酶的外排。此外，还有许多研究表明，出现延迟性肌肉酸痛后采用超声、推拿、振动练习以及口服药物等干预手段，对离心运动持续时间的肌酸激酶水平有显著影响，可有效减少血浆肌酸激酶活性，减轻延迟性肌肉酸痛损伤程度。

2. 乳酸脱氢酶

乳酸脱氢酶（Lactate dehydrogenase，LDH）是机体内糖的无氧代谢途径中的重要催化酶，也是反映人体运动后骨骼肌微损伤状况的重要指标之一。有研究表明，力竭性运动后，肌肉中乳酸脱氢酶的活性会出现降低，但血清中乳酸脱氢酶活性升高，结果说明力竭性运动可造成肌组织产生一定程度的损伤，导致肌细胞膜完整性受到破坏，进而使得肌组织中的乳酸脱氢酶透过细胞膜进入血液引起血清中乳酸脱氢酶的活性升高。一些研究也显示，口服大蒜素和联合抗氧化剂、低强度脉冲超声治疗等，同样可减少大强度离心运动后骨骼肌细胞内乳酸脱氢酶的大量溢出，降低血液中乳酸脱氢酶的活性，这对降低运动应激程度、保护细胞膜的完整性，以及防治运动性骨骼肌微损伤有着积极的作用，可有效减轻运动员大强度运动后延迟性肌肉酸痛的反应程度。伊姆蒂亚兹等人研究表明，振动疗法和按摩疗法在预防延迟性肌肉酸痛方面同样有效，但振动疗法在临床上显示出早期的疼痛减轻，并且有效减少运动后 48h 内乳酸脱氢酶水平。

　　许多研究常把血清肌酸激酶和乳酸脱氢酶等酶的活性变化作为延迟性肌肉酸痛损伤的指标一同进行观察，研究发现，在干预手段作用下可以降低延迟性肌肉酸痛后血液乳酸脱氢酶、肌酸激酶的活性，将血液的这些指标看作改善运动后损伤程度的重要参考指标。米马尔巴希等人研究口服藏红花对一次性离心运动后延迟性肌肉酸痛的生化和功能症状的预防作用时，发现在 10 天内每日补充 300mg 藏红花，可显著降低血液中肌酸激酶和乳酸脱氢酶浓度，认为藏红花对延迟性肌肉酸痛有很强的预防作用。米马尔巴希等人研究发现，马齿苋提取物对延迟性肌肉酸痛有预防作用，显示一次离心运动诱导延迟性肌肉酸痛后，运动后 24h 和 48h 血清乳酸脱氢酶与对照组相比有显著性变化，48h 后血清肌酸激酶显著降低，表明马齿苋提取物减少了延迟性肌肉酸痛的生化和临床变量，并且推测马齿苋提取物可有效预防延迟性肌肉酸痛。但是施万等人在离心运动是否导致延迟性肌肉酸痛和更高的血浆酶（肌酸激酶、乳酸脱氢酶）活性增加的研究中报道，下坡跑后肌肉出现显著延迟性肌肉酸痛，血浆肌酸激酶活性显著增加，但乳酸脱氢酶活性虽然也增加但变化不显著。

四、应激炎症反应指标

　　延迟性肌肉酸痛产生的学说之一就是炎症反应学说，该假说认为延迟性肌肉酸痛是由离心运动之类的机械应激源导致细胞膜损伤，进而引发一系列炎症反应，这可能导致对肌肉的进一步损伤和疼痛的感觉。因此，可以通过测定人体与炎症反应有关的一些指标来判断延迟性肌肉酸痛是否发生，以及发生的程度，如白细胞介素 -1、白细胞介素 -6、肿瘤坏死因子 -α 以及 C 反应蛋白等。

1. 皮质醇

　　皮质醇（Cortisol，Cor）是人体内由肾上腺皮质分泌的一类对糖类代谢具有最强作用功效的肾上腺皮质激素，属于糖皮质激素的一种，有时皮质醇也被用来专指基本的"应激激素"。皮质醇是人类最常见的糖皮质激素，它具有刺激葡萄糖异生，促进葡萄糖利用、蛋白质合成、脂肪酸动员，并抑制急性和慢性炎症反应等生理作用。古尔纳等人研究发现，血压计袖带诱发缺血性疼痛和持续等长肌肉收缩可使血清皮质醇含量升高。米马尔巴希等人研究马齿苋提取物对一次离心运动后延迟性肌肉酸痛的预防作用，在运动前72h、运动后24h和48h后测量血清乳酸脱氢酶、肌酸激酶、皮质醇，结果发现运动后24h和48h血清皮质醇浓度试验组显著低于对照组，研究认为马齿苋提取物可减少延迟性肌肉酸痛的生化和临床变量。阿伦特等研究证实，黑茶提取物可以降低延迟性肌肉酸痛后皮质醇水平。上述研究表明，通过某些干预手段可以降低机体延迟性肌肉酸痛后血清皮质醇水平，减小机体的应激反应程度。但施密茨等人采用干扰电疗法（IFC）干预延迟性肌肉酸痛，结果显示，干扰电疗法可显著降低延迟性肌肉酸痛患者的感知疼痛评分，但并没有通过提高血清皮质醇水平来引起普遍的应激反应。德尼加等人采用经皮电神经刺激（TENS）对女性延迟性肌肉酸痛的疼痛和血清皮质醇浓度等进行干预，结果显示，经皮电神经刺激治疗可使疼痛感觉显著降低，但不能提高血清皮质醇浓度。

2. 白细胞介素 –6

白细胞介素 – 6（Interleukin – 6，IL – 6）主要是由人体的巨噬细胞、B 细胞、T 细胞等多种细胞产生的一种具有多效型的细胞因子，可调节免疫应答、参与急性期反应，以及体内多种细胞的生长与分化，并在机体的抗感染免疫应答反应中发挥重要的作用。在人体的多种疾病中，白细胞介素 – 6 有明显的改变，此时临床上表现为发病时白细胞介素 – 6 的水平增高，对患者体液中白细胞介素 – 6 水平的检测可反映患者的病情变化。有关运动对白细胞介素 – 6 的影响的一些研究认为，运动引起白细胞介素 – 6 释放增加的主要原因是骨骼肌损伤，与运动应激和肾上腺素分泌等也有一定的关系。在人体剧烈运动时，身体应激状态会引起骨骼肌的超微结构损伤，之后的吞噬阶段会出现与炎症相关的白细胞介素 – 6 等因子活性增加，而且这种运动过程中的白细胞介素 – 6 表达增加的程度与肌肉发生的损伤以及炎性反应的程度相关，白细胞介素 – 6 主要发生在肌肉炎症反应或损伤的部位。苏全生通过研究发现，人和大鼠在大强度运动后，白细胞介素 – 6 水平显著增高，运动应激可能是运动后即刻白细胞介素 – 6 增高的重要原因，在运动应激消退后，血浆白细胞介素 – 6 的增高提示与运动导致骨骼肌损伤有重要关联，可作为运动导致骨骼肌损伤的检测指标之一。此外，几项动物试验表明，急性运动后大鼠血浆白细胞介素 - 6 水平显著增高，大强度离心运动后诱发白细胞介素 - 6 显著高于安静值，被认为与运动导致的肌肉损伤有重要关联，可以考虑将白细胞介素 - 6 作为评价运动性骨骼肌损伤的重要检测指标。

五、疼痛血液指标

1. P 物质

1931 年欧拉和戈杜姆首先发现一种不被阿托品阻断但可使离体肠管收缩的物质，此物质被定义为 P 物质（Substance P，SP），但其化学结构未得到确定。直到 1971 年由迈克尔和利曼经过分离提纯，证明了该种物质为 11 个氨基酸组成的多肽，从而确定了 P 物质的化学结构，它主要作用于速激肽受体家族中的 NKI 受体。P 物质既是一种神经肽，也是一种能够传递信息、调节机体反应的重要信使物质。P 物质广泛存在于中枢和外周神经系统，并可以在脊髓背根神经节中合成，它与痛觉信息处理过程有密切关系。P 物质主要分布在细胞体和纤维样结构（轴突和末梢）中，对疼痛信号的传递有双重作用，可增强伤害性信息的传递功能，在脊髓的背侧浓度较高。P 物质本身是一级感觉神经元伤害性传入纤维的兴奋介质，尤其是在 C 纤维中含量较高，其可加强 C 纤维诱发的脊髓背角伤害性神经元的放电。在人体的许多慢性疼痛中，作为疼痛递质的 P 物质可通过感觉神经传入纤维传递到脊髓中枢，并参与疼痛在脊髓中枢的传导和调制。P 物质的作用一方面是传递伤害性信息，另一方面是在脊髓痛觉调制中具有引发疼痛的作用。亨利等人认为，P 物质作为神经递质在疼痛的感觉传递和镇痛机制中均发挥着重要的作用，大剂量的 P 物质可直接引起感觉神经元兴奋，并导致痛觉过敏，对鸦片样物质的止痛作用起到掩盖效应。P 物质本身作为一种神经递质和免疫信号分子，可刺激细胞因子的合成，放大局部免疫反应并调节疼痛，P 物质在脊髓水平上可增强脊髓伤害性疼痛反应的程度。

2. 内啡肽

内啡肽（Endorphin，EP）是人体内产生的一类内源性的具有类似吗啡作用肽类物质，它可通过与吗啡受体结合，发挥与吗啡、鸦片剂等一样的止痛和欣快感，其效应等同于天然的镇痛剂。内啡肽有 α、β、γ、δ 四种类型，其中 β - 内啡肽（β - endorphin，β - EP）大量存在于垂体中，β - 内啡肽的生物活性是吗啡的 5 ~ 10 倍。β - 内啡肽是一种内成性的类吗啡生物化学合成物激素，其本身由 31 个氨基酸组成，属于人体的内源性阿片肽，广泛地存在于机体的中枢及周围组织，可调节神经介质或激素参与机体内系统功能，并与神经疾病和应激反应的病理、生理过程变化密切相关。β – 内啡肽可以作为内源性镇痛物质，在刺激（如应激、炎症、损伤、针刺和伤害）下由局部组织中免疫细胞释放出来，调节组织的炎症反应并实现局部镇痛作用，可最大限度地增强抗炎和止痛效果，这可能是体内参与外周镇痛效应的阿片样物质递质的主要来源。因此，医学上通过采用治疗手段提高血液中 β – 内啡肽含量，进而达到镇痛的作用。有研究显示，神经性疼痛患者脑脊液和血浆中 β – 内啡肽含量较正常健康者明显下降，低含量致使痛阈降低，增加对疼痛的敏感性。穆罕默德研究显示，使用非甾体类抗炎药（如扶他林乳胶剂）治疗延迟性肌肉酸痛，可以降低 β – 内啡肽和肌酸激酶的浓度，延缓延迟性肌肉酸痛的肌肉恢复过程并降低疼痛感。也有研究认为，运动是减轻延迟性肌肉酸痛的最有效的策略之一，运动期间疼痛的临时缓解可能是由于酸痛肌肉粘连的分解，通过增加血流量加快了有毒废物的消除，以及活动期间增加了内啡肽的释放，而内啡肽产生使延迟性肌肉酸痛的感觉最小化的止痛效果。

六、运动表现指标

1. 肌肉力量

在以往研究延迟性肌肉酸痛的试验中，反映肌肉功能变化的最常用方法就是测量肌肉力量，即测量肌肉的最大随意收缩（Maximal voluntary contraction，MVC）力矩或根据肌肉收缩完成的表现（如纵跳高度）来反映肌肉力量变化情况。据研究，50% 的研究评估了肌肉的最大随意收缩力矩，这个指标排在最常用的测量工具的第三位，最大随意收缩力矩提供了由离心收缩引起的肌肉损伤的最佳测量结果，它是相对准确和可靠的，提供了人体研究中确定肌肉功能的主要手段。最大随意收缩力矩测量的可靠性通常较高（组内相关系数 ≥ 0.85）。但也有研究认为，使用最大随意收缩力矩作为评估肌肉损伤的功能性测量工具有两个缺点，即力矩输出受到疲劳以及个体的动机和疼痛的影响。首先，很难区分疲劳相关的力矩减少与损伤相关的减少，在引起肌肉损伤的运动方案实施期间或之后尤其如此。其次，即使有高度积极的个体，最大努力是否能够引发所有运动单位的最大招募也是有争议的。尽管最大随意收缩力矩在评估肌肉损伤中存在缺点，但仍不失为一个好的指标，具体运用也非常广泛，在对肌肉的基础性研究中大多采用等速肌力评估肌肉收缩能力。此外，一些研究中也采用肌肉的活动能力（如肌肉的跳跃能力）来反映肌肉运动表现。

2. 关节活动度

关节活动度（ROM）被定义为关节活动时可达到的最大弧度，对于单关节肌肉来讲，这限制了肌肉长度范围，此外，关节活动度还由皮肤、皮下组织、肌腱、关节囊以及骨骼的特性来决定。关节活动度的测量工具为量角器、脊柱活动测量（皮尺）等，在针对人类肌肉损伤的研究中有19%使用了关节活动度测量。一些关于手臂关节活动度的研究中，通过测量最大屈曲和松弛手臂悬吊之间的角度，但被认为低估了关节活动度。为了解释关节活动度的数据，已有一些指南描述了与关节活动度的特定减少相关的功能损害程度，建议将这些指南应用于基础科学试验以及康复医学。此外，关节活动度测量应用在肌肉损伤研究中的可靠性尚未得到很好的证实，但在康复医学领域存在可靠性数据。被动关节活动度测量被证明评估者间的关系为弱到中等（组内相关系数为0.3~0.9），但具有良好的评分内可靠性（组内相关系数≥0.9）。罗伯森等人提出了一种更可靠的被动测量方法，建议将关节旋转从极限位置一直到达被动转动的预定水平测量角度，然后在另一个关节的极限位置重复该过程。

第四节　延迟性肌肉酸痛的治疗手段

依据已提出的有关延迟性肌肉酸痛产生的机制，大量的研究试图寻找减轻症状或治疗延迟性肌肉酸痛的有效方法，以达到快速地恢复肌肉功能和减少初始损伤的程度。迄今为止，尚未建立针对延迟性肌肉酸痛的良好和一致的治疗手段。虽然已存在延迟性肌肉酸痛治疗的多种方法，但很少有科学支持。

目前对延迟性肌肉酸痛采用的干预治疗手段可以分为三个方面：

第一，药物营养治疗手段，包括抗炎药物（如非甾体抗炎药物 NSAIDs）、抗氧化剂（如维生素 E）、钙通道阻滞剂、营养补剂（如甘菊蓝、辅酶 Q、左旋肉碱、维生素 C、D 核糖、烟酸、大蒜素、原花青素）等；

第二，物理康复治疗手段，包括预热、热疗、拉伸、按摩、超声、冷冻、加压、运动、替代疗法、顺势疗法、电流疗法（如经皮神经电刺激、高压脉冲电流电刺激、中频电疗）、高压氧、振动练习、电磁屏蔽、深层肌肉刺激、弱激光或单色光照射等；

第三，中医药治疗手段，包括口服或外用中草药、针灸、推拿、按摩、拔罐、气功、刮痧、艾灸，以及食疗等多种治疗手段。

有研究对各种干预手段的疗效进行了归纳，即非甾体抗炎药表现出有一些效果，但不是对所有延迟性肌肉酸痛症状都有缓解的功效，已经证实了剂量依赖性效应，也可能受到给药时间的影响；按摩表现出不同的结果，这可能归因于按摩时间和使用的按摩技术的类型；冷冻疗法、拉伸疗法、顺势疗法、超声波疗法和电流疗法对缓解肌肉酸痛或其他延迟性肌肉酸痛症状没有影响；运动是减轻延迟性肌肉酸痛最有效的方法，但止痛效果也只是暂时的。

不同的治疗方法作用疗效不一，甚至同一种治疗方法得出不同的研究结论的原因可能在于：

①某种治疗方法的确治疗无效或效果甚微；

②不同研究设计采用的离心运动的模式不同，这种差异可能导致或多或少的酸痛和损伤（或炎症）；

③并不是每个人在进行离心运动时都表现出肌肉酸痛，这在预防性延迟性肌肉酸痛研究中具有重要后果，如运动前进行干预导致延迟性肌肉酸痛减轻的受试者可能无法证明干预治疗的效果，也可能不会显示出对离心运动的酸痛反应；

④如果将无应答者置于安慰剂组中，则干预的功效可能被该异常反应掩蔽。

目前，国内外针对延迟性肌肉酸痛的治疗研究非常多，也提出和证实了一些预防和治疗延迟性肌肉酸痛的有效手段，但尚未有一种绝对有效的方法能够完全预防和消除延迟性肌肉酸痛，已有的治疗方法也仅仅是改善延迟性肌肉酸痛的症状，加快出现延迟性肌肉酸痛后肌肉的恢复。由于延迟性肌肉酸痛的产生机制尚不清楚，加之延迟性肌肉酸痛受运动形式、运动强度、运动技能巩固程度、人体的健康水平和身体机能状态等诸多因素的影响。因此，利用单一的干预方法很难完全消除延迟性肌肉酸痛的症状，只能通过一些有效的恢复手段来促进延迟性肌肉酸痛症状的缓解，尽可能降低延迟性肌肉酸痛产生的负面影响，以更好地加快机体的恢复。在出现延迟性肌肉酸痛时，治疗师应谨慎选择治疗方法，考虑损害的严重程度和个人的反应。并建议必须每天训练的运动员在出现强烈的延迟性肌肉酸痛后减少运动的强度和持续时间 1~2 天，或者应针对影响较小的身体部位进行锻炼，以便使受影响较大的肌肉群恢复。此外，为了减少身体损伤和训练中断的程度，训练开始阶段和训练期间应在 1~2 周逐步引入离心运动或不经常有的肌肉活动。

第五节　小结与展望

延迟性肌肉酸痛是运动和非运动人群中由于进行肌肉不习惯的运动或剧烈运动后几个小时至数天出现的肌肉疼痛和僵硬，运动后24h至72h感觉到最强烈的酸痛。目前有肌肉痉挛、结缔组织损伤、肌肉损伤、乳酸积聚、炎症和酶流出等一些理论来解释延迟性肌肉酸痛的产生机制。然而，这些理论尚不能很好或完全解释延迟性肌肉酸痛的发生原因，大多数批评指向乳酸理论和肌肉痉挛理论。不同机制的组合可能更有助于解释延迟性肌肉酸痛，最重要的是对结缔组织或肌肉损伤的炎症反应。延迟性肌肉酸痛的症状包括肌肉疼痛、触痛、僵硬、水肿、关节活动度减小，以及肌肉力量降低等，进而出现肌肉整体运动能力下降以及活动不便等。虽然持续时间也有加重延迟性肌肉酸痛的作用，但较强的肌肉酸痛感觉往往与高强度离心运动有关。延迟性肌肉酸痛发生后如果过早返回运动，可能增加对不习惯运动组织造成伤害的风险。运动实践中引入许多治疗策略来帮助减轻延迟性肌肉酸痛的症状和严重程度，在延迟性肌肉酸痛的治疗方法上也非常丰富，大量的研究围绕着运动前后的拉伸、使用非甾体抗炎药物、营养补剂、物理疗法、按摩治疗、连续压缩和冰水浸泡等治疗方法展开，但迄今为止这些方法的作用效果仍较为有限，延迟性肌肉酸痛的有效治疗体系尚未建立。因此，在后续研究中，针对延迟性肌肉酸痛需要在产生机制以及治疗手段上引入更多的新技术、新方法。

第三章　肌内效贴的研究现状

肌内效贴（Kinesio taping，KT）是一种在医学治疗技术中使用的具有弹性的棉质贴布，已被广泛应用于康复医学和运动医学领域，具有预防和治疗运动损伤的作用功效。在体育运动实践中，还被作为改善人体运动能力和提高运动成绩的一种促进手段。随着肌内效贴在竞技体育比赛中的大量使用，特别是2008年北京奥运会上运动员的频频使用，肌内效贴在运动员群体中受到了极大的关注和青睐，也被大众所熟知而名声大振。在体育运动领域，肌内效贴主要被用于预防和治疗由于运动损伤而造成的疼痛、肿胀和功能障碍，也被用于提高运动员肌肉功能和改善肌肉疲劳。虽然其应用领域广泛，可能的作用价值也比较大，但就肌内效贴真实价值的不确定性仍然存在，大众对其实践中发挥的治疗效果褒贬不一，有关肌内效贴的作用机理也并不是很清楚，甚至对一些作用效应仍存在较大的争议。

第一节　肌内效贴概述

一、肌内效贴的定义

肌内效贴贴扎技术是20世纪70年代由日本按摩师加濑建造博士所创立的，其命名来自运动机能学（kinesiology），为了与白贴等传统的运动贴布（Athletic tape）相区别，并考虑其主要效应是通过肌肉等软组织来实现的，还参考了日文汉字名"筋内效"，因此，国内常将其称为肌内效贴。肌内效贴本身是一种薄而富有弹性的布带，布基采用全棉弹力布，特殊的黏胶呈波纹状不完全覆盖在布基上，黏胶不含乳胶和药性，透气性好，可以让肌肤自然呼吸，不易引起皮肤的过敏反应，可以做成各种宽度、颜色和弹力，使用时可以根据实际需要进行裁剪。据说通过外力的作用，可将肌内效贴拉伸到自身原始长度的120%～140%，皮肤表面贴扎肌内效贴后，沿着贴扎的方向产生一个朝向锚点的弹性回缩力，从而对皮肤施加一定的作用拉力，进而达到改善肌肉功能、预防和治疗运动损伤的目的。贴布单面涂有呈水波纹的黏胶，具有一定的防水性能，使用中不易引起皮肤过敏，常用规格为 5cm×5m，颜色各异。经过多年的发展，肌内效贴贴扎技术得到不断的改进，这种具有弹性的贴布因其多样化的贴法及显著的效果被运动医师、理疗师和按摩师广泛地应用，在欧美各国，以及日本、韩国、中国台湾地区等运动医学界应用较为普遍，近年来肌内效贴在国内也得到了较快的应用和发展。其临床主要作用是改善运动功能活动不适，在支撑、稳定肌肉和关节的同时又不限制身体的正常活动。

二、贴扎技术

1. 常规贴扎技术

贴扎技术是一种借助无弹性或有弹性的胶布贴于皮肤上，利用材料的张力支撑、保护运动者受伤部位或免于损伤的方法，是医学领域中常用的一种非侵入性治疗，在运动医学领域运用十分广泛。该技术被用于运动伤害（如韧带扭伤，肌肉拉伤、挫伤）后的急性处理，通过给予的压迫和固定作用，减轻损伤症状及缓解疼痛。贴扎可以限制软组织的活动或给予软组织额外的支持进而起到保护软组织的作用，也可限制关节活动，为关节提供稳定性而预防伤害，还可对慢性的肌肉骨骼系统伤害起到治疗功效。

在运动医学领域，贴扎技术有以下作用：一是预防损伤，贴扎可以根据各种不同运动项目的竞技特点和技术动作特点，确定容易引起损伤的部位，并对该部位进行贴扎以加强其支撑力量，产生预防运动损伤的效果；二是预防损伤再发生，因为韧带、肌腱和肌肉的受伤而疼痛会造成肌肉力量的相对减弱，通过贴扎可以增强其支撑力量，减轻其运动时所承受的负担，有预防运动损伤再发生的效果；三是应急处置，轻度扭伤和拉伤等损伤发生后，应立刻贴扎进行应急处置，可以固定受伤部位以限制其活动，压迫患部，减轻肿胀，缓解疼痛；四是轻度外伤后的防护，扭伤、肌肉拉伤等轻度受伤后，应通过包扎以便于伤势尽快恢复。在医学上应用传统的运动贴布，由于其没有弹性而具有较好的固定效果，因此，常常被用于抑制肌肉收缩，减少关节活动，保护受损部位，并且能减轻软组织的疼痛和减少炎性渗出等。

2. 肌内效贴贴扎技术

肌内效贴贴扎技术是指按照医学治疗贴扎的一定技术要求，将肌内效贴粘贴到人体的皮肤表面，借助其弹性回缩的作用而发挥治疗功效的一种医学治疗技术。肌内效贴是贴扎技术中常用的一种介质，其使用有别于传统的运动贴布。使用时撕掉贴在肌内效贴上的背亲纸，将贴布的一端固定于皮肤上，该点定义为锚点，锚点应不施任何拉力贴于皮肤上，其余贴布则因本身的弹性会自然朝锚点回缩，另一端（称为尾）可根据实际需求进行拉伸，并贴在皮肤、肌肉或关节上，进而发挥肌内效贴的作用功效。由于肌内效贴具有弹性，应用时在形状、长度、方向等方面又存在可变性，因此在使用上采用不同的贴扎方法的作用效应可能存在差异，这也是其与传统贴布的最大区别。

　　肌内效贴的作用功效在很大程度上取决于肌内效贴的贴扎技术，在贴扎时要充分考虑贴扎位置、肢体摆位、贴布剪切形状、贴布锚点、贴布拉伸程度，以及采用单层还是多层贴扎等因素。肌内效贴的治疗效果取决于两个方面，第一，患者状况的合适评估，即确定在合适的组织上贴扎肌内效贴；第二，合适肌内效贴贴扎技术的运用。只有两者处于最合适的结合状态时，才能有效发挥其作用功效。在应用中往往根据治疗的目采取不同的贴扎方法，使用者既要懂得人体解剖学知识，又要在贴扎时做多重考虑。不同组合的贴扎技术往往会产生不同的治疗效果，这也就决定了肌内效贴贴扎的治疗是否有效，以及取得治疗效果的程度。

　　根据运动实践中肌内效贴贴扎位置的解剖特点及作用目的的不同，肌内效贴的贴法常选择以下几种形状（图3－1）。

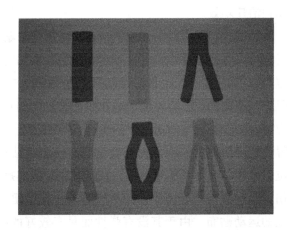

图3－1　肌内效贴使用时裁剪的几种形状

（1）I形

　　贴布保持原有形状，不需要进行裁剪，该形状根据贴扎位置不同发挥不同的作用功效，当固定端位于贴布两端时，则提供最大固定效果；当固定端位于贴布一端时，对局部软组织提供单一牵拉力量，可以引导筋膜，促进肌肉收缩及支持软组织；当固定端位于贴布中央时，则可针对痛点促进循环代谢，以贴的方向决定肌肉放松或诱发收缩。

（2）Y形

应用时选择肌内效贴的一端并从中间剪开，该外形如同英文的"Y"，应用时未剪开一端为贴扎的锚点，此种形状的肌内效贴可用于调整肌肉张力，促进血液循环代谢，具有良好的引流效果。根据贴扎的方向不同也可适用于促进协同肌肉收缩或放松紧绷肿胀的肌肉。

（3）X形

在肌内效贴的两端中间位置分别剪开，其外形如同英文的"X"，该形状通过改善锚点所在位置的血液循环和代谢，能有效地达到止痛的效果。

（4）爪形（扇形）

将肌内效贴的一端剪切分成多条分支，以未剪切一端为贴扎的锚点，通过肌内效贴较多分支牵动皮肤所形成的池穴效应和褶皱，发挥对组织间液的引导作用，降低组织液的滞留。贴扎时需将尾端贴布的各分支包覆在水肿的肢体或血液瘀积区域，也可采用交叉重叠的网状贴扎方法强化引流效果。

（5）O形

以肌内效贴的两端为锚点，在肌内效贴的中间对半剪开，该形状能维持肌肉张力，促进血液循环代谢，减少软组织长期固定可能衍生的萎缩问题，还可对贴扎部位组织起到很好的稳定效果。

（6）灯笼形

以肌内效贴的两端为锚点，将肌内效贴的中间部分剪开为多条分支，该形状贴扎时有着较好的稳定效果，并对贴扎部位起到促进淋巴引流的效应，可有效改善局部水肿或瘀血。

（7）组合形

将肌内效贴剪切出多个形状，并贴扎到同一个作用区域发挥作用，实践中可根据需要使用组合贴法，以达到多种效果。值得注意的是，在同一解剖部位，不应贴扎层次过多，以免给予软组织的"指令"太杂甚至相互矛盾，或隔离太厚而影响疗效。

除形状会影响肌内效贴的治疗效果外，肌内效贴的拉力不同也会产生不同作用效果。肌内效贴的拉力分类如下：

（1）自然拉力

不对肌内效贴施加任何外加拉力，或者作用拉力小于10%，常在淋巴贴扎上使用的拉力为0～10%，而对肌肉的贴扎使用的拉力为7%～10%。

（2）中度拉力

作用在肌内效贴上的拉力为 10% ～30%，其中发挥筋膜矫正的拉力为 10% ～20%，对软组织起支持作用的拉力为 20% ～30%，对消除皮肤疤痕以及身体塑形的拉力为 30%。

（3）极限拉力

当对肌内效贴所施加的拉力超过 30% 时，可看作极限拉力，临床上被用于发挥矫正关节的作用，但其固定效应不如无拉力的运动贴布。

具体关于肌内效贴不同形状的贴扎位置、拉力作用方向和贴扎时的相关要求见表 3 -1。

表 3 -1　不同形状肌内效贴的锚点位置、力的作用方向和贴扎要求

贴扎形状	锚点位置	力的作用方向	贴扎要求
I 形	贴布的一端	拉伸端向固定端回缩	放松肌肉：采取贴布一端固定，从肌肉止点到起点的贴法，拉力为 15% ～25%；加强肌肉：采取与上述方向相反的贴法，拉力为 25% ～50%
	贴布的中间	两端向中央回缩	
	贴布的两端	中间向两端回缩	
Y 形	贴布不分叉的一端	尾端向固定端回缩	肌内效贴一端从中部剪开分叉，另一端保持完整。先固定贴布上未剪开一端，然后将分叉的两个尾部分开一定角度贴扎，采取 10% 的拉力
X 形	贴布的中间	尾端向中央回缩	肌内效贴两端分别剪开，中间保持完整，先固定 X 的交叉点，然后将贴布的四个分支分别向周边贴扎，采取 0 ~10% 的拉力
扇形	贴布不分叉的一端	贴布分支端向非分支端回缩	肌内效贴一侧剪成多个分支，先固定贴布未剪开一端，然后将剪切的肌内效贴尾部以一定角度分散贴扎，采用 0 ~15% 的拉力
O 形	贴布的两端	中央向两端回缩	肌内效贴中部剪开，两侧保持完整，先固定贴布的两端，然后固定贴布的中间部分，采用 25% ~50% 的拉力
灯笼形	贴布的两端	中央向两端回缩	肌内效贴中部剪成 4 ~8 条，两侧保持完整，先固定贴布的两端，然后固定贴布的中间部分，采用 0 ~15% 的拉力

三、肌内效贴的作用功效和机理

肌内效贴是一种弹性贴布，与传统运动贴布相比，其最大区别在于，一方面，肌内效贴本身具有弹性，在外力作用下可以被拉长，贴扎到皮肤后对皮肤产生牵拉作用；另一方面，肌内效贴上不涂抹任何药物，与具有药性的医用药布相比，在贴扎后不易造成皮肤的过敏反应或产生适应不良现象，其最主要的作用功效来自肌内效贴自身的弹性拉力设计，通过利用肌内效贴的这种纯物理因素，来发挥改善血液和淋巴循环、减轻水肿、降低疼痛、减少组织炎症反应，并发挥支持、训练以及放松软组织等作用功效。此外，未施加拉力或在拉力范围内时，肌内效贴具有的自然弹性，可提供持续有益的感觉输入。与传统的运动贴布相比，肌内效贴的伸展性对关节活动度有更大的容许性，还可保持较长时间而不需要重新贴扎。尽管肌内效贴的作用机制并不明确，但根据临床试验和运动贴扎效果分析，肌内效贴的作用效应及推测的机理是：

1. 增强肌肉功能

通过强化虚弱肌肉，促进关节和肌肉的重新调整，发挥对肌肉正常活动的支撑效应，从而起到改善肌肉收缩功能的目的。当贴布的自然回缩方向与被贴扎的肌肉收缩方向同向时，也就是贴布的固定端位于肌肉的起点位置，其余贴布朝肌肉走向贴至肌肉止点位置，此时贴布能协助肌肉收缩，增强肌肉表现。当贴布的自然回缩方向与被贴扎的肌肉收缩方向相反时，也就是贴布的固定端位于肌肉的终点位置，其余贴布朝肌肉走向贴至肌肉起点位置，此时能减缓肌肉紧绷或痉挛的情形，适度放松被贴扎的肌肉与局部筋膜，达到减轻肌肉紧张和疲劳的功效。

2. 改善循环

贴布贴扎后与皮肤紧密贴合会自然产生皱褶，这些皱褶具有方向性，可改变筋膜及组织液的流向，有效改善局部循环，并改变皮下的温度。

3. 缓解疼痛

其可能作用机理在于贴扎肌内效贴后减小了皮下疼痛感受器的压力，活化了体内的止痛系统，使疼痛阈值升高，进而达到降低疼痛的效果。根据阀门控制理论，由于触觉传入神经（Aβ 纤维）的口径大于痛觉传入神经（Aδ 和 C 纤维），在传导神经冲动的速度上也较快，若是增加触觉传入神经（Aβ 纤维）的感觉输入，能促使脊髓中的神经胶质细胞（SG）抑制由痛觉传入神经（Aδ 和 C 纤维）的感觉输入，如同一道闸门关闭而抑制痛觉神经信息继续向上传至大脑痛觉中枢。因此，肌内效贴贴扎到皮肤上产生的触觉感觉输入，可有效地减轻或消除疼痛。

4. 减轻水肿和瘀血

水肿是由于未梢微血管与组织间的体液没有顺利交流，以致组织间液产生异常潴留，贴扎肌内效贴后可增大皮肤与皮下组织的间隙，通过较多分支的散状形贴布牵动皮肤所产生的池穴效应，以及贴布皱褶产生的方向性将组织间液引往最近的淋巴循环，来改善血液及淋巴循环，消除局部组织液的滞留，进而消除肿胀瘀血。

5. 矫正身体姿态

借助肌内效贴训练及放松组织的功效，调整主要控制姿势动作肌群的张力，增强肌肉协调能力，或进一步利用加大张力的贴扎方式将关节固定在良好的排列位置，对关节活动产生重新调整作用，增强关节的稳定性，提供局部关节本体感觉输入，还可帮助筋膜和肌肉重建功能，达到对筋膜的纠正效果，有效矫正不当的身体姿势。

6. 增强感觉输入

肌内效贴通过对皮肤机械感受器的刺激，提高贴扎区域的感觉反馈，加强本体感觉输入，进而达到调控神经和肌肉活动的效应。

7. 训练软组织

借助肌内效贴对于局部皮肤的触觉感觉输入，如同专业治疗或理疗师的手部接触引导，能持续长时间给予该处软组织一个诱发动作的信息，能有效提升训练效果，达到肌肉再教育的目的。

8. 促进愈合

借助肌内效贴提升局部的循环代谢，加速炎症反应的进程，能有效地促进组织愈合。肌内效贴相对于皮肤的垂直应力能固定拉伸的软组织，避免再遭受过度拉扯的伤害。针对修复中的组织纤维或成熟的结痂组织，肌内效贴也能给予局部软组织一个伸展的张力，以减少胶质纤维不当增生及不规则排列的情形。

　　肌内效贴结合其独特的应用技术，被认为对皮肤、筋膜、循环、淋巴系统、肌肉和骨系统具有有益的影响，可缓解疼痛、缓解水肿、改善肌肉表现，以及增加关节稳定性。然而，其中许多生理和治疗作用尚未被彻底研究或证实。虽然肌内效贴在临床应用上很受欢迎，但关于其有效性的作用机制尚未得到证实。一般认为，肌内效贴在皮肤上的贴扎会产生触觉感觉，激活了皮肤的机械感受器，这可能有助于通过梅尔扎克和沃尔开创的闸门控制理论和各种扩展的疼痛调制理论来缓解疼痛感。贴布的弹性回缩特性可增加皮肤间隙，从而增强淋巴回流。凯斯提出肌内效贴的弹性回缩作用可改变肌肉的长度—张力关系，不同的贴扎方法可以促进或抑制肌肉活化，当肌内效贴从贴扎点到肌肉起点，其回缩作用通过拉伸位于肌肉远端的高尔基氏腱器官（Golgi tendon organ）来诱导运动神经元的抑制，而肌内效贴从贴扎点到肌肉的止点端可促进肌梭反射性收缩并诱导肌肉增强。这种现象的可能机制是基于早期的神经学研究，即已知皮肤传入神经可以差异性地改变慢运动单位和快运动单位的兴奋性，并调节本体感受性反射回路的活动。在应用肌内效贴时，由于采用的形状不同，导致其作用的功效和适用范围的侧重点可能不完全一致，具体见表3-2。

表3-2　不同形状肌内效贴的作用功效和适用范围

贴扎形状	作用功效	适用范围
I形	引导筋膜、促进肌肉收缩、支持软组织；针对痛点促进循环代谢；提供最大固定效果	用于正常骨骼肌以及软组织急性损伤后
Y形	调整肌肉张力，促进循环代谢	用于放松紧绷肿胀的肌肉或者促进协同肌收缩，引流效果较I形为佳
X形	促进固定位置的血液循环和新陈代谢，有效达到止痛的效果	用于软组织损伤后的疼痛
扇形	将组织液引导到就近的淋巴结，改善组织液滞留	用于软组织损伤后组织水肿和血肿
O形	维持肌肉张力，促进循环代谢，减少软组织的萎缩或废用	用于骨折及软组织撕裂伤
灯笼形	具有良好的稳定效果，促进淋巴引流，有效改善局部水肿或瘀血	用于骨折或软组织拉伤并伴有局部水肿或血肿

第二节　肌内效贴对改善软组织症状的影响

一、肌内效贴对缓解软组织疼痛的影响

疼痛是机体受到伤害性刺激作用时所引起的感觉，疼痛虽然会引起人体产生不适感，但痛觉也可作为机体受到伤害的一种警告，引起机体产生一系列防御性保护反应，是临床上最常见的体征之一。当机体产生急性损伤时，疼痛表现较为剧烈，而机体发生慢性损伤疼痛时，则较为缓和，且多表现为局部胀痛或酸痛，并与主被动活动时受损部位受到机械牵拉有关。在肌内效贴的作用功效中，缓解疼痛是其主要治疗作用之一。对于肌内效贴减轻疼痛效应的推荐机制是，通过对神经系统感觉通路的刺激增加了传入反馈，这个假说应归于减少从神经纤维传导痛觉感受的阀门控制理论。另一个理论认为，贴扎肌内效贴对皮肤产生的提拉作用，可以增加皮肤与皮下组织的间隙，直接降低了皮下疼痛感受器上的刺激压力，导致疼痛信息传入降低。

有关肌内效贴对减轻组织损伤产生疼痛的研究文献较多，在肌内效贴缓解疼痛的疗效上有着不同的结论。威廉姆斯等人做了一项关于肌内效贴对运动损伤的治疗和预防的 Meta 分析，在选取的 10 项研究中，仅有 1 项研究报导了对于疼痛评估的统计学显著性结果，这个研究具有方法学质量 4 级（最有效的证据），在数字疼痛评价量表（NPRS）上，对于有严重颈部扭伤疾病的患者来说，肌内效贴组对比安慰处理组有较大的降低。在卡隆等人的一篇系统综述研究中，筛选了12 篇符合纳入标准的论文，在对肌肉骨骼疾病的影响上，发现中度证据支持贴扎肌内效贴时会立即减轻疼痛，6 项研究中有 3 项研究显示疼痛减轻优于对照组，但没有表明任何长期支持影响。肌内效贴虽已被证明可有效帮助短期减轻疼痛，但对于广泛病理性残疾中的大多数运动障碍，此作用的有效性仍没有确凿的循证结论，显然需要进行更多的研究。余波等人研究发现，膝骨性关节炎患者在常规物理治疗基础上配合肌内效贴，与对照组相比，视觉模拟评分的疼痛评分明显降低，在贴扎肌内效贴的第 7 天后，两组的视觉模拟评分的疼痛评分逐渐趋于一致。在其另一项研究中，也证实肌内效贴对快速改善急性踝关节扭伤患者疼痛具有治疗效果。此外，其他研究也显示，肌内效贴对慢性下腰痛患者的疼痛不适有缓解作用。然而，伦特等人研究发现，诊断为肩袖撞击损伤的患者，在肩关节

疼痛和功能障碍指数（SPADI）或者视觉模拟评分表（VAS）上，肌内效贴组和安慰组之间没有显著差异。威廉姆斯等人的研究提出，肌内效贴对疼痛治疗变化的分值上虽然组间差异有统计学显著性意义，研究得出贴扎肌内效贴可以减小疼痛的结论，但同时也指出肌内效贴在临床上对疼痛的治疗效果可能不一定显著。

二、肌内效贴对消除软组织肿胀的影响

一般软组织损伤常常伴有不同程度的局部组织肿胀，其肿胀的范围和程度多与所受外力的大小以及引发损伤的原因有关。肿胀发生的病理机制是，如果软组织损伤但局部血管未出现破损，由神经反射引起血管渗透功能增加，使得大量的组织液渗出，发生肿胀；如果软组织受损时伴随血管的破损，可发生血液流出形成血肿，上述两种情况均可使局部组织出现肿胀现象。虽然贴扎肌内效贴的作用机制尚未得到充分阐明，但它已越来越多地被用于消除软组织水肿，其中最常见的是消除关节肿胀和淋巴水肿。余波等人的两项研究均显示，常规物理疗法结合肌内效贴贴扎，在膝关节骨性关节炎和踝关节扭伤患者肿胀围径改善情况方面，治疗组较对照组有显著差异。研究表明，肌内效贴对伤害性人群水肿减少有一定益处，建议肌内效贴通过提供轻微的定向伸展来按摩浅表淋巴管，从而提供有效促进淋巴引流的机制。在临床医学上，康复治疗师通过淋巴按摩手法在皮肤上沿着淋巴管回流的方向轻轻施压，可有效消除淋巴水肿。在肌内效贴应用上，消除肿胀常采用爪形贴法，该贴法依据贴布自身材质具有的回缩力，起到了类似于康复治疗师双手在患处进行轻柔淋巴按摩的功效，而且这种贴扎可持续对贴扎部位发挥作用。研究认为，贴扎肌内效贴可缓解组织液充血，增加血液和淋巴循环，并改善皮下淋巴引流。贴扎肌内效贴会轻微拉动皮肤，在真皮和筋膜之间形成更多空间。因此，淋巴贴扎肌内效贴与淋巴引流非常相似，它可以让患者每天24h都获得治疗益处。基于对生理效应的分析，还可以认为肌内效贴更类似于压迫疗法，因为它是减少毛细血管过滤而不是增强淋巴管运动功能。另一项研究观察到，颧骨骨折术后使用肌内效贴两天后显著肿胀减少。此外，乳腺癌相关性淋巴水肿患者表现出肌内效贴肿胀减少，同时患者接受度和依从性更高。上述研究表明，肌内效贴在改善因组织损伤或疾病导致的组织水肿方面有着较好的作用疗效。

第三节 肌内效贴对改善人体运动能力的影响

一、肌内效贴对肌肉力量的影响

已有的研究表明，肌内效贴可以改善局部循环、减少炎症、减轻疼痛并增强本体感觉。然而，有关肌内效贴改善肌肉功能的说法尚存在争议。有研究认为，肌内效贴可以影响肌纤维的募集。但也有研究显示，肌肉力量没有变化，也就是说，贴扎肌内效贴时肌纤维补充增加的效果可能不会显示在肌肉力量的检测中。随着肌内效贴在运动实践中的广泛应用，有关肌内效贴在人体运动表现方面的作用被越来越多的研究者所关注。围绕肌内效贴对肌肉力量影响的研究多以下肢的股四头肌和上肢的前臂屈肌为主，绝大多数研究针对肌内效贴的即刻效应，研究肌内效贴持续效应的比较少，在研究的结论上也不尽相同。一些研究表明，肌内效贴可以促进肌肉收缩功能，提高肌肉力量。2000 年默里等人研究了肌内效贴对前交叉韧带恢复后肌肉力量的影响，发现在大腿前面贴扎肌内效贴后，患者感觉肌肉收缩更加有力。其后一些研究也发现，人体下肢肌肉贴扎肌内效贴可改善肌肉收缩功能，提高肌肉的力量和爆发力。福伊尔研究了肌内效贴对手球运动员等速肌肉力量的影响，结果发现在 60°/s、120°/s 的低速负荷下，5 次屈曲力量的峰值力矩有显著性差异，提出肌内效贴可以改善运动员的肌肉力量。卢姆兄弟研究表明，腓肠肌贴扎肌内效贴后即刻肌肉峰值力量显著增加，而腘绳肌贴扎肌内效贴后的峰值力矩无即刻变化，提出在不同肌肉上贴扎肌内效贴可能出现不同的作用效果。穆罕默迪等人针对上肢肌肉力量的研究也发现类似的作用效果，前臂贴扎肌内效贴后受试男女的握力均出现增加，认为在增加健康个体的握力上，肌内效贴贴扎是一种有效的方法。其后一些研究也进一步证实，肌内效贴能够提高上肢的握力和肘关节向心峰值力矩。

在肌内效贴对肌肉力量的持续作用方面，多尼克等人研究发现，贴扎肌内效贴 30min 后，最大指捏力没有变化，但是贴扎 1h 后的最大指捏力以及贴扎 30min 和 1h 后的最大握力均有增加。隆布罗索研究显示，腓肠肌贴扎肌内效贴后即刻和 2 天后，峰值力量显著增加，而腘绳肌贴扎肌内效贴后峰值力量没有即刻改变，2 天后峰值力量显著增加。有关肌内效贴增加肌肉力量的作用机理，目前认为可能是在肌肉力量上产生一种微弱的即时增加，通过在肌内效贴上产生一个同轴拉力，进而促进肌肉收缩；也有假设认为，肌内效贴可以促进肌肉活动，改善肌肉结构，进而有助于肌肉力量的少量增加。对于由于运动损伤而导致的肌力下降，肌内效贴的可能作用机理是运动损伤导致的疼痛在一定程度上限制了肌肉的活动，降低了肌肉的力量，而肌内效贴对疼痛的即刻降低效果比较明显，导致因疼痛而受限的肌肉功能改善。

虽然一些研究得出肌内效贴对肌肉力量具有积极的效应，然而这一结论尚未得到广泛认可，依然存在与其相矛盾的研究结论。福拉迪等人研究发现，无贴扎、贴扎后即刻和贴扎 12h 后的三种状态下比较，健康运动员贴扎后的大腿前侧肌肉力量无变化。黄等人研究发现，无论等速肌力的测试速度（60°/s、120°/s 和 180°/s）快慢，贴扎肌内效贴均不能改变股内侧肌的最大峰值力矩和总做功量。索里亚诺·戈麦斯等人研究显示，肌内效贴对健康人群腓肠肌的肌肉力量无影响。还有一些研究也不支持肌内效贴可以提高肌肉力量这一观点。此外，一些针对上肢握力、踝关节活动肌群、足底屈肌、躯干伸肌，以及腹直肌的力量—速度参数等方面的研究，也没有得出有效应的研究结论。由此可见，有关肌内效贴能否提高肌肉力量的研究结果大相径庭，尚无定论。即使针对同一个部位的肌肉，研究结果也相互矛盾。造成上述研究结果不同的原因，可能与研究的方法、肌内效贴的贴扎形式，以及研究的设计不同等有关。因此，在肌内效贴对肌肉力量的作用效应上，特别是肌内效贴在力量获得的长期效应上，需要进一步研究，而且要保证研究方法的可靠性。

临床研究证明，肌内效贴可以增加肌肉活动，诱导肌肉峰值力矩的早期发生以及肌肉功能表现增强。但是，肌内效贴的工作机制仍然未知。有研究认为，肌内效贴的治疗效果可能是由于中枢和外周神经系统中皮肤传入刺激和运动单位放电之间的相互作用，表明周围神经刺激的增加可促进运动皮层的兴奋性。也有人认为，运动神经元阈值的降低可能是由皮肤刺激引起的，从而更容易招募运动单位，导致肌肉功能表现的改善。

二、肌内效贴对关节活动度的影响

从目前的研究来看，肌内效贴对关节活动度（ROM）的影响，体现在两个方面，一方面是有关贴扎肌内效贴后是否限制关节的原有活动范围；另一方面是肌内效贴能否提高关节活动度。德穆拉等人研究发现，剧烈运动前后直到力竭时，肌内效贴均不会限制膝关节活动度。也有一些研究表明，与运动贴扎相比，肌内效贴对关节活动度无限制作用，有关此方面的研究结果是肯定的。但是有关肌内效贴是否能够提高关节活动度尚不清楚。吉田研究发现，贴扎肌内效贴对躯干背伸和侧屈无显著性影响，但可以增加俯屈时的活动度，提出肌内效贴对健康人的关节活动度有积极的意义。梅兰诺等人的研究显示，铁人三项运动员的腘绳肌、下背肌肉和腓肠肌在贴扎肌内效贴后，可以改善坐位体前屈水平，提高关节活动度。

有研究认为，肌内效贴可以改善损伤后的关节活动度。默里研究发现，肌内效贴对前交叉韧带恢复后主动关节活动度有显著性改善。冈萨雷斯等人研究显示，贴扎肌内效贴后对急性颈部鞭打关联疾病患者的颈部活动度有即刻的改善作用。麦康奈尔研究显示，患有陈旧损伤的投掷运动员贴扎肌内效贴后，有更大的动态活动度，且更接近未损伤运动员的动态范围。有关关节活动度改善的一个可能机理认为，由于关节活动度与人体的疼痛强度有关系，所以应用肌内效贴提供减少关节活动疼痛感觉反馈，从而提高关节活动度。也有人提出肌内效贴对主动关节活动度影响的机理是通过增加贴扎部位的血液循环，这种生理变化能够促进肌肉关节活动度的增加。更多学者认为肌内效贴放松了紧张的肌肉，增加了患处的感觉输入，减轻了患者的疼痛和心理上的恐惧，也是改善关节活动度的主要原因。

此外，有研究证明肌内效贴对关节活动度没有影响，梅兰诺研究发现，采用被动直腿上举测试时，贴扎肌内效贴不能增加健康受试者臀部屈曲的即刻关节活动度。一些有关贴扎影响膝关节、肩关节和躯干前屈活动度的研究，也没有得出有差异性的变化。上述研究结果表明，肌内效贴的益处除了不限制关节活动度外，对改善患者受损关节活动度似乎是有效的，但对健康人的关节活动度是否有改善作用，需要设计更多的研究来加以证实。

三、肌内效贴对本体感觉的影响

肌肉疲劳在体育活动中是极为常见的，并且已经被证明会对关节的本体感觉产生不利影响，损害神经肌肉的控制，增加受伤的风险。本体感觉被认为在急性损伤的预防中发挥着重要作用，在改善本体感觉上肌内效贴的效应是有益的。肌内效贴对皮肤的压力和拉伸效果被认为刺激了皮肤的机械感受器，进而反复传导有关关节位置和运动的信息，因此可以提高本体感觉。尽管哈尔塞斯的研究显示，踝关节前面和外侧面贴扎肌内效贴不能提高踝关节本体感觉，但在围绕这方面的大多研究结果中均得到了积极的效果。骆明瑶研究发现，膝关节受伤的足球运动员贴扎肌内效贴后，有益于提升膝关节本体感受器的知觉动作敏锐度，肌内效贴具有知觉动作正面提升的影响。柴松研究发现，常规贴扎肌内效贴能够有效改善功能性踝关节不稳患者损伤侧踝关节的本体感觉。近年来的几项研究发现，肌内效贴可以改善握力的相对和绝对力量感觉，提高肩关节本体感觉，以及通过皮肤贴扎的刺激方法改善女子月经期膝关节位置感的精确度等，进而改善人体的感觉运动控制能力。

在对一些运动损伤受试者的研究中，也有类似的研究结果。尼南研究发现，通过贴扎肌内效贴提供膝关节的感觉输入，对减小前交叉韧带（ACL）重建患者关节重复绝对误差有积极的效果。张晓昀研究发现，前臂内侧贴扎肌内效贴可以增强患有肘关节内上髁炎的握力控制量（绝对力量感觉）的辨别力。都恩秀研究显示，通过肌内效贴的诱导，可以改善局部性肌张力障碍患者感觉辨别能力，而且发现在患者疼痛主观感觉改善与躯体感觉暂时辨别阈值之间具有正相关。黄对小学高年级学生的下肢贴扎肌内效贴时发现，可增进膝关节处于45°和60°时的本体感觉。此外，有研究发现，贴扎肌内效贴可以有效改善因功能性踝关节不稳而造成的踝关节冠状面本体感觉功能的减退。

四、肌内效贴对运动性疲劳的影响

运动性疲劳是指人体由于运动而诱发的一种身体机能和运动能力降低的生理现象，其产生机制尚不明确，十分复杂，可能受多方面因素的影响。在探讨肌内效贴影响运动性疲劳的研究上，山崎俊介等人发现，对下肢贴扎肌内效贴可以提高剧烈运动后屈肌运动的爆发力，以及剧烈运动前后延长肌肉的力量。此后，一些研究发现，肌内效贴可以降低运动时血乳酸浓度，增加运动时无氧功平均功率、峰值功率、平均功率/kg和峰值功率/kg，自感用力程度等级（RPE）得到显著性改善，并提出股四头肌贴扎肌内效贴可以改善人体下肢无氧工作能力。还有一些研究发现，肌内效贴有缓解肌肉疲劳发生，延长运动持续时间，提高肌肉耐力的效果。梅兰诺的研究显示，铁人三项运动员小腿贴扎肌内效贴对肌肉损伤有预防效果，运动员在比赛期间，均没有出现痉挛或者小腿肌肉组织抽筋现象，建议在铁人三项比赛期间，运动员可通过贴扎肌内效贴来预防肌肉伤害以及避免肌肉发生痉挛。

但也有研究得出不同的结论。魏胜斗研究发现，在膝关节进行180°/s屈伸运动时，股内侧肌和股外侧肌的疲劳比无显著性差异，认为在大腿肌肉上应用肌内效贴对耐力提高影响很小。诺萨卡等人研究发现，肌内效贴对离心收缩运动后造成的上臂肌肉微损伤有改善作用，可以加快肌力的恢复，降低因疼痛而导致的关节角度的减小，同时，损伤肌肉的压痛和关节屈伸痛均小于未贴扎组。而随后肖格等人研究显示，腕屈肌诱导的肌肉酸痛即刻和 24h 后，贴扎肌内效贴没有减轻肌肉的疼痛或肿胀，该研究中对贴扎效果的评价没有采用肌力的恢复，仅根据疼痛和肿胀来判断作用效果，所以与上一项研究的结论不同。

上述研究结果显示，肌内效贴对运动性疲劳是否具有预防和缓解效应的研究结论尚不一致。但多数研究支持肌内效贴具有积极效应，认为肌内效贴可以降低运动疲劳产生的程度以及加快运动后疲劳恢复的效用，有关肌内效贴对肌肉疲劳的作用效应和机制仍需作进一步的研究。

五、肌内效贴对延迟性肌肉酸痛的影响

有各种治疗干预手段来减少与延迟性肌肉酸痛相关的组织损伤和炎症，肌内效贴是最具有功能作用的手段之一，其成本效益以及在恢复期间不限制运动活动范围的能力，使得肌内效贴已成为各种临床中治疗模式的流行选择。近年来，肌内效贴贴扎技术被广泛用于增加肌肉力量和关节活动度，以及减轻肌肉疼痛。一些研究证明，肌内效贴能够通过抑制肌肉活动来有效控制疼痛。人们认为通过拉伸肌肉末端的高尔基氏腱器官可以抑制肌肉。由于延迟性肌肉酸痛在运动实践中比较常见，而肌内效贴的可能作用效能又与延迟性肌肉酸痛比较吻合，因此，一些研究试图探讨肌内效贴是否可以缓解延迟性肌肉酸痛后的肌肉酸痛症状，促进肌肉功能的恢复。有研究认为，肌内效贴可以增强肌肉的运动功能，减轻疼痛，改善肌肉力量、肌肉耐力和肌肉爆发力。

除肖格等人研究发现贴扎肌内效贴不能减轻腕屈肌相关的疼痛外，大多研究发现肌内效贴对延迟性肌肉酸痛有一定的作用效果，尤其是减轻疼痛，加快机体的恢复，这似乎给延迟性肌肉酸痛的研究和治疗带来新的思路。诺萨卡应用改良的手臂机器对 12 名男性的肱二头肌进行离心运动，结果显示，肱二头肌贴扎肌内效贴有助于延迟性肌肉酸痛后的恢复。哈扎尔等通过离心运动建立延迟性肌肉酸痛模型，将 20 名受试者分成肌内效贴组和安慰贴组进行干预，结果显示，运动后即刻到 48h，安慰贴组贴扎股四头肌中腹部压痛变化明显高于肌内效贴组，测试肌肉能力的单腿跳组间无显著性差异，说明肌内效贴可减轻延迟性肌肉酸痛后的肌肉酸痛。阿德勒等人研究发现，使用肌内效贴的肢体，与没有使用的肢体相比，延迟性肌肉酸痛的疼痛程度显著降低，肌内效贴在延迟性肌肉酸痛中表现出镇痛特性，不同的体型对延迟性肌肉酸痛疼痛的减少没有影响，体型与延迟性肌肉酸痛中肌内效贴止痛效力的有效性无关。巴尔等人将受试者分为假贴扎组和肌内效贴组，分别在诱导延迟性肌肉酸痛后即刻、之后 24h、48h 和 72h 进行 4

次测量，比较冷热痛阈值，与假贴扎组相比，肌内效贴组的冷痛和热痛阈值明显降低。在诱发延迟性肌肉酸痛后72h，热疼痛阈值恢复，肌内效贴组疼痛减轻，这被认为是因为在运动方向上附加的肌内效贴拉动肌肉，刺激高尔基氏腱器官，并引发自体抑制信号。另外，认为肌肉收缩诱导的新陈代谢有利于减轻疼痛。视觉模拟评分结果显示，肌内效贴组分值下降迅速，这意味着肌内效贴会导致主观疼痛的降低。李永善等人研究了肱二头肌产生延迟性肌肉酸痛后肌内效贴对肌肉功能的作用以及引起的疼痛，分别在干预前，以及干预后24h、48h和72h记录测试结果，采用超声波照相术测量肌肉厚度，肌电图测量最大等长随意收缩（% MVIC），视觉模拟评分测量主观疼痛。结果显示，肌内效贴组的肌肉厚度、最大随意等长收缩（%）恢复到延迟性肌肉酸痛诱导前水平的时间短于对照组，肌肉疼痛也得到缓解，认为肌内效贴是由于其弹性性质通过提升皮肤和肌肉筋膜来促进恢复，提出对于延迟性肌肉酸痛人群应用肌内效贴刺激肌肉是一种比单独休息更有效和快速恢复肌肉力量的方法。奥兹曼等人比较了静态拉伸、本体感受神经肌肉促进法（PNF）拉伸和肌内效贴对运动恢复期间肌肉酸痛和柔韧性的影响，结果显示，贴扎肌内效贴、运动前本体感受神经肌肉促进法拉伸和静态拉伸对运动后24h和48h恢复期间的肌肉柔韧性没有影响，但可以减轻肌肉酸痛，研究提出，运动训练师和运动员应考虑运动或比赛前对肌肉进行肌内效贴贴扎和伸展运动。达留什等人将34位女性受试者分为肌内效贴组和对照组，肌内效贴组使用爪形贴扎方法，通过运动诱发延迟性肌肉酸痛，分别在运动前和运动后的24h、48h、72h、96h测定手臂肌肉力量、疼痛强度。结果显示，肌内效贴组肌力最低点出现在延迟性肌肉酸痛后24h，而对照组肌力最低点出现在48h，肌内效贴组肌力恢复好于对照组。两组反映肌肉疼痛的视觉模拟评分值均在48h达到最高点，但肌内效贴组的提升值低于对照组，恢复也较快，说明肌内效贴有助于减少运动后肌肉酸痛。保龙等人对肌内效贴影响慢性下背痛患者疼痛、失能和背部肌肉功能进行了研究，经过肌内效贴四个月的治疗，结果表明，肌内效贴可使慢性下腰痛患者疼痛减轻，背肌功能恢复正常化时间缩短，研究推测，贴扎在背部肌肉上的肌内效贴充当了一种持续镇痛剂刺激，这可归功于先前提到的皮肤感受器和疼痛传导路之间的相互作用。一些研究者认为，肌内效贴扩大了皮肤和肌肉之间的间隙，增加了循环，通过这种方式，组织层之间的流体交换增强，减轻了皮下伤害感受器的压力，可以在运动之后帮助肌肉恢复并降低延迟性肌肉酸痛。另外，据研究，肌内效贴应用效果可以一直维持到72h。

　　有关肌内效贴对延迟性肌肉酸痛后血液指标影响的研究比较少，仅有几篇文献进行了报道。哈扎尔等人研究显示，贴扎肌内效贴对延迟性肌肉酸痛后的血清磷酸激酶和血清肌红蛋白水平无影响。布法查特等人将51名未经训练的女性健康志愿者分为肌内效贴、安慰贴和拉伸三组，通过等动测力计诱发延迟性肌肉酸痛，结果显示，与安慰贴组相比，肌内效贴组在运动后72h肌肉酸痛较轻，而且与安慰贴组和拉伸组相比，肌内效贴组还增加了运动后72h的等长肌力。但在大腿周长、纵跳、压力疼痛阈值、自感用力程度、肌酸激酶活性以及关节活动上，组间变化无差异，研究认为剧烈运动后肌内效贴可以加快肌肉力量恢复和减轻肌肉酸痛，但不改变延迟性肌肉酸痛后肌酸激酶的活性。阿米纳卡等人研究也发现，延迟性肌肉酸痛恢复期间肌内效贴干预并没有改善血清肌酸激酶水平以及肌肉活动能力和表现，肌内效贴可能不是促进健康个体延迟性肌肉酸痛恢复的首选方法。

尽管延迟性肌肉酸痛产生类似于与损害/病理状况相关的生理变化，例如疼痛、肿胀和肌肉损伤，肌内效贴对延迟性肌肉酸痛后的肌肉酸痛似乎是有改善作用的，但肌内效贴在健康人群中的治疗效果尚未确定。关于肌内效贴对磷酸激酶等生物标志物功能影响的证据非常有限，现有的研究倾向于肌内效贴不能改善延迟性肌肉酸痛后肌酸激酶的活性，可能需要更大的样本量和对照组做进一步的研究。此外，尚未有证据显示哪种特定类型的肌内效贴技术对改善延迟性肌肉酸痛症状有更好的影响。

第四节　肌内效贴对肌肉表面肌电的影响

骨骼肌在收缩时会产生微弱的电流，肌电图是指通过在收缩肌肉表面的皮肤适当位置上附贴电极，将人体骨骼肌产生的电流引导出来得到的骨骼肌电流强度随时间变化的曲线图形。肌电图应用电子仪器记录肌肉在静止或收缩时的生物电信号，在医学中常用来检查神经、肌肉兴奋及传导功能等，以此确定周围神经、神经元、神经肌肉接头及肌肉本身的功能状态。当骨骼肌活动状态发生改变时，其生物电信号也会随之变化，引起肌电图改变。在运动人体科学研究中，通常采用表面肌电图（Surface electromyogram，sEMG）记录肌肉生物电活动，进而反映骨骼肌收缩能力、疲劳状态，以及肌纤维募集状态变化等情况。

已有的一些有关肌内效贴对肌电图活动影响的研究报道结果是不一致的。研究显示，贴扎肌内效贴后可以增大肌肉的肌电图活动，但不能提高肌肉功能表现，肌内效贴具有增加肌电图活动的能力，表明中枢神经系统机制的激活。斯鲁皮克等人通过对股四头肌贴扎肌内效贴，评估贴扎后10min、24h、72h、96h 表面肌电图活动。结果显示，在贴扎后24h，肌内效贴增加了股四头肌的肌电图活动，即使在肌内效贴被移除后，该效果也可以维持48h，但对肌电活动的即刻效应没有影响，表明肌内效贴有短期的支持作用。德费里斯在单电极的肌电研究中发现，延迟性肌肉酸痛出现会伴随着肌电的增大，通过对肌肉进行放松训练，肌电的电位出现降低，肌电的振幅值会随肌肉的酸痛减轻而减小，科布也获得相同的试验结果。达留什等研究采用爪形贴扎方法的肌内效贴组，运动诱导延迟性肌肉酸痛后，分别在运动前、运动后的24h、48h、72h和96h测定手臂肱二头肌的肌电图，结果表明，在24h和48h肌内效贴组的肌电图高于对照组，运动后恢复期肌内效贴可增强肱二头肌的运动单位活动。

也有研究得出相反的研究结果，发现贴扎肌内效贴后，肌电图活动降低。祁奇等人研究显示，肌内效贴可以影响青年女性膝关节肌力及肌电图，无论肌肉是向心性收缩还是离心性收缩，股内侧肌和股外侧肌在肌内效贴贴扎下均方根振幅标化值明显低于未贴扎状态，因此认为肌内效贴可以提高股内侧肌及股外侧肌的肌纤维募集能力。还有研究认为，贴扎方法不同引起的肌电图变化也不同。萨特等人将受试者分成两组并在前臂贴扎肌内效贴，一组采用肌内效贴促进贴法，另一组采用肌内效贴抑制贴法，记录静息状态下前臂伸腕肌群的肌电图活动，结果显示，抑制贴扎组与未贴扎时相比静息肌电图活动显著降低，而促进贴扎组前后肌电图活动没有显著变化，认为肌内效贴的抑制贴扎法对前臂伸腕肌群静息时的肌电图活动具有抑制作用，而促进贴扎法不能改变贴扎前后肌电图活动。

此外，还有研究显示，贴扎肌内效贴后与对照组相比，肌肉活动时的肌电图活动无显著差异，因此认为肌内效贴不会改变肌电图的活动。上述研究均选择健康的受试者。哈尔斯基等人研究发现，当肌内效贴贴扎在健康排球运动员的股直肌上面，并不能提高肌肉肌电图的活动，因此，其认为肌内效贴对健康肌肉可能没有促进作用，贴扎肌内效贴对临床上患有神经肌肉缺陷症或肌肉萎缩症的患者的肌肉改善效果可能更为明显。蔡认为这种不一致可以用试验参与者对肌内效贴的不同心理意念来解释，因为其中大多数人没有提供有效的措施消除安慰剂效应。

第五节　肌内效贴不同贴扎方式对肌力的影响

肌内效贴发明人加濑建造声称，通过不同的贴扎手法可起到增强（促进）或减弱（抑制）肌肉功能活动的作用。其中，肌内效贴从肌肉的止点向起点方向上的离心贴扎，对肌肉功能活动产生抑制效应，可用于急性过度使用或者拉伸的肌肉，发挥缓解和放松肌肉疲劳的作用；肌内效贴从肌肉的起点向止点方向上的向心贴扎，对肌肉功能活动产生促进作用，发挥肌内效贴提高肌肉力量的作用功效。

一、肌内效贴不同贴扎技术对肌肉力量的影响

近年来，围绕肌内效贴不同贴扎技术对肌肉力量的影响这一问题，人们也开展了相关的研究。但是就研究结果来看，仍然存在争议。库扎德研究发现，在增加健康个体的握力上，肌内效贴贴扎技术似乎是有效果的，提高握力的贴扎的最佳区域是前臂伸肌区域。梅兰诺研究显示，在铁人三项比赛期间，小腿以"I"形放松方法贴扎可以预防运动员在比赛期间发生小腿肌肉组织痉挛。郭等人研究了两种贴扎技术对健康成年人腕部和手指最大随意收缩的影响，优势手臂应用Y形抑制技术，非优势手臂应用I形促进技术，与基线相比，非优势侧（促进贴扎）中指伸肌的平均最大随意收缩显著增加，但对优势侧中指伸展肌力以及两侧腕伸展和握力的测量没有观察到显著的实践效应。在贴扎后即刻手腕和中指伸展肌力，以及贴扎24h后的中指伸展肌力，两种贴扎技术之间有显著性差异，研究认为，肌内效贴的应用方向不同可能对等长肌力有不同的影响。马盖斯等人用30%的拉力将肌内效贴贴扎在腓肠肌的外侧和内侧边缘，比较无贴扎、促进贴扎和抑制贴扎后48h状态下的肌肉峰值力矩、力量增长率和神经肌肉效率，结果表明，肌内效贴促进贴扎在肌肉活动时肌肉收缩的初始阶段可以产生更高的力量增长率，但肌内效贴对肌肉的神经肌肉效率和峰值力矩无增强作用。郭一良等人研究发现，采用抑制性贴扎，成人的抓握力在贴扎24h后出现延迟下降。戴维森等人专门探讨了贴扎肌内效贴对肌肉的抑制作用，采用抑制贴法，从肌电图获得的数据得知，大多数参与者在贴扎后单腿垂直跳跃期间的肌肉活动减少，肌内效贴贴扎技术在抑制腓肠肌活动时不会降低参与者的表现输出，研究结果支持肌内效贴的抑制性贴扎效应。

然而，一些研究认为不同贴扎技术对肌力没有差异影响。马丁内斯分析了抑制和促进贴扎技术对股内侧肌反射性反应的即刻影响，结果表明，起点—止点贴扎和止点—起点贴扎对肌肉的反射性反应强度和潜伏期没有即刻效应。克罗恩研究发现，对受试者腘绳肌采取促进和抑制贴扎后即刻及24h后，两种贴扎技术均没能使受试者腘绳肌的伸展性得出改善。李媛媛等人的研究显示，对健康受试者采取脚跟到膝盖后面以及膝盖后面到脚跟的两种贴扎技术，测试贴扎前后踝关节

跖屈肌肉力量和背屈活动幅度，结果无显著性差异，该项研究没有提供肌内效贴贴扎技术有益效果的科学证据。卢克研究发现，与假贴扎组比较，贴扎肌内效贴后可以增加健康个体即刻的肩峰—肱骨距离（AHD），但是在肌内效贴贴扎的不同技术之间没有发现差异。蔡等对健康成年人腕关节伸肌的神经肌肉活动和最大握力的促进性贴扎、抑制性贴扎和无贴扎状况进行了比较，结果显示，三组之间最大握力、肌电活动和自我感知性能均没有显著性差异，研究不支持卡斯声称的通过促进或抑制技术调节肌肉活动和产生力的功能，研究认为，健康受试者肌内效贴的不同应用技术之间无明显的促进和抑制作用，促进肌内效贴不会促进肌肉活动或增加力量的产生，抑制性肌内效贴也不会减少肌肉活动或减少力量的产生。即在消除安慰剂效应的情况下，肌内效贴不能促进或抑制肌肉活动并改变健康成年人的功能表现，肌内效贴用于肌肉活动促进或抑制的临床应用可能被夸大了，临床上应该使用替代方法进行肌肉活动的调节。但该研究者也认为研究有几个限制，首先，肌内效贴的延迟效应在之前的研究中已有报道，而这项研究检查的是肌内效贴的即刻效果；其次，该项研究针对的是健康成年人，研究发现不一定适用于其他人群，如运动员或康复患者；最后，这个试验未设置假贴扎组。肌内效贴的真正效果受到最近一项研究的质疑，该研究招募了 30 名对肌内效贴一无所知的人，通过欺骗受试者消除潜在的安慰剂效应，受试者被告知可能会应用肌肉传感器来检查在膝关节等动肌力活动中的肌肉募集情况。结果表明，贴扎肌内效贴不会产生更高的峰值力矩、总功，也不会缩短健康年轻人达到峰值力矩的时间。该项研究认为，以往肌内效贴研究的阳性结果可能归因于安慰剂效应。维切利等人报道了健康成年人通过促进和抑制两种贴扎技术对股四头肌等速力量和功能表现的影响，结果表明，采用肌内效贴的抑制贴扎、促进贴扎或假贴扎对最大股四头肌的力量没有明显的影响，这些结果不支持使用肌内效贴来改变健康人群的最大肌肉力量。就目前来看，对肌内效贴贴扎技术的研究，大多集中在肌内效贴促进贴扎，而有关肌内效贴的肌肉抑制作用研究主要还是一种说法，仅与临床有关，尚缺乏证据来证实抑制性贴扎的作用机制。

二、肌内效贴不同拉力对肌肉力量的影响

目前肌内效贴的贴扎技巧取决于临床医生或运动康复师的经验，应用方法尚未标准化，特别是肌内效贴贴扎时的弹性张力。在肌内效贴贴扎方式研究中，很少有针对肌内效贴贴扎时弹性（拉力）的研究。在已有的研究中，采用的肌内效贴拉力大多参考了卡斯所建议的拉力。张晓昀等人比较了不同弹性的肌内效贴

张力对腓肠肌激活作用的影响，研究者将37名健康运动员随机分成弹性拉力分别为0%、10%和20%三组，受试者在腓肠肌上贴扎不同弹性拉力的肌内效贴并在跑步机上进行慢跑，采用无线肌电描记法对贴扎肌内效贴前后腓肠肌运动进行评估，结果表明，不同的弹性拉力在贴扎前后有显著的交互效应，在弹性拉力为0%或10%的肌内效贴条件下，跑步机上跑步的站立阶段腓肠肌外侧肌电活动明显减少，该研究认为肌内效贴的最佳应用弹性拉力为0%～10%拉力。莱莫斯等人则从肌内效贴贴扎的技术和拉力两个方面考虑，通过表面肌电图评估贴扎前、贴扎后以及贴扎24h后对股直肌的作用效应，结果显示，促进贴扎组0%拉力贴扎前、贴扎后和24h比较，平均肌电图活动有显著性差异；10%拉力贴扎前和贴扎后24h，以及75%拉力贴扎前和贴扎后24h比较证实差异有显著性。肌内效贴抑制贴扎组试验腿，0%拉力贴扎前和贴扎后、贴扎后和24h，以及10%贴扎前和贴扎后有显著性差异。研究得出，贴扎肌内效贴可以改变肌电图活动，并且受肌内效贴的拉力影响，尤其是低拉力（0%或者10%拉力）。肌内效贴贴扎技术未显示出显著结果，是因为肌电图活动在两种贴扎技术上都有所增加。研究证实，0%拉力的肌内效贴贴扎不能被认为是安慰剂。余波等人研究认为，肌内效贴材料的回缩力与外在拉力、贴布形状及长度有关。在特定的拉力大小下，肌内效贴可影响局部贴扎部位的皮下间隙，但力学因素可能大于方向因素。

综上所述，有关在肌肉活动中什么贴扎技术有助于增加肌肉功能仍无定论。一般认为，肌力减少可能暗示肌内效贴对肌肉功能活动发挥着支撑作用，提高了肌肉的工作效率，而且这种增加可能反映的是一种易化作用。在具体的贴扎中，可能取决于被评估的肌肉、受试者身体状况（健康或者受伤）以及采用何种贴扎技术等。在今后的研究中，应侧重肌内效贴不同贴扎技术对肌肉活动的影响上，以提高或改善肌肉性能。另外，通过采用更深入的方法来研究抑制性贴扎技术。

第六节　小结与展望

肌内效贴作为一种临床辅助治疗手段在体育运动实践中有着很好的运用前景，其使用简单、安全、便捷，在运动损伤后的止痛和消肿等方面具有良好的作用效果，因而肌内效贴贴扎技术可作为一种有效的方法，用于辅助临床物理疗法的治疗。围绕其对运动能力影响的研究证据显示，肌内效贴对人体运动能力无负面影响，贴扎后的自我感觉舒适度好，不降低关节原有的活动幅度，在静态平衡能力的提高以及关节本体感觉的促进等方面有着积极的作用。大多研究支持肌内效贴对运动性疲劳具有预防和改善的作用，而在肌肉力量、跳跃能力、动态平衡能力以及关节活动度等方面的改善和提高上存在着矛盾性的研究证据，有待进一步研究证实。延迟性肌肉酸痛作为介于肌肉疲劳和损伤之间的一种特殊形式，在体育运动实践中极易发生，其发生机制尚不十分清楚，现有的防治手段效果也比较有限，仍有许多与延迟性肌肉酸痛相关的问题未解决，需要在未来进行更深入的研究，特别是防治延迟性肌肉酸痛的有效方法研究。

　　针对肌内效贴的研究现状，在后续研究中需考虑以下五个方面：其一，不仅要开展贴扎对人体运动能力的影响研究，而且要开展其对运动实践中肌肉疲劳和损伤的防治研究；其二，研究中要综合考虑不同贴布形状、贴扎方向和贴布的拉力对人体产生的效能差异，要保证肌内效贴贴扎技术的稳定，避免因贴扎方式上的不同而造成研究结果上的差异；其三，限于研究方法和手段，肌内效贴的作用机制尚不清楚，今后的研究需要引入更多的医学研究技术和方法，探求肌内效贴的作用功效和发生机理；其四，以往的研究中多以运动损伤的患者或普通健康人为研究对象，以专业运动员为研究对象的研究较少，今后在探讨肌内效贴对运动能力影响的研究中，要考虑受试对象的选择；其五，从已有的研究方法学上分析，一些研究没有严格按照随机对照试验（RCT）进行设计，这也导致了一些研究的可信度降低，在今后的研究试验设计上要更为科学，以确保方法学上的质量控制。

第四章 肌内效贴不同贴扎方式对肌力的影响研究

在体育领域中有关肌内效贴贴扎的研究，主要集中在其能否有效改善人体运动表现能力和对运动损伤的防治上。据发明人加濑建造称，肌内效贴的功效之一是改善骨骼肌的功能，采用促进（增强）的贴扎手法可加强肌肉的收缩，采用抑制（制约）的贴扎手法可放松肌肉，缓解肌肉疲劳。围绕这一问题，近年来的研究在结论上仍然存在较大争议。一些研究报道称，在增加健康个体的握力和伸肌力量上，肌内效贴贴扎技术的不同似乎是有差异的。但也有研究得出没有差异的结果，研究发现两种不同的贴扎方式（抑制和促进）对股内侧肌反射性反应强度和潜伏期没有即刻效应，踝关节跖屈肌肉力量和背屈活动幅度没有显著变化，以及不能改变股四头肌最大力量，这些研究没能为肌内效贴贴扎方向提供具有有益效果的科学证据。在现有的研究结论中，尚不清楚肌肉活动中采用什么方向的贴扎能体现出有利的作用效果。以往研究认为，增加可能反映出一种易化作用同时能提高肌肉功能，而减少可能暗示肌内效贴发挥着支撑作用，使肌肉的工作效率更高。有研究提出，肌内效贴贴扎的效果可能与被评估的肌肉、选择的受试者（健康或受伤）以及贴扎技术的不同有关。对于肌内效贴是否可以改善肌肉力量，以及不同贴扎方式上是否对骨骼肌功能存在不同的作用效果，仍缺乏有效的研究和证据。因此，有必要对肌内效贴不同贴扎方式对骨骼肌的作用效应进行研究，并对贴扎方式的优化选择做多因素、多水平分析，为肌内效贴的有效使用提供理论依据，帮助人们科学地使用肌内效贴贴扎技术，发挥其作用功效。

第一节 研究对象与方法

一、研究对象

招募上海体育学院运动科学学院健康男性大学生 40 人为受试对象，采用

G* Power样本量统计软件，按照析因方差分析效应和交互效应，确定试验每组所需样本量为 10 人，选取受试者的右侧下肢股四头肌（股直肌、股内侧肌和股外侧肌）为研究对象。受试者基本情况见表 4 - 1。

表 4 - 1　受试者基本情况（$x \pm s$）

人数	年龄（y）	身高（cm）	体重（kg）	BMI（kg/m²）
40	21.2 ± 1.56	177.0 ± 5.6	70.6 ± 9.2	22.5 ± 2.7

纳入标准：①受试者自愿参加试验并签署知情同意书；②健康非体育专业男性大学生；③18 岁≤年龄≤25 岁；④一般体格检查正常，无运动系统损伤史；⑤近期无剧烈体育活动，肌肉无运动性疲劳；⑥试验期间受试者不参与其他体育活动。

排除与脱落标准：①受试者依从性差；②未按要求完成全部试验的受试者。

二、试验仪器和材料

仪器：CON-TREX 等速力量测试系统。

材料：Kindmax sports therapy tape 肌内效贴，普通纯棉有弹性贴布，规格为 5cm×5m，由南京斯瑞奇医疗用品有限公司生产。

三、贴扎方法

贴扎部位：本研究贴扎基本摆位为膝关节保持 90°，选取右侧大腿股四头肌为贴扎部位。

促进贴法：股外侧肌、股直肌、股内侧肌的贴扎起点分别为大腿上部的外侧、中间和内侧，三块肌肉的止点均为胫骨粗隆，其中 I 形为条带，Y 形为尾部分开。

抑制贴法：与促进贴法相同，只是贴扎方向相反。三块肌肉的起点均为胫骨粗隆，股外侧肌止点是大腿上部外侧，股直肌止点是大腿前面上部，股内侧肌止点是大腿内侧上部。具体贴扎情况请参照图 4 - 1。

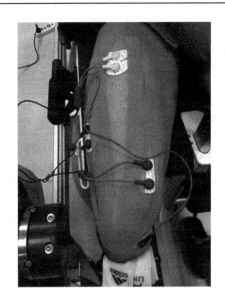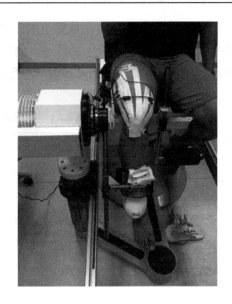

图 4 −1　肌内效贴贴扎方法示意图

肌内效贴贴扎方式：贴布剪成 I 形、Y 形两种形状；贴扎方向分为顺肌肉起止点方向的向心（促进）贴法和逆着肌肉起止点方向的离心（抑制）贴法；贴布的拉伸分为 10%、50% 和 80% 三种拉力，本研究将肌内效贴的形状、方向和拉力三方面贴扎条件进行不同组合的贴扎。

肌内效贴拉力确定：①肌内效贴 10% 拉力即为肌内效贴撕掉背亲纸后的长度（约比撕掉背亲纸后自然回缩后的长度长 5% ~ 10%，通常≤10%）；②肌内效贴 50% 拉力，贴布受最大拉力后增加 50% 的长度，即 50% 拉力 = 肌内效贴去除背亲纸无拉力长度 + 最大拉伸增加长度×50%；③肌内效贴 80% 拉力，贴布受最大拉力后增加 80% 的长度，即 80% 拉力 = 肌内效贴去除背亲纸无拉力长度 + 最大拉伸增加长度×80%（肌内效贴在 100% 拉力作用下，会失去作用效果，以 80% 拉力作为肌内效贴有效作用的最大拉力）。

普通贴布贴扎：膝关节摆位同肌内效贴组，将纯棉无弹性普通贴布贴扎作为安慰贴组，普通贴布按照与肌内效贴布相同的形状和长度进行剪切，分别粘贴到右侧大腿股外侧肌、股内侧肌和股直肌上，贴扎方式分为 I 形、Y 形向心和 Y 形离心。

四、试验分组

本试验共分成 16 个组，分别采用不同的贴扎处理方法，具体分组包括：12

个肌内效贴组（肌内效贴贴扎）、3 个安慰贴组（普通贴布贴扎）和 1 个空白对照组。具体试验分组见表 4 - 2。

表 4 - 2　不同贴扎试验分组情况

分组	分组	分组	分组
I 形 - 10% - 向心组	I 形 - 10% - 离心组	Y 形 - 10% - 向心组	Y 形 - 10% - 离心组
I 形 - 50% - 向心组	I 形 - 50% - 离心组	Y 形 - 50% - 向心组	Y 形 - 50% - 离心组
I 形 - 80% - 向心组	I 形 - 80% - 离心组	Y 形 - 80% - 向心组	Y 形 - 80% - 离心组
I 形安慰贴组	Y 形向心安慰贴组	Y 形离心安慰贴组	空白对照组

本研究受试对象为 40 人，分四轮进行试验。第一轮试验：40 名受试者被随机分为 4 组，每组 10 人，采取四种处理因素进行干预，测试结束后安排 1 周洗脱期；第二轮试验：40 名受试者再次随机分成 4 组，每组 10 人，更换四种处理因素进行干预和测试，洗脱期 1 周；第三轮和第四轮试验以此类推。试验每天测试 1 组，每组 10 人，4 天为一轮，轮次之间间隔 4 天，保证每位受试者的两次测试间隔时间为 7 天。同组 10 名受试者应用相同的贴扎方法（即贴布形状、拉力和方向均相同）。

五、等速肌力测试

测试方法：受试者预先进行适当的准备活动，取坐位，固定于 CON-TREX 等速肌力测试系统上，髋关节屈曲 85°，固定方法及关节对位等严格按照 CON-TREX 等速肌力测试与训练系统使用手册的要求进行操作。本研究采用四种状态进行等速肌力的测试，以便全面了解不同角速度状态下的肌肉功能活动变化情况。其一，测定肌肉在最大随意等长收缩状态下的肌肉峰值功率值，等速测定的峰值力矩指的是在整个关节活动中骨骼肌收缩产生的最大力矩值，即力矩曲线在最高点上的力矩值，其可代表肌肉或肌群的最大肌力，被视为等速肌力测试中的"黄金指标"和参考值，是等速肌力测试中使用最为常见的指标，也是其他等速测试指标的基础，该指标具有较好的效度和重测信度；其二，采用 60°/s 的慢速测试角速度，用于获得关节运动最大肌力；其三，采用 120°/s 的中速测试角速度，用于测试肌肉最大作功能力；其四，采用 180°/s 的高速测试角速度，用于肌肉功率和肌肉耐力的测试。一般认为，测定最大肌力和分析力矩曲线形态采用的 60°/s 慢速或 120°/s 中速测试的重复次数为 4～6 次，测定肌肉耐力采用的 180°/s 快速测试的重复次数一般为 25 次或 30 次。

测试顺序：①最大随意等长收缩（Maximal voluntary isometric contraction，MVIC）测试，右侧膝关节保持120°，等速测力系统主动补偿、重力校正，测试时间为5s；②测试膝关节60°/s 的 5 次等速伸膝向心收缩；③测试膝关节 120°/s 的 5 次等速伸膝向心收缩；④测试膝关节 180°/s 的 25 次等速伸膝向心收缩。各项测试之间间隔休息 5 分钟。等速肌力测试见图 4 - 2。

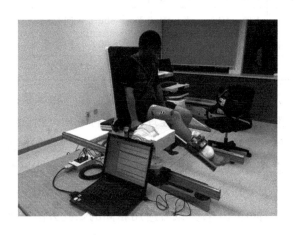

图 4 - 2　等速肌力测试

测试指标：①最大等长峰值力矩（Peak torque of maximal voluntary isometric contraction，PT）：膝关节保持在120°时，股四头肌收缩测定的最大随意等长力矩值，单位：牛顿·米（N·m）；②平均峰值力矩（Average peak torque，APT）：肌肉在重复收缩中，各次峰值力矩的平均值，单位：牛顿·米（N·m）；③平均峰值功率（Average peak power，APP）：肌肉在重复收缩中，各次峰值功率的平均值，单位：瓦特（W）；④平均做功（Average total work，ATW）：肌肉在重复收缩中，各次总功的平均值，单位：焦耳（J）。

六、试验流程图

本研究将40名受试者随机分为 4 组，每组 10 人，各组采用不同的贴扎方法，并采用等速肌力测试系统测试肌肉在最大随意等长收缩、膝关节 60°/s、膝关节 120°/s 和膝关节 180°/s 状态下的肌肉力量，各项测试之间间隔休息 5min。1 周洗脱期后，所有受试者重新分为 4 组，再采用新的贴扎方法，重新测定肌肉在最大随意等长收缩、膝关节 60°/s、膝关节 120°/s 和膝关节 180°/s 状态下的等速肌肉力量，所有受试者共完成四个轮次的测试，试验的基本流程图如图 4 - 3 所示。

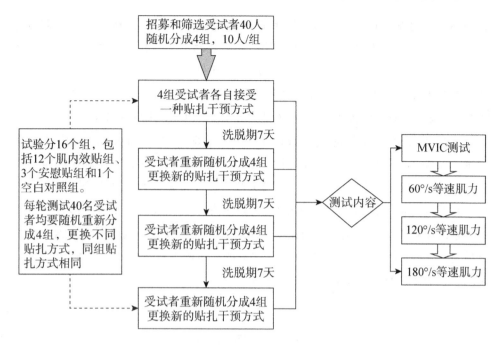

图4-3 试验流程图

七、数据处理与统计分析

1. 数据标化处理

等速肌力测试获取的数据因个体间的差异不能直接进行比较，根据分析要求，通常要对数据进行标化处理，采用相对值法，即将测试的数据除以受试者的体重来计算数值的方法。

标准化处理后的等速数据相对值评价指标包括有：相对等长峰值力矩（Relative peak torque，rPT），单位：N·m/kg；相对平均峰值力矩（Relative Average peak torque，rAPT），单位：N·m/kg；相对平均峰值功率（Relative Average peak power，rAPP），单位：W/kg；相对平均做功（Relative Average total work，rATW），单位：J/kg。

2. 数据统计处理

本研究采用SPSS 20.0软件对测试的数据进行统计处理和分析，数据经正态分布（Shapiro-Wilk检验）和方差齐性检验后，组间差异采用单因素方差分析，方差不齐采用 Welch's ANOVA，如果 F 值检验存在显著性，则进行事后多重比较，采用最小显著性差异法（LSD）法。肌内效贴不同贴扎方法之间的比较采用 $2 \times 2 \times 3$ 析因设计（Factorial design），贴扎形状分为 2 个水平（I 形与 Y 形），贴扎方向分为 2 个水平（向心与离心），贴扎拉力分为 3 个水平（10%、50% 与 80%）。采用一般线性模型的单因变量方差分析（Univariate ANOVA）进行统计处理，分析数据交互效应（Interaction）、主效应（Main effects）和单独效应（Simple effects），统计结果包括 3 个主效应（贴扎形状、贴扎方向和贴扎拉力），3 个一级交互效应（形状×方向、形状×拉力、方向×拉力）和 1 个二级交互效应（形状×方向×拉力）。统计处理后，如果存在交互效应，则进一步逐一分析各因素的单独效应，找出最优搭配。如果不存在交互效应，则说明各因素作用相互独立，分析各因素的主效应即可。本研究的计量数据以平均数 ± 标准差（$\bar{x} \pm s$）表示，以 $P < 0.05$ 表示差异有统计学意义。

第二节　研究结果

一、不同贴扎组在最大随意收缩下的肌力变化

由表 4-3 不同贴扎组最大随意收缩（MVC）状态下相对峰值力矩值的单因素方差分析结果显示，$F = 0.937$，$P = 0.525$，表明采用肌内效贴贴扎形状、方向和拉力的不同组合方式下，各组间相对峰值力矩值均无统计学显著差异（$P > 0.05$），与空白对照组相比，各种贴扎方式也无统计学显著差异（$P > 0.05$）。

表 4-3　不同贴扎组相对峰值力矩的单因素方差分析结果（最大随意收缩）

组别	相对峰值力矩（N·m）	组别	相对峰值力矩（N·m）
I 形 - 10% - 向心组	3.10 ± 0.72	Y 形 - 80% - 向心组	3.21 ± 0.45
I 形 - 50% - 向心组	2.50 ± 0.82	Y 形 - 10% - 离心组	3.21 ± 0.88
I 形 - 80% - 向心组	2.58 ± 0.56	Y 形 - 50% - 离心组	3.05 ± 0.68
I 形 - 10% - 离心组	2.73 ± 0.53	Y 形 - 80% - 离心组	2.85 ± 0.55
I 形 - 50% - 离心组	2.71 ± 0.84	I 形 - 安慰贴组	2.82 ± 0.69
I 形 - 80% - 离心组	2.79 ± 0.50	Y 形向心安慰贴组	2.97 ± 0.95
Y 形 - 10% - 向心组	2.86 ± 0.79	Y 形离心安慰贴组	2.84 ± 0.76
Y 形 - 50% - 向心组	3.01 ± 0.44	空白对照贴组	3.12 ± 0.66

注：单因素方差分析结果，$F = 0.937$，$P = 0.525$。

由表4-4析因设计单因变量方差分析结果可以看出，贴扎方向和贴扎拉力主效应无统计学差异（$P > 0.05$），贴扎形状主效应有统计学显著差异 $P < 0.05$（$P = 0.016$），通过进一步分析形状主效应显示，Y形的贴扎形状在相对峰值力矩值上优于I形贴扎。此外，本研究中，形状×方向、形状×拉力和方向×拉力的一级交互效应均无统计学差异（$P > 0.05$），肌内效贴的形状×方向×拉力的二级交互效应也无统计学差异（$P > 0.05$），表明相互因素之间无影响作用。

表4-4　不同贴扎组相对峰值力矩的析因分析结果（最大随意收缩）

变异来源	F 值	P
形状	6.047	0.016*
方向	0.012	0.913
拉力	0.584	0.559
形状×方向	0.001	0.980
形状×拉力	0.582	0.560
方向×拉力	0.231	0.794
形状×方向×拉力	2.441	0.092

注：析因设计单因变量方差分析结果，＊$P < 0.05$。

二、不同贴扎组在60°/s等速状态下的肌力变化

由表4-5单因素方差分析结果可以看出，在等速肌力测试的60°/s角速度下，肌内效贴各种贴扎形状、贴扎方向以及贴扎拉力的不同组合之间，在各组的相对平均峰值力矩、相对平均峰值功率和相对平均做功之间比较，均无统计学显著差异（$P > 0.05$），与空白对照组比较，各种贴扎方式也无统计学显著差异（$P > 0.05$）。

表4-5　不同贴扎组相对平均峰值力矩、相对平均峰值功率和

相对平均做功的单因素方差分析结果（60°/s）

组别	相对平均峰值力矩 （N·m/kg）	相对平均峰值功率 （W/kg）	相对平均做功 （T/kg）
I形-10%-向心组	1.47 ±0.73	1.82 ±0.55	1.87 ±0.58
I形-50%-向心组	1.63 ±1.71	1.70 ±0.56	1.89 ±0.78
I形-80%-向心组	1.71 ±0.25	1.78 ±0.26	1.79 ±0.40
I形-10%-离心组	1.74 ±0.56	1.82 ±0.59	1.88 ±0.56
I形-50%-离心组	1.61 ±0.25	1.68 ±0.26	1.67 ±0.27

组别	相对平均峰值力矩 （N·m/kg）	相对平均峰值功率 （W/kg）	相对平均做功 （T/kg）
I 形 – 80% – 离心组	1. 64 ± 0. 63	1. 71 ± 0. 66	1. 94 ± 0. 73
Y 形 – 10% – 向心组	1. 92 ± 0. 57	2. 01 ± 0. 59	2. 06 ± 0. 69
Y 形 – 50% – 向心组	2. 05 ± 0. 42	2. 14 ± 0. 44	2. 19 ± 0. 43
Y 形 – 80% – 向心组	1. 89 ± 0. 56	1. 98 ± 0. 59	2. 06 ± 0. 62
Y 形 – 10% – 离心组	2. 02 ± 0. 38	2. 11 ± 0. 40	2. 14 ± 0. 55
Y 形 – 50% – 离心组	1. 88 ± 0. 56	1. 96 ± 0. 62	1. 90 ± 0. 66
Y 形 – 80% – 离心组	1. 75 ± 0. 45	1. 83 ± 0. 48	2. 12 ± 0. 59
I 形 – 安慰贴组	1. 84 ± 0. 65	1. 93 ± 0. 68	2. 00 ± 0. 83
Y 形向心安慰贴组	2. 16 ± 0. 54	2. 27 ± 0. 57	2. 37 ± 0. 69
Y 形离心安慰贴组	1. 80 ± 0. 69	1. 88 ± 0. 73	2. 19 ± 0. 86
空白对照贴组	2. 08 ± 0. 43	2. 18 ± 0. 46	2. 32 ± 0. 48
F	1. 274	1. 059	0. 928
P	0. 226	0. 400	0. 535

表 4 – 6 析因分析结果显示，相对平均峰值力矩、相对平均峰值功率和相对平均做功三个指标在贴扎方向和拉力的主效应上无统计学差异（$P > 0.05$），但相对平均峰值力矩、相对平均峰值功率在贴扎形状主效应上有统计学非常显著差异 $P < 0.01$（$P = 0.003$，$P = 0.010$），相对平均做功在贴扎形状主效应上有统计学显著差异 $P < 0.05$（$P = 0.030$），对形状主效应进一步分析显示，Y 形贴扎形状在相对平均峰值力矩、相对平均峰值功率和相对平均做功值上优于 I 形贴扎。

表 4 – 6 不同贴扎组相对平均峰值力矩、相对平均峰值功率和相对平均做功的析因分析结果（60°/s）

变异来源	相对平均峰值力矩 （N·m/kg）		相对平均峰值功率 （W/kg）		相对平均做功 （T/kg）	
	F 值	P	F 值	P	F 值	P
形状	8. 992	0. 003 **	6. 941	0. 010 **	4. 839	0. 030 *
方向	0. 001	0. 972	0. 309	0. 580	0. 106	0. 746
拉力	0. 091	0. 913	0. 473	0. 624	0. 177	0. 838
形状×方向	0. 474	0. 493	0. 055	0. 815	0. 019	0. 891
形状×拉力	0. 506	0. 604	0. 377	0. 687	0. 018	0. 982

变异来源	相对平均峰值力矩 (N·m/kg)		相对平均峰值功率 (W/kg)		相对平均做功 (T/kg)	
	F 值	P	F 值	P	F 值	P
方向×拉力	1.012	0.367	0.298	0.743	1.064	0.349
形状×方向×拉力	0.022	0.978	0.162	0.851	0.65	0.937

注：析因设计单因变量方差分析结果，＊P＜0.05，＊＊P＜0.01。

形状×方向、形状×拉力和方向×拉力的一级交互效应均无统计学差异（P＞0.05），肌内效贴的形状×方向×拉力的二级交互效应也无统计学差异（P＞0.05），说明单一因素变化不受另一因素或另外两个因素的影响。

三、不同贴扎组在 120°/s 等速状态下的肌力变化

由表4-7单因素方差分析结果可以看出，在等速肌力测试120°/s角速度下，肌内效贴的贴扎形状、方向和拉力之间的组合，各组间相对平均峰值力矩、相对平均峰值功率和相对平均做功比较，均无统计学显著差异（P＞0.05），与空白对照组对比，各种贴扎方式也无统计学显著差异（P＞0.05）。

表4-7 不同贴扎组相对平均峰值力矩、相对平均峰值功率和
相对平均做功的单因素方差分析结果（120°/s）

组别	相对平均峰值力矩 (N·m/kg)	相对平均峰值功率 (W/kg)	相对平均做功 (T/kg)
Ⅰ形-10%-向心组	1.28±0.64	3.07±1.04	1.67±0.56
Ⅰ形-50%-向心组	1.45±0.47	3.03±1.00	1.77±0.67
Ⅰ形-80%-向心组	1.45±0.33	3.04±0.71	1.66±0.39
Ⅰ形-10%-离心组	1.64±0.37	3.44±0.77	1.87±0.36
Ⅰ形-50%-离心组	1.43±0.35	2.99±0.74	1.63±0.43
Ⅰ形-80%-离心组	1.52±0.49	3.18±1.04	1.90±0.59
Y形-10%-向心组	1.74±0.53	3.65±1.12	1.99±0.65
Y形-50%-向心组	1.90±0.38	3.99±0.81	2.17±0.41
Y形-80%-向心组	1.74±0.37	3.66±0.78	2.04±0.47
Y形-10%-离心组	1.82±0.34	3.82±0.72	2.04±0.46
Y形-50%-离心组	1.65±0.54	3.45±1.15	1.76±0.59

续表

组别	相对平均峰值力矩 （N·m/kg）	相对平均峰值功率 （W/kg）	相对平均做功 （T/kg）
Y形-80%-离心组	1.54±0.38	3.22±0.80	1.96±0.51
I形安慰贴组	1.62±0.49	3.39±1.03	1.84±0.65
Y形向心安慰贴组	1.76±0.47	3.69±0.99	2.05±0.61
Y形离心安慰贴组	1.51±0.48	3.15±1.03	1.98±0.63
空白对照贴组	1.93±0.39	4.05±0.82	2.23±0.48
F	1.661	1.422	1.094
P	0.65	0.144	0.367

表4-8析因分析结果显示，相对平均峰值力矩、相对平均峰值功率和相对平均做功三个指标在贴扎方向和贴扎拉力的主效应上无统计学差异（P＞0.05），但相对平均峰值力矩、相对平均峰值功率在贴扎形状主效应上有统计学非常显著差异P＜0.01（P=0.001，P=0.003），相对平均做功在贴扎形状主效应上有统计学显著差异P＜0.05（P=0.013），形状主效应进一步分析显示，Y形贴扎形状在相对平均峰值力矩、相对平均峰值功率和相对平均做功值上优于I形贴扎；形状×方向、形状×拉力以及方向×拉力的一级交互效应均无统计学差异（P＞0.05），肌内效贴的形状×方向×拉力的二级交互效应也无统计学差异（P＞0.05）。

表4-8 不同贴扎组相对平均峰值力矩、相对平均峰值功率和
相对平均做功的析因分析结果（120°/s）

变异来源	相对平均峰值力矩 （N·m/kg）		相对平均峰值功率 （W/kg）		相对平均做功 （T/kg）	
	F值	P	F值	P	F值	P
形状	11.01	0.001**	9.294	0.003**	6.413	0.013*
方向	0.003	0.953	0.116	0.734	0.065	0.800
拉力	0.188	0.829	0.598	0.552	0.174	0.840
形状×方向	2.656	0.106	1.650	0.202	1.668	0.199
形状×拉力	0.515	0.599	0.435	0.649	0.016	0.984
方向×拉力	1.826	0.166	1.019	0.364	1.768	0.176
形状×方向×拉力	0.007	0.993	0.127	0.881	0.065	0.937

注：析因设计单因变量方差分析结果，*P＜0.05，**P＜0.01。

四、不同贴扎组在 180°/s 等速状态下的肌力变化

由表 4 - 9 单因素方差分析结果可以看出，等速肌力测试 180°/s 角速度下，肌内效贴的贴扎形状、方向和拉力的组合，各组间相对平均峰值力矩、相对平均峰值功率和相对平均做功比较，均无统计学显著差异（$P > 0.05$），与空白对照组对比，各种贴扎方式也无统计学显著差异（$P > 0.05$）。

表 4 - 9　不同贴扎组相对平均峰值力矩、相对平均峰值功率和
相对平均做功的单因素方差分析结果（180°/s）

组别	相对平均峰值力矩 （N·m/kg）	相对平均峰值功率 （W/kg）	相对平均做功 （T/kg）
I 形 - 10% - 向心组	1.09 ± 0.49	3.89 ± 1.07	1.41 ± 0.41
I 形 - 50% - 向心组	1.19 ± 0.31	3.71 ± 0.99	1.41 ± 0.42
I 形 - 80% - 向心组	1.27 ± 0.21	3.92 ± 0.75	1.39 ± 0.30
I 形 - 10% - 离心组	1.42 ± 0.31	4.44 ± 0.99	1.59 ± 0.31
I 形 - 50% - 离心组	1.20 ± 0.24	3.72 ± 0.79	1.33 ± 0.35
I 形 - 80% - 离心组	1.19 ± 0.38	3.74 ± 1.22	1.48 ± 0.48
Y 形 - 10% - 向心组	1.30 ± 0.35	4.06 ± 1.13	1.47 ± 0.45
Y 形 - 50% - 向心组	1.46 ± 0.37	4.57 ± 1.16	1.63 ± 0.38
Y 形 - 80% - 向心组	1.44 ± 0.30	4.50 ± 0.97	1.68 ± 0.39
Y 形 - 10% - 离心组	1.43 ± 0.24	4.48 ± 0.80	1.59 ± 0.40
Y 形 - 50% - 离心组	1.35 ± 0.32	4.22 ± 1.01	1.44 ± 0.36
Y 形 - 80% - 离心组	1.17 ± 0.28	3.65 ± 0.89	1.44 ± 0.37
I 形安慰贴组	1.19 ± 0.43	3.73 ± 1.36	1.35 ± 0.54
Y 形向心安慰贴组	1.37 ± 0.25	4.27 ± 0.80	1.53 ± 0.39
Y 形离心安慰贴组	1.22 ± 0.40	3.82 ± 1.26	1.58 ± 0.58
空白对照贴组	1.45 ± 0.25	4.55 ± 0.84	1.71 ± 0.37
F	1.313	1.151	0.782
P	0.202	0.318	0.696

表 4 - 10 析因分析结果显示，相对平均峰值功率和相对平均做功两个指标在贴扎形状、方向和拉力的主效应上均无统计学差异（$P > 0.05$）；而相对平均峰值力矩指标在贴扎方向和拉力的主效应上无统计学差异（$P > 0.05$），在贴扎形

状主效应上有统计学显著差异 $P < 0.05$ （$P = 0.029$），对形状主效应进一步的分析显示，Y 形贴扎形状在相对平均峰值力矩值上优于 I 形贴扎。

表 4 - 10　不同贴扎组相对平均峰值力矩、相对平均峰值功率和相对平均做功的析因分析结果 （180°/s）

变异来源	相对平均峰值力矩 （N·m/kg）		相对平均峰值功率 （W/kg）		相对平均做功 （T/kg）	
	F 值	P	F 值	P	F 值	P
形状	4.927	0.029*	3.585	0.061	2.304	0.132
方向	0.001	0.976	0.145	0.704	0.084	0.772
拉力	0.196	0.822	0.721	0.489	0.261	0.770
形状×方向	1.970	0.163	1.141	0.288	1.389	0.241
形状×拉力	0.474	0.624	0.911	0.405	0.313	0.732
方向×拉力	3.774	0.026*	2.588	0.080	1.477	0.233
形状×方向×拉力	0.050	0.952	0.195	0.823	0.301	0.741

注：析因设计单因变量方差分析结果，* $P < 0.05$。

　　此外，相对平均峰值力矩指标上，贴扎方向×拉力有一级交互效应 $P < 0.05$（$F = 3.774$，$P = 0.026$）。进一步简单效应分析（表 4 - 11）结果显示，在拉力 10% 水平上，向心和离心贴扎之间存在统计学显著差异 $P < 0.05$（$P = 0.033$），离心方向贴扎的相对平均峰值力矩高于向心方向贴扎；在离心方向水平上，拉力 10% 和 80% 贴扎之间，存在统计学显著差异 $P < 0.05$（$P = 0.022$），10% 贴扎拉力的相对平均峰值力矩高于 80% 拉力。其他一级交互效应均无统计学差异（$P > 0.05$），肌内效贴形状×方向×拉力的二级交互效应也无统计学差异（$P > 0.05$）。

表 4 - 11　不同贴扎组平均峰值力矩的简单效应分析结果 （180°/s）

形状	方向	拉力		
		10%	50%	80%
I 形	向心	1.09 ± 0.49	1.19 ± 0.31	1.27 ± 0.21
	离心	1.42 ± 0.31*◇	1.20 ± 0.24	1.19 ± 0.38
Y 形	向心	1.30 ± 0.35	1.46 ± 0.37	1.44 ± 0.30
	离心	1.43 ± 0.24*◇	1.35 ± 0.32	1.17 ± 0.28

注：方向×拉力有交互效应，进一步简单效应分析结果，在离心方向拉力 10% 与 80% 之间有统计学显著差异 * $P < 0.05$（$P = 0.022$）；在拉力 10% 向心和离心方向之间有统计学显著差异◇$P < 0.05$（$P = 0.033$）。

第三节　讨论与分析

肌内效贴贴扎技术是 20 世纪 70 年代由日本按摩师加濑建造博士所创立的，肌内效贴本身是一种薄而富有弹性的棉质布带，没有药性，主要功效来自自身具有的弹性拉力设计，利用肌内效贴的纯物理因素，发挥改善循环、减轻水肿、减少炎症反应、降低疼痛，以及支持、训练和放松软组织等功能。在运动实践中，肌内效贴对肌肉功能的作用影响尤其引人关注。肌内效贴发明人加濑建造提出，肌内效贴贴扎的功效之一是改善肌肉功能，通过肌内效贴自身具有的弹性回缩作用改变肌肉收缩时的长度—张力关系，进而通过不同的贴扎手法起到增强（促进）或减弱（抑制）肌肉功能活动的作用。肌内效贴不管是应用在康复医学领域还是运动医学领域，其使用的基本贴扎方法中，常用的贴扎方向大致分为两个，一是离心方向，即肌内效贴从肌肉的止点向起点方向上贴扎，对肌肉功能活动产生抑制效应，可用于急性过度使用或者拉伸的肌肉，发挥缓解和放松肌肉疲劳的作用；二是向心方向，即肌内效贴从肌肉的起点向止点方向上贴扎，对肌肉功能活动产生促进作用，发挥肌内效贴提高肌肉力量的作用功效。造成作用差异的机制被认为是，当肌内效贴从贴扎点到肌肉起点，其回缩作用通过拉伸位于肌肉远端的高尔基氏腱器官来诱导运动神经元的抑制，而将肌内效贴从贴扎点到肌肉的止点端可促进肌梭反射性收缩并诱导肌肉增强，这种现象的可能机制是基于早期的神经学研究，即已知皮肤传入神经可以差异性地改变慢运动单位和快运动单位的兴奋性，并调节本体感受性反射回路的活动。

一、肌内效贴对肌肉力量的影响

现阶段肌内效贴在体育运动领域的应用上，人们对其能否改善和提高骨骼肌的力量是非常感兴趣的，也开展了大量的研究，研究在涉及人体的肌肉方面，大多采用上肢的肘屈肌和腕屈肌，下肢多以股四头肌为研究对象；在肌内效贴影响肌力的作用时效上，研究多集中在即刻效应上。默里等人对前交叉韧带恢复的患者在其大腿前面贴扎肌内效贴后，发现患者自我感觉肌肉收缩时更为有力。研究也发现，在下肢骨骼肌上贴扎肌内效贴可改善肌肉的收缩功能，提高肌肉的力量和爆发力，肌内效贴也可提高上肢握力和肘关节的向心峰值力矩。在肌内效贴对肌肉力量的持续作用方面，有研究发现，贴扎肌内效贴 1h 后的最大指捏力，以及贴扎 30min 和 1h 后的最大握力值均有改善。伦布罗索研究也发现，在小腿腓肠肌上贴扎肌内效贴后即刻以及 2 天后，出现峰值力量显著性增加现象，而在大腿腘绳肌贴扎肌内效贴后，没有显示峰值力量增加的即刻效应，2 天后峰值力量出现显著性增加。虽然一些临床研究证明，肌内效贴可以增加肌肉活动，诱导肌肉峰值力矩的早期发生以及肌肉功能表现增强。但是，肌内效贴的作用机制仍然未知。有关肌内效贴对肌肉力量增加的作用机理，有人认为可能是在肌肉力量上产生一种微弱的即时增加，通过肌内效贴产生的同轴拉力，而达到促进肌肉收缩功能增加的效应；也有假设认为，贴扎肌内效贴后可以促进肌肉活动的原因是改善了肌肉结构，因而有助于肌肉力量的少量增加。还有研究认为，肌内效贴的治疗效果可能是由于中枢和外周神经系统中皮肤传入刺激和运动单位放电之间的相互作用，表现为周围神经刺激增加促进了运动皮层的兴奋性。此外，也有人认为，运动神经元阈值的降低可能由皮肤刺激引起，从而更容易募集运动单位，引起骨骼肌功能表现的改善。

虽然一些研究发现肌内效贴对肌肉力量具有增强的作用效应，但这一结论尚未得到广泛认可，许多研究不支持肌内效贴提高肌肉力量这一观点。福拉迪等人对健康运动员进行的研究显示，贴扎肌内效贴后即刻和贴扎 12h 后与无贴扎状态比较，大腿前侧肌肉产生的肌力没有改变。此外，在围绕上肢握力、躯干伸肌、腹直肌、踝关节活动肌群，以及足底屈肌等力量—速度参数变化方面的研究中，也未得出有关肌内效贴提高肌肉力量的研究结论。乔波等人筛选了 19 篇肌内效贴对肌力影响的研究文献，虽然观察到个体效应大小的显著性变化，但总体群体效应表明，贴扎肌内效贴对增加肌肉力量没有影响，或者仅有微不足道的影响，可以忽略不计，分析的结果也未显示出肌群间存在差异性，研究者认为肌内效贴可能具有一定的临床疗效，但对健康受试者的肌力并没有促进作用。由此可见，在肌内效贴是否可以提高肌肉力量上，以往的研究结果并不一致，未形成统一的看法，甚至在针对同一个部位的肌肉研究结果上也存在着矛盾。出现上述研究差异的原因，可能与试验的设计、肌内效贴的贴扎方式，以及受试者的心理状态等有关。因此，肌内效贴能否提高肌肉力量，尤其是在肌内效贴影响肌肉力量的长时间效应上，需要在保证研究方法可靠性的基础上作进一步的探讨。

为全面了解不同角速度状态下的肌肉功能活动变化情况，本研究采用了四种状态进行等速肌力的测试。首先测定了肌肉在最大随意等长收缩（MVIC）状态下的肌肉峰值功率值，该测试结果反映的是整个关节活动中骨骼肌收缩产生的最大力矩值，通常将其看作代表肌肉或肌群的最大肌力，是等速肌力测试中的"黄金指标"和参考值，也是其他等速测试指标的基础。此外，本研究选择了三种角速度对相对平均峰值力矩、相对平均峰值功率和相对平均做功进行测定和评价，不同角速度对肌肉工作能力的评价均不相同，测定的结果也不一样。等速肌力测试时，要求受试者作最大力量收缩，其力矩值的大小取决于肌纤维被募集数量的多少。收缩的角速度为60°/s时，Ⅰ型肌纤维的募集率较高，测定的结果可反映出肌肉在关节范围内的最大力量，体现的是肌肉的绝对力量；收缩的角速度为120°/s时，以Ⅱ型肌纤维的募集为主，测定结果反映了专项力量，可评价肌肉的速度性力量。一般认为，测定最大肌力和分析力矩曲线形态的60°/s慢速或120°/s中速测试所需重复次数为4~6次，而测定肌肉耐力采用的180°/s的快速等速肌力测试，测试的重复次数一般为25次或30次。但本研究结果也未显示出肌内效贴的不同贴扎方式对180°/s时肌肉工作能力影响的差异性，出现上述现象的原因，可能与研究中采用的肌肉工作次数较少和运动时间较短有关。此外，从测试结果可以看出，相对平均峰值力矩在等速运动的不同角速度下，随角速度的增加呈现出下降的变化特点，其中，60°/s慢速状态下测定值最高，获得的数值为关节运动中的最大肌力。相对平均峰值功率在等速运动的不同角速度下，随角速度的增加呈现出上升的变化特点，三种角速度下180°/s测得的值最高，说明随着角速度增大，运动阻力降低，肌肉可在关节范围内快速完成运动，峰值功率值明显增加，单位时间内肌肉做功能力提高。相对平均做功在等速运动的不同角速度下，随角速度的增加呈现出下降的变化特点，反映出肌肉整体做功的平均能力下降，三种角速度下180°/s测得的值最低。

二、不同贴扎方式对股四头肌等速肌力的影响

已有的研究结果尚不明确在骨骼肌收缩中，肌内效贴贴扎在什么方向上可发挥有效作用。一般认为，肌肉活动减少可能暗示肌内效贴发挥着支撑作用，使肌肉工作更有效率，增加可能反映出是一种易化作用和提高肌肉功能。以往一些研究认为，肌内效贴的不同贴扎方式对肌肉活动能力有影响作用，其中有研究证实了肌内效贴的促进作用，也有研究证实了肌内效贴的抑制作用，梅兰诺在铁人三项比赛研究中发现，运动员比赛期间小腿以"Ⅰ"形放松贴扎肌内效贴可以预防运动员在比赛期间发生小腿肌肉组织痉挛，该研究也支持肌内效贴的抑制性贴扎效应。然而，一些研究认为不同贴扎方法对健康群体的肌力没有影响，也未提供肌内效贴贴扎方式有益作用效果的科学证据。这些研究不支持加濑建造声称的通过促进或抑制技术调节肌肉活动和产生力的功能，他们认为健康受试者肌内效贴的不同应用技术之间无明显的促进和抑制作用，肌内效贴用于肌肉活动的促进或

抑制临床应用效应可能被夸大。基于上述的大量研究可以看出，以往肌内效贴影响肌肉力量的研究中大多采用加濑建造提出的贴扎方法进行干预，而鲜少针对肌内效贴的不同形状、方向和拉力对肌力影响的综合性系统研究。因此，本研究设计综合考虑了肌内效贴在实践中已有的贴扎方法，对肌内效贴的贴布形状、方向和拉力进行了多种组合，采用单因素方差分析和析因设计对不同贴扎方式进行了比较。

本研究提出的假设认为，肌内效贴的不同形状、方向和拉力的不同组合对肌肉力量会产生不同的影响。但从本研究的单因素方差分析结果可以看出，无论肌内效贴的贴扎形状、方向和拉力之间如何组合，各组之间包括与对照组比较，相对峰值力矩值均无统计学显著差异，说明肌内效贴的贴扎无论何种参数（形状、方向、拉力）的改变均不会造成健康青年人肌肉力量的改变，也包括采用普通贴布贴扎状态。本研究结果与以往研究的关于肌内效贴的促进贴扎和抑制贴扎对健康人股四头肌最大力量没有影响的结果相似，本试验结果不支持使用肌内效贴来改变健康人群最大肌肉力量。以往研究认为，肌内效贴在皮肤上的贴扎可提供明显的触觉输入，而这种触觉输入通过改变中枢神经系统的兴奋性与运动控制相互作用，但本研究中观察到的阴性结果可由以下事实来解释，肌内效贴贴扎产生的触觉输入可能不足以达到调节健康青年人的肌肉力量。本研究结果也表明，在运动实践中，如果单纯为了提高肌肉的工作能力而贴扎肌内效贴，从其作用效应上来看可能作用不大，但不排除其可能的安慰剂效应。普思等人的研究认为，肌内效贴不会使健康青年人产生更高的峰值力矩和总做功量，也不会缩短达到峰值力矩的时间，认为以往肌内效贴研究的阳性结果可能归因于安慰剂效应。

此外，为了比较在不同等速运动（60°/s、120°/s 和 180°/s）状态下股四头肌的肌力变化情况，本研究也对三种速度下的等速肌力进行了测试，结果显示，无论肌内效贴的贴扎形状、方向和拉力之间如何组合，各组间的相对平均峰值力矩、相对平均峰值功率和相对平均做功值比较，均无统计学显著差异，与本研究的最大随意等长收缩状态下的相对峰值力矩得出的结果是相一致的。在这方面也与奥斯卡等人研究得出在三种等速测试角速度（60°/s、120°/s 和 180°/s）状态下，贴扎肌内效贴不改变股四头肌最大峰值力矩和总做功量的结论相一致。上述研究结果显示，虽然肌内效贴的不同贴扎方式对股四头肌肌力的即刻效应和短时间运动均没有影响，但同时也未显示出给肌肉力量造成任何负面影响。

三、不同贴扎方式对股四头肌等速肌力影响的析因分析

由于肌内效贴贴扎时存在着贴扎形状、方向和拉力的诸多组合方式，不同组

合可能会对肌肉功能活动造成不同的影响效果。本研究采用了 $2 \times 2 \times 3$ 析因设计，对肌内效贴的两种形状、两个方向以及三种拉力进行了单因变量方差分析。结果显示，在最大随意等长收缩以及 $60°/s$、$120°/s$ 和 $180°/s$ 三种角速度下，等速肌力测试的相对峰值力矩、相对平均峰值力矩、相对平均峰值功率和相对平均做功结果显示，贴扎方向和拉力主效应均无统计学差异，说明无论贴扎的方向是向心（促进）还是离心（抑制），均不能对肌力、功率和做功产生影响。但本研究结果也显示，在肌内效贴贴扎形状上，除了 $180°/s$ 角速度下相对平均峰值功率、相对平均做功无主效应差异外，其他测试状态下相对峰值力矩、相对平均峰值力矩、相对平均峰值功率和相对平均做功的形状主效应均有统计学显著差异，说明肌内效贴的 I 形和 Y 形两种形状贴布对肌力的影响存在差异，通过对主效应进一步分析显示，Y 形贴扎对肌力的影响高于 I 形贴扎。该结果提示，运动实践中，在影响肌肉功能活动上应优先考虑 Y 形贴扎方式。Y 形贴扎形状优于 I 形贴扎，可能与其对肌肉影响范围更大有关，I 形贴扎是一条肌内效贴完整贴扎到相应部位，两端均不剪开，而 Y 形贴扎是将贴布一端剪开，另一端保持原样，贴扎到相应部位后会产生两个分力，对机体的刺激作用可能大于 I 形贴扎。在 $180°/s$ 角速度下，相对平均峰值功率和相对平均做功两个指标在贴扎形状、方向和拉力的主效应上均无统计学差异，可能与肌肉工作负荷强度的降低，不需要肌肉动员更多的肌纤维参与收缩有关，本来肌内效贴对肌肉的作用效应就比较有限，在肌肉工作负荷较低的情况下，肌内效贴对其影响的效应就更难体现出来。

莱莫斯等人从肌内效贴贴扎的方向和拉力两个方面进行研究，结果显示，肌内效贴贴扎可以改变肌电图活动，并且受肌内效贴的拉力影响，尤其是低拉力（0% 或者 10% 拉力），但在肌内效贴贴扎方向上未显示出显著结果，认为是因为肌电图活动在两种贴扎方向上都增加，不能将 0% 拉力的肌内效贴贴扎看作安慰剂。张晓昀等人研究显示，不同拉力的肌内效贴在贴扎前后有显著的交互效应，在拉力为 0% 或 10% 的条件下，腓肠肌外侧肌电图活动明显减少，因此认为肌内效贴的最佳贴扎拉力为 0% ~10% 张力。本研究表明，在等速运动 $180°/s$ 下显示出贴扎方向×拉力之间的交互效应有统计学意义，说明贴扎方向和拉力之间会随着另一因素的改变而改变，通过对贴扎方向和拉力的进一步简单效应分析可以看出，只有在拉力 10% 的水平上，向心和离心贴扎之间存在统计学显著差异，离心方向贴扎的相对平均峰值力矩高于向心方向贴扎；在离心方向水平上，拉力 10% 和 80% 贴扎之间存在统计学显著差异，10% 贴扎拉力的相对平均峰值力矩高于 80% 拉力。上述研究结果表明，肌内效贴贴扎采用离心方向 10% 的拉力，对肌力影响最明显，表现出肌力最大。过大拉力并不会对肌肉造成更好影响的原因可能在于，一方面，拉力过大会导致的皮肤牵拉感强烈，人体会有不适感觉；另一方面，拉力过大可能会造成收缩肌肉的力学变化，进而影响了肌肉力量的发挥。除上述等速运动 180°/s 下，贴扎方向×拉力之间存在交互效应外，其他状态下的贴扎形态、方向和拉力之间的一级交互效应均无统计学差异，三者之间的二级交互效应也无统计差异。肌内效贴的发明人加濑建造认为，通过不同的贴扎手法可起到增强（促进）或减弱（抑制）肌肉功能活动的作用。其中，肌内效贴从肌肉的止点向起点方向上的离心贴扎，对肌肉功能活动产生抑制效应，可用于急性过度使用或者拉伸的肌肉，发挥缓解和放松肌肉疲劳的作用；肌内效贴从肌肉的起点向止点方向上的向心贴扎，对肌肉功能活动产生促进作用，发挥肌内效贴提高肌肉力量的作用功效。而本研究结果发现，在对肌力的影响上，离心贴扎优于向心贴扎，这与以往人们所认知的结果是矛盾的。究其原因，本研究认为采用离心贴扎方向，其贴扎的锚点是在肌肉收缩的远端，贴扎的尾在肌肉收缩的近端，这样就给肌肉的向心收缩产生一定的加固作用，肌肉收缩时远端的自由度较大，其稳定性会影响肌肉的发力状态，采用离心贴扎无形中起到对肌肉收缩远端的加固作用，降低了肌肉收缩时的分力，进而使肌肉收缩时可以产生更加集中的合力，有助于提升肌肉的力量。

通过上述对研究结果的分析显示，肌内效贴的贴扎形状、方向和拉力的不同组合并不能改变肌肉的力量。但从作用的主效应和交互效应结果可以得出，不同贴扎形状对肌肉力量会产生不同的作用效应。在运动实践中，采用肌内效贴改善肌肉功能时，应该考虑肌内效贴的贴扎形状。在肌肉快速收缩状态下，肌内效贴的贴扎方向×拉力之间存在交互效应，说明在使用肌内效贴时要注意贴扎方向与拉力的合理搭配，并结合 Y 形贴扎作用的优势。本研究只是在不同的贴扎组合方式下，针对肌内效贴对股四头肌的即刻效应和不同角速度下肌肉力量的影响进行了研究，并未对长时间贴扎肌内效贴后是否会对肌力产生影响进行探讨，有关这方面需要作更进一步的研究。

第四节　本章小结

一、肌内效贴对肌肉收缩功能的影响

第一，肌内效贴不同贴扎方式对最大随意等长收缩的相对峰值力矩没有影响。

第二，在等速运动 60°/s、120°/s 和 180°/s 状态下，肌内效贴不同贴扎方式对肌肉的相对平均峰值力矩、相对平均峰值功率和相对平均做功没有影响。

第三，肌内效贴对健康青年人的等速肌力无影响作用，但贴扎也不会给肌肉收缩功能带来负面影响。

二、不同贴扎方式对肌力影响的祈因分析

第一，等速运动 60°/s、120°/s 状态下，肌内效贴不同贴扎方向或拉力对肌肉的相对平均峰值力矩、相对平均峰值功率和相对平均做功没有影响，肌内效贴的不同贴扎形状对肌肉的相对峰值力矩、相对平均峰值力矩、相对平均峰值功率和相对平均做功有影响，肌内效贴的 Y 形贴扎形状对肌力提高效应优于 I 形贴扎。

第二，等速运动 180°/s 状态下，肌内效贴不同贴扎方向或拉力对肌肉的相对平均峰值力矩、相对平均峰值功率和相对平均做功没有影响，贴扎形状对肌肉的相对平均峰值力矩有影响，肌内效贴的 Y 形贴扎形状优于 I 形贴扎。

第三，肌内效贴的贴扎方向和拉力之间存在交互效应，肌内效贴贴扎在离心方向 10% 的拉力状态下表现最优，对肌力促进最明显。

第五章　贴扎肌内效贴对延迟性肌肉酸痛的影响

延迟性肌肉酸痛是一种在运动实践中较为常见的肌肉功能障碍现象，常由不习惯或高强度的离心运动导致。其症状表现在触诊肌肉有触痛或僵硬，伴随肌肉肿胀、酸痛，可引起关节运动范围、肌肉力量以及肌肉活动能力等的下降。症状通常会在运动后 12～24h 内出现，运动后 24～72h 达到最高峰，并持续 5～7 天才会完全恢复。延迟性肌肉酸痛的发生，不仅影响运动员的运动训练和机能恢复，而且会增加继发性损伤的风险。虽然延迟性肌肉酸痛的发生率高，但产生机制、治疗策略以及对运动表现的影响迄今仍然不确定。目前，对延迟性肌肉酸痛治疗多采用药物、冷热疗、理疗、针灸和推拿等方法。肌内效贴是一种具有辅助治疗运动损伤的弹性贴布，已被广泛应用于运动医学和康复医学领域。延迟性肌肉酸痛发生后，典型的症状是肌肉酸痛、肌力降低，甚至伴随肌肉的肿胀和关节活动度下降，而以往研究证实了肌内效贴对软组织损伤后的疼痛、肿胀，以及消除肌肉疲劳等方面具有治疗功效，加之肌内效贴使用方便、贴扎简单，贴扎后可以连续多天使用，可保持较长时间贴扎在损伤部位发挥作用，在运动中贴扎的肌内效贴又不会给肌肉的活动造成不必要的干扰。因此，鉴于目前尚不清楚肌内效贴对降低延迟性肌肉酸痛的发生、缓解酸痛症状以及加快延迟性肌肉酸痛的恢复是否具有作用功效，本研究部分尝试探讨肌内效贴对改善运动导致的延迟性肌肉酸痛后肌肉疼痛、肿胀、关节活动度下降、肌电图、肌肉力量降低，以及关节本体感觉能力损失等方面的作用功效。

第一节　研究对象与方法

一、受试对象

招募上海体育学院运动科学学院健康男性大学生为受试对象，试验设计将受试者分为 5 组，采用 G*Power 样本量统计软件，按照重复测量方差分析组间组内比较的计算方法，重复测量次数为 6 次，根据文献以及前期预试验的结果，将计算的效应量定位在中等0.25，显著性水平 $\alpha = 0.05$，$POWER = 0.95$，计算本试验研究所需样本量为50人，最终完成试验的人数为40人。

本研究受试者均为身体健康的青年人，在探讨干预手段治疗延迟性肌肉酸痛前，需要对受试者进行延迟性肌肉酸痛建模，由于建模中有可能带来一定的风险，以及建模后导致受试者肌肉出现酸痛，伴随有骨骼肌的微损伤，会影响受试者日常肌肉功能活动。因此，本研究试验设计通过上海体育学院科学研究伦理委员会的审批并接受监督。在研究开始之前，受试者被告知试验方案和要求，并签署知情同意书。本试验受试者40人，被随机分成5组，每组8人，选取右侧下肢的股直肌、股内侧肌和股外侧肌为试验研究对象。

纳入标准：①健康非体育专业男性大学生和进行健康筛查测试；②受试者自愿参加试验并签署知情同意书（参照附录2）；③18 岁≤年龄≤25 岁；④18.5kg/m² ≤体重指数（BMI）≤24kg/m²；⑤一般体格检查正常，无心血管疾病史，无运动系统损伤史；⑥试验前一周受试者肌肉无运动性疲劳；⑦试验前一周和测试周期内受试者不参加其他体育活动，恢复期不接受试验规定之外的其他干预措施。

排除标准：①受试者依从性差；②运动试验过程中，受试者自动放弃参加试验；③没有按照规范要求接受干预者或者自行进行其他干预方法者。

脱落标准：①受试者依从性差；②未能完成试验建模过程；③未能按照试验计划完成全部内容的测试；④试验前一周和测试周期内参加其他体育活动；⑤恢复期接受规定之外的其他干预措施。

二、试验分组与设计

本研究采用随机、单盲、对照试验设计。根据干预方法不同将受试者分为5组，包括建模后贴扎肌内效贴组、建模前后均贴扎肌内效贴组、热贴组（贴扎暖宝宝）、安慰贴组（贴扎无弹性贴布）和对照组（建模后恢复期无任何处理）。在试验过程中，采用单盲法，随机抽组进行测试，各组间不同时进行干预和测试，组间受试者互不照面，避免由于同时进行试验可能造成对受试者心理产生作用而影响试验结果。通过相同的运动建模程序诱发下肢股四头肌产生延迟性肌肉酸痛，在运动建模前后对各组采取不同的干预处理方法，对照组无任何干预处理。以所有受试者运动建模前1天的测定值为基线值，随后分别在建模后即刻，建模后24h、48h、72h和96h各时间点进行指标测定，每位受试者参加各时间点的试验测试，共计6次，选取受试者右下肢为指标测试部位。受试者基本情况及分组如表5－1所示。

表 5 – 1　受试者基本情况及分组 ($\bar{x} \pm s$)

组别	人数	年龄	身高 （cm）	体重 （kg）
热贴组	8	22.2 ± 2.1	175.8 ± 4.8	72.5 ± 6.6
安慰贴组	8	20.6 ± 1.3	176.8 ± 8.7	70.5 ± 11.7
建模后贴扎肌内效贴组	8	21.0 ± 1.1	178.0 ± 6.6	70.8 ± 8.1
建模前后均贴扎肌内效贴组	8	20.5 ± 0.9	176.6 ± 4.3	68.6 ± 8.1
对照组	8	21.6 ± 1.8	177.5 ± 3.8	73.5 ± 9.0

注：各组基本情况经统计学处理，组间差异无统计学意义 ($P > 0.05$)。

三、运动建模方法

本研究参照以往诱导延迟性肌肉酸痛的运动建模方法，受试者在完成准备活动之后，采取每组 15 次行进间全蹲蛙跳加 30 次原地负重（10kg）半蹲跳的离心运动负荷方式，共完成 10 组负荷，蛙跳和负重跳之间休息 2min，组间间歇时间 2min，运动总持续时间 50 ~ 60min。以受试者运动建模后 24h 是否出现肌肉酸痛、僵硬、肌力降低和功能障碍，以及血清肌酸激酶活性变化等作为判断运动建模是否成功的依据。运动建模地点为上海体育学院运动科学学院运动生物力学实验大厅。

四、干预贴扎方法

1. 肌内效贴贴法

贴扎材料：Kindmax sports therapy tape 肌内效贴（南京斯瑞奇医疗用品有限公司），规格 5cm × 5m。

贴扎方法：受试者取坐位，两侧下肢膝关节保持 90°弯曲，在两侧大腿的股四头肌的皮肤表面贴扎。肌内效贴组使用 Kindmax sports therapy tape 贴布，贴布形状为 I 形，自然拉力（原始长度的 110%），采取放松贴法。根据受试者大腿的长度，剪切三条肌内效贴，肌内效贴的起始点是胫骨粗隆，三条肌内效贴向上跨过膝关节分别止于大腿的股内侧肌、股直肌和股外侧肌的肌肉起点端，贴布的起始 5cm 作为锚点无拉伸，锚点和终点之间部分被拉伸 110%，在贴扎的尾点部位 5cm 无拉伸。建模前后均贴扎肌内效贴组（BG 组）在运动建模前贴扎，建模后贴扎肌内效贴组（AG 组）在运动建模后贴扎，各组在每天测试指标前取下，待各项指标测试结束后，更换新的贴布重新进行贴扎。肌内效贴在第一次贴扎后，如无特殊情况（如皮肤过敏、贴布脱落等），每天更换 1 次，连续 4 天，在两次贴敷间将贴扎处清洗干净，让皮肤间隔 1～2h 后再行贴扎，每次贴扎均由受过专业训练的人员完成（图 5－1）。

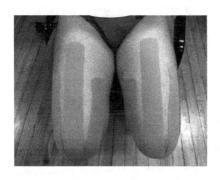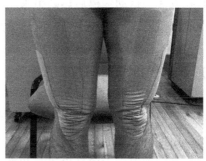

图 5－1　肌内效贴的贴法

2. 安慰贴法

贴扎材料：普通纯棉无弹性贴布（南京斯瑞奇医疗用品有限公司），规格 5cm×5m。

贴扎方法：贴扎姿势与肌内效贴相同，采用棉质无弹性贴布，形状为 I 形，贴扎部位与肌内效贴相同，起点为膝关节上边，不通过膝关节（安慰贴布无弹性，跨过膝关节会影响关节活动，运动建模时也易发生脱落），止点与肌内效贴相同（图 5－2）。

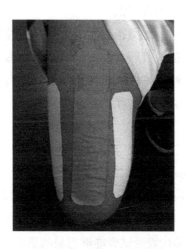

图 5－2　安慰贴布贴法

3. 热贴法

贴扎材料：暖宝宝肩颈用热力轻松贴（上海小林日化有限公司制造），规格：290mm×90mm/片。

贴扎方法：运动建模后热贴组采用干热物理疗法，将暖宝宝肩颈用热力轻松贴贴在股四头肌表面皮肤上进行温热治疗，每次8h，每天1次，持续4次。

五、测试指标及方法

本研究根据以往延迟性肌肉酸痛研究中涉及的测试指标，以及延迟性肌肉酸痛发生时出现的体征变化，共选择了以下6类指标进行测定和评价：

第一类，主观疼痛感觉指标。此类指标用于评价延迟性肌肉酸痛后的疼痛状况，包括视觉模拟评分、六级主观疼痛感觉评分和压痛阈（初痛阈和最大痛阈）。

第二类，血液指标。此类指标用于从血液水平分析延迟性肌肉酸痛的变化状况，包括反映肌组织损伤指标（肌酸激酶、乳酸脱氢酶）、反映应激反应程度指标（皮质醇）、反映组织炎症反应指标（白细胞介素-6）、反映致痛因子指标（P物质）、反映内源性镇痛物质指标（β-内啡肽），以及反映机体代谢与延迟性肌肉酸痛诱发因素关系的指标（血乳酸）。

第三类，肌力指标。此类指标用于评价肌肉的功能活动状态变化，测试指标为等速肌力的等长峰值力矩。

第四类，肌电图指标。此类指标用于评价肌肉功能活动中生物电信号的变化状况，测试指标为肌电图的均方根值。

第五类，本体感觉指标。此类指标用于评价延迟性肌肉酸痛对关节本体感觉的影响状况，测试指标包括关节屈曲和伸展状态下的感知变动角度。

第六类，肿胀指标。此类指标用于评价延迟性肌肉酸痛对肢体造成的组织水肿状况，包括大腿围度和关节活动度。

1. 疼痛主观感觉

（1）视觉模拟评分法

视觉模拟评分法（Visual analogue scale，VAS）采用中华医学会疼痛医学会监制的视觉模拟评分卡（图5-3），该尺的正面有一条横线和可以移动的标尺，其中一端代表无痛，另一端代表受试者能够想象的最剧烈的疼痛，使用时受试者移动标尺定于主观认为的自己疼痛强度的位置，通过该尺反面的NRS读数，可确定视觉模拟评分数值，该数值为疼痛强度评分，数值越大，表示疼痛强度越大。

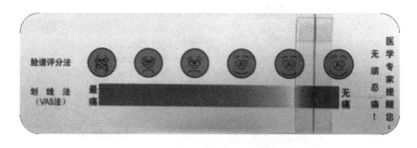

图 5 - 3　疼痛视觉模拟评分测量尺

（2）六级疼痛评价法

采用延迟性肌肉酸痛疲劳程度六级评分法评定受试者主观疼痛感觉（Subjective perception of pain，SPP）程度，六级评分依次对应的分值是 0～5 级，如果疼痛处于两级之间可记半级，如 2.5 级。延迟性肌肉酸痛后肌肉疼痛和功能障碍越严重，得分值就越高。六级疼痛评分标准为：

0 级：不痛，无不适感。

1 级：肌肉酸痛感轻，手指捏压时明显。

2 级：肌肉酸痛，动作幅度大时明显，动作受限轻微或没有，对夜间睡眠无影响。

3 级：肌肉酸痛明显，活动受限，尚可忍受，夜间睡眠尚好。

4 级：肌肉酸痛重于 3 级，入眠受影响。

5 级：肌肉酸痛甚重，正常活动及动作受到干扰，持续痛，妨碍睡眠。

（3）肌肉压痛

测试仪器：OE - 220 手持式组织硬度痛觉计（Tissue hardness algometer），日本伊藤有限公司制造。

测试方法：受试者取坐位，膝关节保持 90°，大腿肌肉放松，手握测试仪的停止控制手柄，测试者手持压痛仪，将压痛仪的压头（直径 7.5mm）按压在受试者肌肉的肌腹隆起处，并向下均匀施力按压，当受试者自我感觉到压痛时，就及时按压手中的控制手柄，测试者记录压痛仪上显示的数值。测定部位选择右侧下肢股内侧肌、股直肌和股外侧肌，每个部位测试两次取平均值，测试评价结果选择三个部位压痛的平均值（单位：N）。测量方法如图 5 - 4 所示。

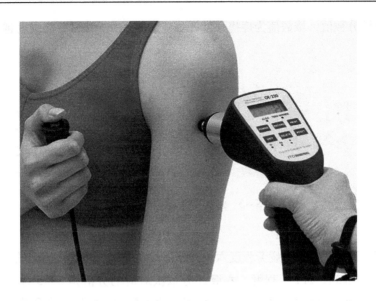

图 5 − 4　软组织压痛测试示意图

测试指标：①初痛阈，按压后刚刚感觉疼痛的阈值，即出现自我感觉不舒服时的状态；②最大痛阈，按压后能够自我忍受的最大压痛。

2. 血液指标

本研究测定的血液生化指标包括：肌酸激酶、乳酸脱氢酶、皮质醇、白细胞介素 −6、P 物质、β −内啡肽和血乳酸。受试者肘静脉采血由上海上体伤骨科医院专业护士完成，血液的处理在上海体育学院运动科学学院科研楼运动分子实验中心完成。

（1）血液指标的采集与处理

受试者分别在运动建模前、建模后即刻，以及运动建模后 24h、48h、72h 各采血 1 次，共采血 5 次，每次采集肘静脉血 6mL，分别用 2mL 和 4mL 血清分离胶促凝采血管收集，血液采集到分离胶试管后，立即 180°轻轻地反复颠倒混匀 3 ~5 次（使血液与促凝剂充分混匀），待血液完全凝固后，静止放置 30min，其中 2mL 采血管放入 Anke TGL-16B 台式高速离心机（上海安亭科学仪器厂）中进行离心，常温下 3000r/min 离心 10min，取上层血清放置到 5mL Eppendorf 管（EP 管）中，−80℃保存，用于待测血清中肌酸激酶和乳酸脱氢酶活性以及血乳酸的测试；另外 4mL 的采血管放入 TDL-5M 台式大容量冷冻离心机（上海卢湘仪离心机仪器有限公司）中，4℃下 3000r/min 离心 10min，取上层血清放置到微型离心管中，−80℃保存，用于待测血清中皮质醇、白细胞介素 −6、P 物质和 β −内啡肽的含量测试。

（2）肌酸激酶、乳酸脱氢酶、皮质醇和白细胞介素 –6 检测

测试方法：肌酸激酶活性采用 DGKC 优化比色法测定，乳酸脱氢酶采用乳酸底物法测定，皮质醇采用化学发光法测定，白细胞介素 – 6 采用电化学发光法测定。

主要仪器：日本日立 7600 – 120 全自动生化分析仪、美国贝克曼库尔特 UniCel DxI 800 全自动化学发光免疫分析仪、德国罗氏 Cobas 6000 全自动生化免疫分析仪。

主要试剂：肌酸激酶测定试剂盒（上海执诚生物科技有限公司）、乳酸脱氢酶测定试剂盒（北京利德曼生化股份有限公司）、皮质醇诊断试剂盒（美国贝克曼库尔特有限公司）、白细胞介素 –6 诊断试剂盒［德国罗氏诊断产品（上海）有限公司］。

检测地点：上海第二军医大学附属长海医院实验诊断科。

（3）P 物质和 β– 内啡肽检测

测试方法：P 物质和 β – 内啡肽采用放射免疫法测定。

主要仪器：SN –695 型智能放免 γ 测量仪（上海核所日环光电仪器有限公司）、美国 LABCONCO 冻干机、B11 – 2 型恒温磁力搅拌器（上海司乐仪器有限公司）、XW –80A 旋涡混合器（上海医科大学仪器有限公司）、DL – 8R 冷冻离心机（上海市离心机械研究所有限公司）、HHW21 – 600s 数显电热恒温水温箱（上海百典仪器设备有限公司）、海尔低温冰箱、Haier 孵育冰箱。

主要试剂：P 物质和 β – 内啡肽放射免疫盒由第二军医大学神经生物学教研室提供。

检测地点：上海第二军医大学神经生物学教研室放免实验室。

（4）血乳酸检测

测试方法：血乳酸比色法，测试步骤按照乳酸测试盒说明书提供的操作流程进行。

主要仪器：JH –722 可见分光光度计（上海菁华科技仪器有限公司）、SHHW1 数字显示式恒温水温箱（上海浦东荣丰科学仪器有限公司）、Eppendorf –1000μL 微量移液器。

主要试剂：乳酸（Lactic Acid）测定试剂盒（南京建成科技有限公司）。

检测地点：上海体育学院运动科学学院运动分子生物学实验中心。

3. 等速肌力

测试仪器：瑞士 CMV AG 公司生产的 CON –TREX 等速肌力测试系统。

测试方法：受试者进行适当准备活动后，取坐位固定于 CON - TREX 测力系统上，髋关节屈曲 85°，测力计旋转轴对准股骨外上髁，测力的阻力臂被固定在踝关节上面小腿末端处，其他要求按照设备的使用规范进行操作。测试前调节受试者膝关节角度为 120°，然后以最大力量做伸膝动作，持续 5 秒，测试最大等长峰值力矩（Maximal isometric peak torque，MIPT）。测试数据采用测试值/体重（MIPT/kg）的标化处理后进行比较，肌力测试指标为伸膝等长相对峰值力矩（rPT，N·m/kg）（图 5 - 5）。

测试地点：上海体育学院运动科学学院生物力学等速肌力测试实验室。

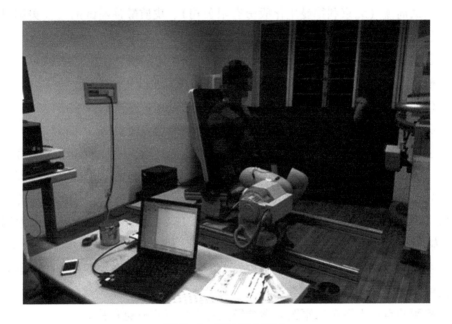

图 5 - 5　等速肌力测试

4. 肌电图

测试仪器：德国 Biovision 16 通道生物信号测试记录分析系统，由 16 通道采集盒、导线、模拟/数字转换卡（A/D 转换卡）和 IBM 笔记本电脑组成，肌电信号的采集使用 Dasylab8.0 软件；一次性银/氯化银电极（Ag/AgCl，1cm 直径，交流阻抗≤3kΩ），型号 100 - Z（上海同安医疗用品制造有限公司）；75% 酒精的医用棉球。

皮肤处理：对固定电极位置的皮肤表面进行预处理，刮除体毛，用细砂纸对皮肤的角质层进行打磨以降低皮肤的阻抗并保证引导电极的良好附着力，再用75% 酒精进行擦拭，以去除皮肤表面油脂，待皮肤干燥后，可粘贴电极进行测试。

电极位置：本研究选取右腿股内侧肌（Vastus medialis，VM）、股外侧肌（Vastus lateralis，VL）和股直肌（Rectus femoris，RF）作为记录股四头肌表面肌电信号的采集部位。股内侧肌的电极位置是大腿前内侧，膝关节内侧关节线与髂前上棘连线的20%，以大约45°的角度放置，沿着肌纤维的纵轴取向。股外侧肌的电极位置是大腿外侧面，髌骨上方一手宽处，股直肌是大腿前面髂前上棘与髌骨上缘连线的中点。本研究测定的是表面肌电图（Surface electromyography，sEMG），采用表面电极的双极连接法，表面电极采用月牙形自粘 Ag/AgCl 电极片，将 2 个双极记录电极片粘贴于上述肌肉定位处（肌肉的肌腹部位最隆起处），顺着肌纤维的走向，两电极中心点的间距为 2 cm。为排除非人体自主产生的电压，在体表摆放参考电极，将一个参考电极放置在没有肌肉的胫骨近端内侧骨性标志上。具体见图 5 - 6。

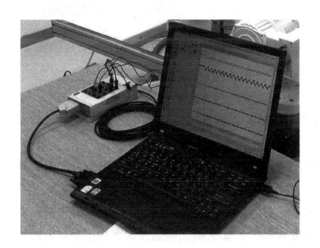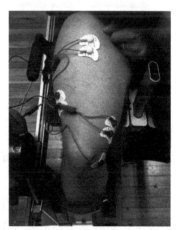

图 5 - 6　表面肌电信号的采集

数据采集：将导线一端与粘贴电极相连，另一端与 16 通道采集盒相连，引导出来的肌电信号经生物电放大器增幅后，再通过 A/D 转换卡连接到笔记本电脑，由电脑中的 DasyLab 8.0 软件进行数据采集，并将肌电图原始信号存储在计算机硬盘中。表面肌电图面肌电信号的采样频率为 1024Hz。主要技术参数：共模抑制比（CMRR）>100dB，输入阻抗 >100dB，基线噪声 <5μV。采集设备见图 5 - 7。

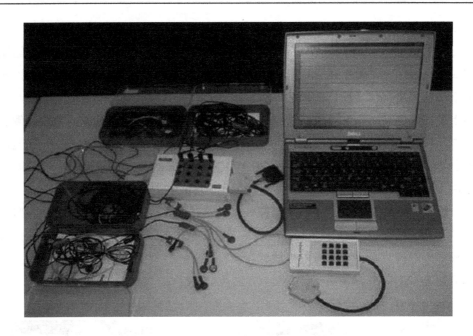

图 5 - 7　Biovision 16 通道生物信号测试系统

5. 本体感觉

测试仪器：KP - Ⅱ型膝关节本体感觉测试仪（济南桑尼智能科技有限公司制造），仪器转速 0.4°/s。

测试方法：本体感觉测定采用阈值测量法，即测定受试者膝关节空间被动位置变动感觉。

具体测试：①受试者取坐姿，双脚平放在仪器的踏板上，根据身高调整座椅的高度，要求调整后的膝关节角度为 135°；②大腿由绳索吊起，根据受试者的体重确定牵拉大腿砝码的重量（单腿砝码重量 kg = 体重 kg × 0.0805），去除体重；③采用 4 个表式血压计，用血压计的压脉带对双脚的脚前部和踝关节上部进行绑扎，并各施 20mmHg 压力，以消除踝关节对膝关节本体感觉的影响；④告知受试者测试方法，并对受试者行测试练习；⑤受试者闭眼开始测定，测试者随机按动控制左腿或右腿屈伸的开关，告知受试者测试开始，受试者一旦察觉到膝关节的运动及运动方向感时，要及时按下控制开关，踏板停止转动后的转动角度由仪器显示出来，操作者记录此时的角度值；⑥转换测试腿或屈伸开关，保证单腿接受测试 3 次，每一次的测试结果不反馈给受试者，取 3 次测试结果的平均值作为测试结果（图 5 - 8）。

测试指标：膝关节空间被动位置移动时关节感知变动角度（单位：°）。

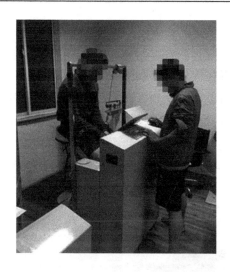

5－8　膝关节被动位置变动感觉测试

6. 大腿围度

测试方法：大腿围度（Thigh circumference，TC）测试时受试者取站立位，两足分开与肩同宽，重心平稳地落在两足，双肩放松。测试者站在受试者的侧方，用尺子在大转子和股骨外上髁之间确定大腿中部围度，用软皮尺绕大腿一周进行测量，测量单位为 cm（厘米），记录时精确至 0.1cm，测量误差不超过 0.5cm，重复测 3 次，取平均值。并在测试的皮肤上用记号笔标记测试位置，以保持几天中测试位置的一致性（图 5－9）。

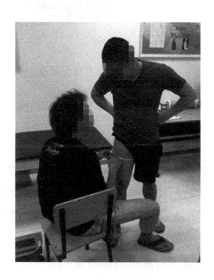

图 5－9　大腿围度测量

7. 膝关节角度

测试方法：受试者在检查床上取俯卧位，小腿收起与大腿折叠，肌肉自然放松，测试者在矢状面将关节角度测量器的轴心通过膝关节股骨外侧髁，固定臂沿股中部与股骨纵轴平行，活动臂沿腓骨与外踝连线齐平，测量受试者的膝关节角度，膝关节屈曲范围是在受试者最大和放松弯曲膝关节时确定的，每次重复测量2次，取平均值（图5-10）。

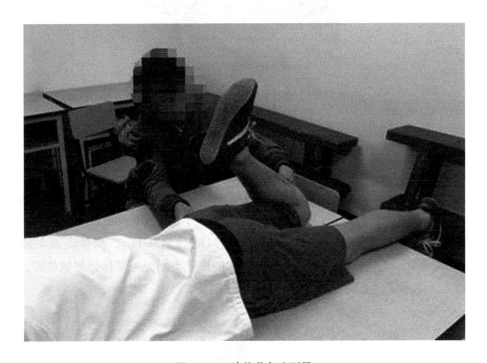

图5-10 膝关节角度测量

六、试验流程图

试验将受试者分为五组，每组8人，根据试验设计受试者进行运动建模，各组分别采用不同的肌内效贴贴扎方式进行干预，分别在运动建模前、运动建模后即刻、运动建模后24h、运动建模后48h、运动建模后72h和运动建模后96h，测定受试者血液生化指标、痛觉感觉指标、肌肉形态指标、本体感觉指标、等速肌力指标和肌电信号指标。测试的流程图如图5-11所示。

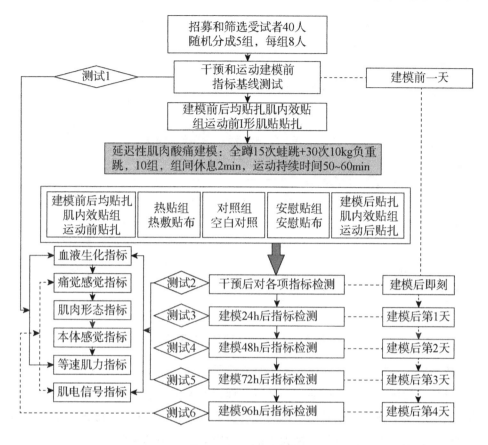

图 5 - 11 试验流程图

七、数据处理与统计分析

1. 肌电数据处理

信号处理：将采集保存的原始肌电信号由 DASYLab 8.0 软件读取，通过软件的高通滤波（High-pass filter）和低通滤波（Low-pass filter），再进行全波整流（Full-wave rectification）处理，本研究不会对每个 5s 最大等长收缩的第一秒和最后一秒内收集的信号进行分析，因为可能在试验开始和完成时发生膝关节运动。因此，在分析肌电图活动时选取了中间的 3s 数据，最后通过软件计算得出均方根值（Root mean square，RMS）（图 5 - 12）。

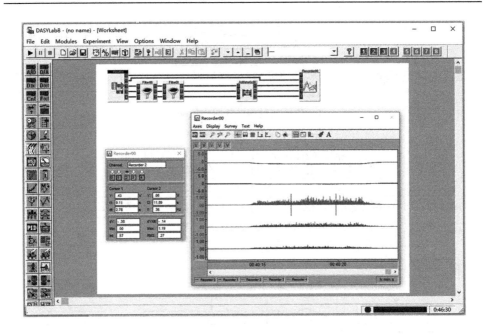

图 5 – 12　肌电图软件分析窗口

　　数据标化：根据温特提供的方法对原始肌电信号进行标准化处理后再进行比较与分析，测试数据通过标准化处理后，理论上说单块肌肉的肌电图值才可以与其他肌肉的肌电图值，或其他个体的肌电图值进行比较，将表面肌电活动数据标准化能减少电极位置摆放和电极大小带来的影响，这一理论已被生物肌电领域专家所认可。

　　为了肌电后期数据的标准化处理，测试最大随意等长收缩的目的是便于肌电数据的标准化。具体的标准化处理方法是用受试者完成动作的肌电图值与最大随意等长收缩时的肌电图值作比，单位：% MVC。本研究将延迟性肌肉酸痛建模前测定的肌电图最大随意收缩用于标化，用延迟性肌肉酸痛后各时间测定值与肌电图最大随意收缩测定的均方根值作比，计算公式如下：

$$标准化均方根值（\% MVC）＝ EMG\ rms／EMG\ mvc × 100\%$$

2. 数据统计分析

　　本研究采用 SPSS 20.0 软件对测试数据进行统计学处理和分析，数据经正态分布（Shapiro – Wilk 检验）和方差齐性检验（Homogeneity of Variances）法后，采用一般线性模型的两因素多水平重复测量方差分析方法。统计处理结果显示，球形检验（Mauchly's Test of Sphericity）为 $P > 0.05$，用重复测量的单变量方差分析处理数据，球形检验结果为 $P < 0.05$ 时，采用 Greenhouse-Geisser 法对一元方差分析进行校正。数据重复测量方差分析结果无交互效应则分析主效应，有交互效应则分析单独效应，事后分组在各时间点的两两比较采用 Repeated Measures 的 Bonferroni t 检验法，各时间点上分组之间的两两比较采用 Multivariate 的 LSD 检验。本部分研究中对符合正态分布的数据相关性分析采用 Pearson 相关系数，不符合正态分布的数据采用 Spearman 秩相关检验，$r \geqslant 0.7$，为两个变量高度相关，$0.7 > r \geqslant 0.5$，为两个变量中度相关，$0.5 > r \geqslant 0.3$，为两个变量低度相关。计量资料以平均数 ± 标准差（$\bar{x} \pm s$）表示，$P < 0.05$ 表示差异有统计学意义。本研究中数据的图形处理采用 GraphPad Prism 7.0 软件。

第二节　研究结果

一、各组疼痛指标的变化

1. 各组主观视觉模拟评分的变化

不同组间的疼痛主观视觉模拟评分（VAS）在延迟性肌肉酸痛建模前无统计学差异（$P > 0.05$），运动建模后各组水平升高，除对照组在运动后 24h 达到最高点外，其余各组均在 48h 达到峰值，随后随时间变化逐渐下降。重复测量方差分析结果显示，时间主效应有统计学意义（$P < 0.01$），说明各组视觉模拟评分有随时间变化的趋势，不同时间的评分存在显著性差异；组别主效应有统计学意义（$P < 0.01$），说明不考虑时间变化，组别之间有差异；时间 × 组别交互效应有统计学意义（$P < 0.01$，$P = 0.009$），反映不同组别之间视觉模拟评分随时间变化的趋势不同，事后单独效应分析得出，热贴组和安慰贴组与对照组之间有统计学意义（$P < 0.05$），建模前后均贴扎肌内效贴组与对照组之间有统计学意义（$P < 0.01$），建模后贴扎肌内效贴组与对照组之间无统计学意义（$P > 0.05$）（图 5 - 13、表 5 - 2）。

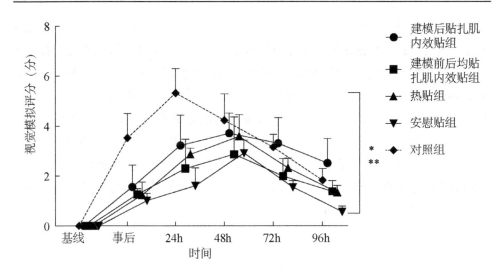

图5-13 各组视觉模拟评分的均值变化曲线

图注：重复测量分析结果，视觉模拟评分时间主效应 $P = 0.000$，组别主效应 $P = 0.013$。时间×组别交互效应有统计学意义（$P < 0.01$，$P = 0.009$），事后单独效应分析，与对照组比较热贴组、安慰贴组和建模前后均贴扎肌内效贴组有统计学意义，$*P < 0.05$，$**P < 0.01$。

表5-2 不同组延迟性肌肉酸痛各时间点视觉模拟评分比较（单位：分）

分组	基线	事后	24h	48h	72h	96h	P
热贴组	0±0.0	1.23±0.52	2.86±0.25	3.58±0.87	2.32±0.38	1.33±0.28	0.031*
安慰贴组	0±0.0	1.01±0.29	1.61±0.70	2.91±0.53	1.55±0.26	0.56±0.22	0.001*
建模后贴扎肌内效贴组	0±0.0	1.56±0.87	3.22±1.22	3.71±0.81	3.31±1.03	2.51±0.99	0.220
建模前后均贴扎肌内效贴组	0±0.0	1.26±0.23	2.30±1.17	2.86±1.49	1.99±0.70	1.38±0.42	0.009**
对照组	0±0.0	3.52±0.98	5.32±0.97	4.23±1.06	3.15±0.50	1.82±0.46	

注：重复测量分析结果，视觉模拟评分时间主效应 $P = 0.000$，组别主效应 $P = 0.013$。时间×组别交互效应 $P = 0.009$，事后与对照组比较，$*P < 0.05$，$**P < 0.01$。

2. 各组主观六级疼痛感觉变化

不同组间的六级主观疼痛感觉（SSPP）程度在延迟性肌肉酸痛建模前无统计学差异（$P > 0.05$），运动建模后各组水平升高，在运动后 48h 达到最高点，之后随时间变化逐渐下降。重复测量方差分析结果显示，时间主效应有统计学意义（$P < 0.01$），说明各组主观疼痛感觉程度分值有随时间变化的趋势，不同时间的评分存在显著性差异。时间×组别交互效应无统计学意义（$P > 0.05$），反映不同组别之间评分随时间变化的趋势相同。组别主效应有统计学意义（$P < 0.01$），说明不考虑时间变化，组别变化有差异，事后分析得出，建模前后均贴扎肌内效贴组与对照组比较差异有统计学意义（$P < 0.01$），热贴组、建模后贴扎肌内效贴组与对照组比较有统计学意义（$P < 0.05$），安慰贴组与建模前后均贴扎肌内效贴组比较有统计学显著差异（$P < 0.01$）（图 5−14、表 5−3。）

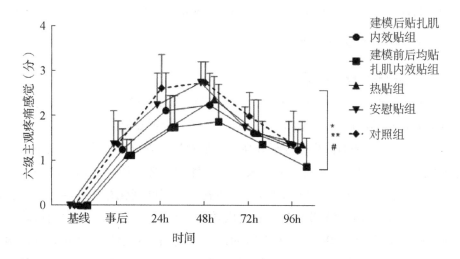

图 5−14　各组六级主观疼痛感觉评分的均值变化曲线

图注： 重复测量分析结果，六级主观疼痛感觉的时间×组别交互作用 $P = 0.624$，无统计学意义（$P > 0.05$），时间主效应有统计学意义（$P < 0.01$，$P = 0.000$）。组别主效应有统计学意义（$P < 0.05$，$P = 0.016$），事后与对照组比较，热贴组和建模后贴扎肌内效贴组有统计学意义，＊$P < 0.05$，建模前后均贴扎肌内效贴组＊＊$P < 0.01$；安慰贴组与建模前后均贴扎肌内效贴组比较，有统计学意义，#$P < 0.01$。

表5-3　不同组延迟性肌肉酸痛各时间点六级主观疼痛感觉程度比较（单位：分）

分组	基线	事后	24h	48h	72h	96h	P
热贴组	0±0.0	1.13±0.35	1.75±0.70	2.37±0.51	1.62±0.74	1.37±0.51	0.045*
安慰贴组	0±0.0	1.38±0.74	2.25±0.70	2.75±0.46	1.75±0.46	1.38±0.51	0.008◇◇
建模后贴扎肌内效贴组	0±0.0	1.25±0.46	2.13±0.83	2.25±0.70	1.63±0.74	1.25±0.46	0.048*
建模前后均贴扎肌内效贴组	0±0.0	1.13±0.35	1.75±0.70	1.87±0.83	1.38±0.51	0.88±0.64	0.001**
对照组	0±0.0	1.37±0.51	2.63±0.74	2.75±0.46	2.00±0.53	1.38±0.74	

注：重复测量分析结果，六级主观疼痛感觉时间主效应 $P=0.000$，时间×组别交互效应 $P=0.624$；组别主效应 $P=0.016$，事后与对照组比较，* $P<0.05$，** $P<0.01$，与建模前后均贴扎肌内效贴组比较，◇◇$P<0.01$。

3. 各组肌肉压痛阈值的变化

(1) 各组肌肉触压痛阈变化

右腿股四头肌触压痛阈（PPT）在延迟性肌肉酸痛建模前组间无统计学差异（$P>0.05$），运动后即刻出现下降，运动后下降的最低点除热贴组外其余各组均出现在24h，之后随时间变化逐渐升高。重复测量方差分析显示，组别主效应无统计学意义（$P>0.05$），时间的主效应有统计学意义（$P<0.01$）。时间×组别交互作用有统计学意义（$P<0.01$），说明各组随时间变化存在差异，事后组别单独效应显示，压痛阈的建模后贴扎肌内效贴组在运动后48h，建模前后均贴扎肌内效贴组在运动后24h、48h和72h时间点上均高于对照组，差异有统计学意义（$P<0.05$），其余各时间点的组间差异无统计学意义（$P>0.05$）；压痛阈的时间单独效应上，除96h的安慰贴组、建模后贴扎肌内效贴组和建模前后均贴扎肌内效贴组与基线无统计学意义外（$P>0.05$），其余均有统计学意义（图5-15、表5-4）。

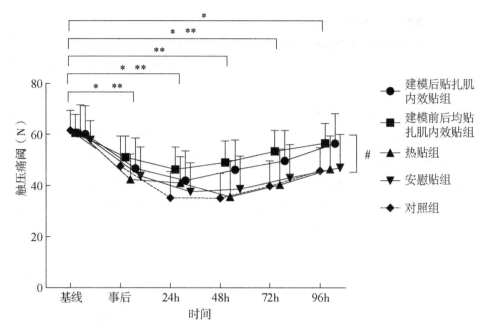

图 5 – 15　各组右腿股四头肌初痛阈的均值变化曲线

图注：重复测量分析结果，右腿股四头肌初痛阈组别主效应 $P = 0.291$，时间主效应（$P < 0.01$，$P = 0.000$）。时间×组别交互效应有统计学意义（$P < 0.01$，$P = 0.000$），事后单独效应分析，与同时间点对照组比较建模前后均贴扎肌内效贴组有统计学意义#$P < 0.05$；与同组基线比较，＊$P < 0.05$，＊＊$P < 0.01$。

表 5 – 4　不同组延迟性肌肉酸痛各时间点右腿股四头肌初痛阈比较（单位：N）

分组	基线	事后	24h	48h	72h	96h
热贴组	60.4 ±11.1	42.3 ±9.9＊＊	41.0 ±10.3＊＊	35.5 ±14.2＊＊	40.2 ±14.0＊＊	46.3 ±13.0＊
安慰贴组	57.8 ±7.45	43.7 ±11.3＊	37.5 ±11.3＊＊	38.6 ±12.8＊＊	43.1 ±12.9＊＊	47.1 ±13.0
建模后贴扎肌内效贴组	60.0 ±11.1	46.6 ±11.8＊＊	41.9 ±11.5＊＊	46.1 ±11.6#＊＊	49.6 ±11.9＊	56.4 ±11.7
建模前后均贴扎肌内效贴组	60.5 ±7.2	51.1 ±8.2＊＊	46.3 ±8.67#＊	49.0 ±8.4#＊	53.4 ±8.2#＊	56.6 ±7.6
对照组	61.5 ±7.8	47.6 ±11.6＊＊	35.1 ±10.4＊＊	35.1 ±9.7＊＊	39.7 ±9.9＊＊	45.8 ±9.1＊

注：重复测量分析结果，压痛阈的时间主效应 $P = 0.000$，组别主效应 $P = 0.291$；时间×组别交互效应 $P = 0.000$，事后单独效应分析，与同时间点对照组比较，# $P < 0.05$，与同组基线比较，＊ $P < 0.05$，＊ $P < 0.01$。

（2）各组肌肉最大压痛阈变化

右腿股四头肌最大痛阈（MPPT）在延迟性肌肉酸痛建模前组间无统计学差异（$P > 0.05$），运动后下降的最低点热贴组和安慰贴组出现在建模后48h，建模后贴扎肌内效贴组、建模前后均贴扎肌内效贴组和对照组最低点出现在建模后24h，之后随时间变化逐渐升高。通过重复测量方差分析，结果显示时间×组别交互作用无统计学意义（$P > 0.05$），组别的主效应也无统计学意义（$P > 0.05$），说明各组随时间无变化差异。时间主效应有统计学意义（$P < 0.01$），事后时间主效应比较显示，最大压痛阈的热贴组在运动后96h得以恢复，安慰贴组最大痛阈下降的最低点出现在48h，72h得以恢复；建模后贴扎肌内效贴组、建模前后均贴扎肌内效贴组和对照组均在运动后48h得以恢复（图5-16、表5-5）。

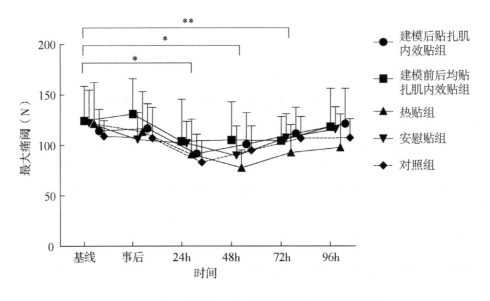

图5-16　各组右腿股四头肌最大痛阈的均值变化曲线

图注： 重复测量分析结果，右腿股四头肌最大痛阈时间×组别交互作用 $P = 0.223$，组别的主效应 $P = 0.726$，均无统计学意义（$P > 0.05$）。时间的主效应有统计学意义（$P < 0.01$，$P = 0.000$），与同组基线比较，热贴组、建模后贴扎肌内效贴组、建模前后均贴扎肌内效贴组和对照组在24h时间点上有统计学意义，＊$P < 0.05$；热贴组、安慰贴组在48h时间点上有统计学意义，＊$P < 0.05$；热贴组在72h时间点上有统计学意义，＊＊$P < 0.01$。

表5-5　不同组延迟性肌肉酸痛各时间点右腿股四头肌最大痛阈比较（单位：N）

分组	基线	事后	24h	48h	72h	96h
热贴组	121.2±41.1	113.3±39.6	91.0±34.9*	77.6±17.7*	92.9±27.5**	97.8±33.1
安慰贴组	122.1±32.6	105.7±26.8	102.2±21.4	89.7±29.4*	107.5±23.6	115.7±22.2
建模后贴扎肌内效贴组	114.2±21.4	116.7±24.5	91.7±19.14*	101.1±31.3	111.7±25.8	121.3±34.8
建模前后均贴扎肌内效贴组	124.3±34.2	130.9±35.1	104.0±41.4*	105.2±37.7	104.7±23.7	118.4±37.9
对照组	109.0±15.6	107.2±30.3	83.0±21.7*	95.2±24.0	107.0±21.6	107.5±18.8

注：重复测量分析结果，最大压痛阈的组别主效应 $P=0.726$，时间×组别交互效应 $P=0.223$；时间主效应 $P=0.000$，事后时间主效应分析，与同组基线比较，* $P<0.05$，** $P<0.01$。

二、各组大腿围度的变化

右侧大腿围度（TC）在延迟性肌肉酸痛建模后出现升高，上升的最高点除热贴组出现在运动建模后即刻，其余各组的最高点均出现在运动后24h，之后随时间变化逐渐下降。重复测量方差分析显示，组别主效应上无统计学意义（$P>0.05$），时间×组别交互效应无统计学意义（$P>0.05$），说明各组随时间无变化差异；时间主效应有统计学意义（$P<0.01$），事后时间主效应分析显示，各组与同组基线比较，热贴组、安慰贴组和对照组在96h右侧大腿围度未完全恢复（$P<0.05$），而建模后贴扎肌内效贴组在72h得以恢复，建模前后均贴扎肌内效贴组在48h就已经恢复（$P>0.05$）（图5-17、表5-6）。

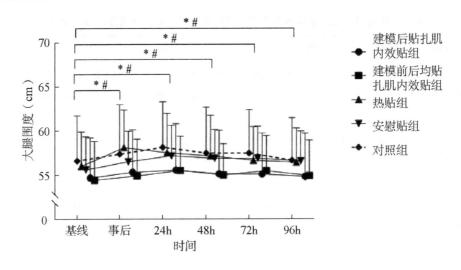

图 5 – 17 各组右侧大腿围度的均值变化曲线

图注：重复测量分析结果，右腿大腿围度时间×组别交互作用 $P = 0.082$，组别主效应 $P = 0.753$，均无统计学意义（$P > 0.05$）。时间的主效应有统计学意义（$P < 0.01$，$P = 0.000$），与同组基线比较，热贴组、建模后贴扎肌内效贴组、建模前后均贴扎肌内效贴组和对照组在事后时间点上有统计学意义，$*P < 0.05$，安慰贴组#$P < 0.01$；热贴组、建模后贴扎肌内效贴组和建模前后均贴扎肌内效贴组在 24h 时间点上有统计学意义，$*P < 0.05$，安慰贴组和对照组#$P < 0.01$；热贴组、建模后贴扎肌内效贴组和对照组在 48h 时间点上有统计学意义，$*P < 0.05$，安慰贴组#$P < 0.01$；热贴组在 72h 时间点上有统计学意义，$*P < 0.05$，安慰贴组和对照组#$P < 0.01$；对照组在 96h 时间点上有统计学意义，$*P < 0.05$，热贴组、安慰贴组 #$P < 0.01$。

表 5 – 6 不同组延迟性肌肉酸痛各时间点右侧大腿围度比较（单位：cm）

分组	基线	事后	24h	48h	72h	96h
热贴组	56.0 ±3.87	58.1 ±4.26*	57.5 ±4.43*	57.1 ±4.61*	56.6 ±3.82*	56.4 ±3.89**
安慰贴组	55.6 ±3.72	56.5 ±3.45**	57.1 ±3.42**	56.8 ±3.25**	56.9 ±3.60**	56.5 ±3.37**
建模后贴扎肌内效贴组	54.7 ±4.51	55.3 ±4.77*	55.5 ±5.22*	55.1 ±4.92*	55.1 ±4.61	54.8 ±4.87
建模前后均贴扎肌内效贴组	54.4 ±4.36	54.9 ±4.16*	55.5 ±3.87*	54.4 ±3.53	54.5 ±3.97	54.9 ±4.02
对照组	56.6 ±5.12	57.3 ±5.58*	58.1 ±5.14**	57.4 ±5.21*	57.4 ±4.91**	57.1 ±4.80*

注：重复测量分析结果，组别主效应 $P = 0.753$，时间×组别交互效应 $P = 0.082$；时间主效应 $P = 0.000$，事后时间主效应分析，与同组基线比较，$*P < 0.05$，$**P < 0.01$。

三、各组膝关节活动度的变化

右膝关节活动度（ROM）运动后呈现下降的变化趋势，下降的最低点在 24～48h，48h 后膝关节关节活动度开始恢复。重复测量方差分析结果显示，时间×组别交互作用无统计学意义（$P > 0.05$），组别主效应无统计学意义（$P > 0.05$）。时间主效应有统计学意义（$P < 0.01$），事后分析显示，与同组基线比较，热贴组运动后 24h 有统计学显著差异（$P < 0.05$），安慰贴组在运动后 24h、48h、72h 三个时间点上有统计学显著差异（$P < 0.05$），对照组在 24h 和 48h 有统计学非常显著差异（$P < 0.01$），72h 有统计学显著差异（$P < 0.05$），而建模后贴扎肌内效贴组和建模前后均贴扎肌内效贴组在运动后各时间点与同组基线比较均无统计学意义（$P > 0.05$）（图 5－18、表 5－7）。

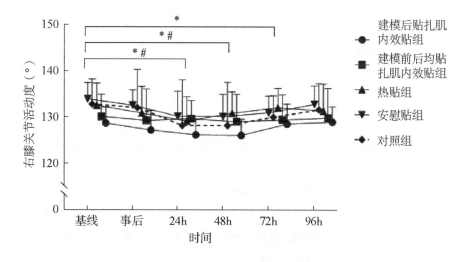

图 5－18 各组右膝关节活动度的均值变化曲线

图注： 重复测量分析结果，右膝关节活动度时间×组别交互作用 $P = 0.754$，组别的主效应 $P = 0.457$，均无统计学意义（$P > 0.05$）。时间的主效应有统计学意义（$P < 0.01$，$P = 0.000$），与同组基线比较，热贴组和安慰贴组在 24h 时间点上有统计学意义，＊$P < 0.05$，对照组#$P < 0.01$；安慰贴组在 48h 时间点上有统计学意义，＊$P < 0.05$，对照组#$P < 0.01$；安慰贴组和对照组在 72h 时间点上有统计学意义，＊$P < 0.05$。

表5-7　不同组延迟性肌肉酸痛各时间点右膝关节活动度比较（单位:°）

分组	基线	事后	24h	48h	72h	96h
热贴组	132.6±4.77	131.0±5.76	129.2±5.27*	130.9±4.67	132.1±4.18	131.5±5.85
安慰贴组	134.0±3.52	132.6±3.29	130.3±5.46*	130.2±4.87*	131.0±3.66*	132.9±3.96
建模后贴扎肌内效贴组	128.8±3.48	127.3±4.26	126.3±3.27	126.1±3.46	128.6±4.34	129.0±3.35
建模前后均贴扎肌内效贴组	130.2±4.85	129.3±6.82	129.7±3.95	129.1±5.95	129.5±5.50	129.9±6.40
对照组	132.9±5.37	132.1±8.22	128.3±9.90**	128.3±9.35**	130.1±4.71*	131.7±5.68

注:重复测量分析结果,右膝关节活动度组别主效应 $P=0.457$,时间×组别交互效应 $P=0.754$;时间主效应 $P=0.000$,事后时间主效应分析,与同组基线比较, $*P<0.05$, $**P<0.01$。

四、各组等速肌力的变化

延迟性肌肉酸痛建模前各组右腿伸膝相对峰值力矩（rPT）之间无统计学差异（ $P>0.05$ ）,急性运动后各组相对峰值力矩均出现降低,在建模后 24h 出现下降最低值,随后在 48h、72h 和 96h 各时间点逐渐恢复。采用重复测量方差分析显示,组别主效应无统计学意义（ $P>0.05$ ）,时间主效应有统计学意义（ $P<0.01$ ）,说明测量指标有随时间变化的趋势,同组不同时间的相对峰值力矩存在显著性差异。时间×组别交互效应有统计学意义（ $P<0.01$ ）,说明随时间变化,不同组间变化趋势不同,事后组别单独效应比较显示,建模前后均贴扎肌内效贴组等速肌力在 48h、72h 和 96h 三个时间点上高于对照组,差异有统计学意义（ $P<0.05$ ）,热贴组、安慰贴组与建模前后均贴扎肌内效贴组在 72h 和 96h 两个时间点上有统计学差异（ $P<0.05$ ）;时间单独效应上,对照组在建模后各时间点上均小于基线水平（ $P<0.05$ ）,建模前后均贴扎肌内效贴组在 72h 和 96h 两个时间点上与基线水平无统计学差异（ $P>0.05$ ）,建模后贴扎肌内效贴组在 96h 无统计学差异（ $P>0.05$ ）（图5-19、表5-8）。

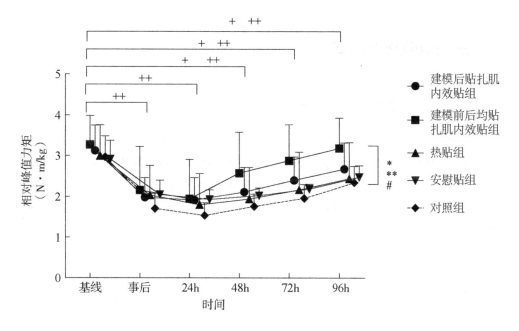

图 5 - 19　各组右腿伸膝相对峰值力矩的均值变化曲线

图注：重复测量分析结果，相对峰值力矩组别主效应 $P = 0.358$，时间主效应（$P < 0.01$，$P = 0.000$）。时间 × 组别交互效应有统计学意义（$P < 0.01$，$P = 0.001$），事后单独效应分析，与同时间点对照组比较建模前后均贴扎肌内效贴组有统计学意义 $*P < 0.05$，$**P < 0.01$；与同时间点建模前后均贴扎肌内效贴组比较 GH 组和安慰贴组有统计学意义 $\#P < 0.05$；与同组基线比较，$+P < 0.05$，$++P < 0.01$。

表 5 - 8　不同组延迟性肌肉酸痛各时间点右腿伸膝相对峰值力矩比较（单位：N·m/kg）

分组	基线	事后	24h	48h	72h	96h
热贴组	2.99 ± 0.75	$2.03 \pm 0.73^{++}$	$1.79 \pm 0.77^{++}$	$1.93 \pm 0.77^{++}$	$2.16 \pm 0.92^{\#++}$	$2.43 \pm 0.88^{\#++}$
安慰贴组	2.91 ± 0.45	$2.04 \pm 0.35^{++}$	$1.92 \pm 0.23^{++}$	$2.02 \pm 0.18^{+}$	$2.18 \pm 0.12^{\#+}$	$2.47 \pm 0.28^{\#}$
建模后贴扎肌内效贴组	3.12 ± 0.62	$1.97 \pm 0.48^{++}$	$1.91 \pm 0.55^{++}$	$2.11 \pm 0.60^{++}$	$2.39 \pm 0.57^{+}$	2.67 ± 0.63
建模前后均贴扎肌内效贴组	3.26 ± 0.71	$2.15 \pm 0.68^{++}$	$1.94 \pm 0.96^{++}$	$2.57 \pm 0.75^{*+}$	$2.87 \pm 0.88^{**}$	$3.17 \pm 0.74^{**}$
对照组	2.96 ± 0.51	$1.70 \pm 0.37^{++}$	$1.53 \pm 0.31^{++}$	$1.75 \pm 0.30^{++}$	$1.95 \pm 0.34^{++}$	$2.34 \pm 0.40^{+}$

注：重复测量分析结果，相对峰值力矩组别主效应 $P = 0.358$，时间主效应 $P = 0.000$；时间 × 组别交互效应 $P = 0.001$，事后单独效应分析，与同时间点对照组比较，$*P < 0.05$，$**P < 0.01$，与同时间点建模前后均贴扎肌内效贴组比较，$\#P < 0.05$，与同组基线比较，$+P < 0.05$，$++P < 0.01$。

五、各组肌电图的变化

1. 各组股直肌的均方根振幅变化

不同组延迟性肌肉酸痛各时间点右腿股直肌的肌电图均方根值比较显示，除建模前后均贴扎肌内效贴组外，其余各组在延迟性肌肉酸痛建模后均有升高的变化趋势，但无统计学意义（$P > 0.05$）。重复测量方差分析结果显示，时间×组别交互作用、时间主效应和组别主效应均无统计学显著差异（$P > 0.05$）（图 5 - 20、表 5 - 9）。

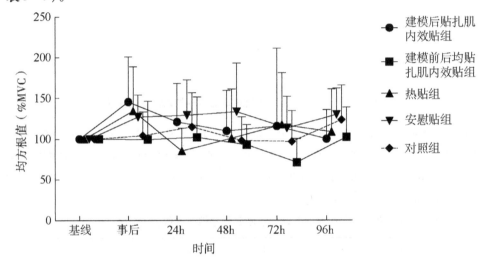

图 5 - 20　各组右腿股直肌的均方根值变化曲线

图注： 重复测量分析结果，右腿股直肌的均方根值组别主效应 $P = 0.441$，时间×组别交互效应 $P = 0.162$，时间主效应 $P = 0.083$，均无统计学意义（$P > 0.05$）。

表5-9　不同组延迟性肌肉酸痛各时间点右腿股直肌的均方根值比较（单位:%MVC）

分组	基线	事后	24h	48h	72h	96h
热贴组	100±0.0	134.2±54.3	85.2±28.1	100.7±60.3	117.4±63.8	108.6±52.4
安慰贴组	100±0.0	126.9±27.3	128.9±43.7	133.2±59.7	113.1±38.9	129.7±32.7
建模后贴扎肌内效贴组	100±0.0	145.3±55.4	164.4±47.41	109.7±49.8	115.5±95.6	99.9±35.6
建模前后均贴扎肌内效贴组	100±0.0	99.3±44.6	101.8±49.4	92.8±24.8	71.3±28.9	102.0±36.8
对照组	100±0.0	104.1±29.2	114.8±42.4	97.9±29.0	96.7±37.5	123.3±42.5

注:重复测量分析结果,股直肌的均方根值时间主效应 $P=0.086$,组别主效应 $P=0.435$,时间×组别交互效应 $P=0.304$。

2. 各组股外侧肌的均方根值的变化

不同组延迟性肌肉酸痛各时间点右腿股外侧肌的肌电图均方根值比较显示,除安慰贴组外,其余各组在延迟性肌肉酸痛建模后均有升高的变化趋势。通过重复测量方差分析,结果显示时间×组别交互作用无统计学意义（$P>0.05$）,组别的主效应也无统计学意义（$P>0.05$）;时间的主效应有统计学意义（$P<0.01$）,事后时间主效应分析显示,各组与同组基线比较,热贴组在运动后即刻、24h、72h 和96h 有统计学显著性差异（$P<0.05$）,对照组在运动后即刻、24h 和48h 有统计学显著性差异（$P<0.05$）,其余各组与基线比较各时间点均未显示出统计学差异（$P>0.05$）（图5-21、表5-10）。

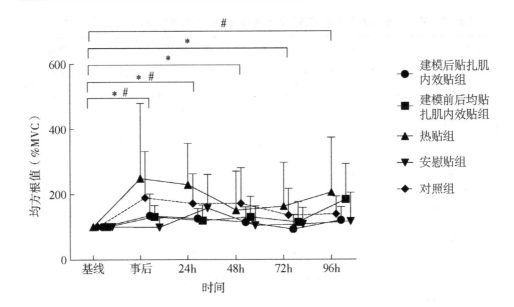

图 5 - 21　各组右腿股外侧肌的均方根值变化曲线

图注：重复测量分析结果，右腿股外侧肌的均方根值时间×组别交互效应 $P = 0.259$，组别的主效应 $P = 0.209$，均无统计学意义（$P > 0.05$）。时间的主效应有统计学意义（$P < 0.01$，$P = 0.002$），与同组基线比较，对照组在事后时间点上有统计学意义，$*P < 0.05$，热贴组$\#P < 0.01$；对照组在 24h 时间点上有统计学意义，$*P < 0.05$，热贴组$\#P < 0.01$；对照组在 48h 时间点上有统计学意义，$*P < 0.05$；热贴组在 72h 时间点上有统计学意义，$*P < 0.05$；热贴组在 96h 时间点上有统计学意义，$\#P < 0.01$。

表 5 - 10　不同组延迟性肌肉酸痛各时间点右腿股外侧肌的均方根值比较（单位:%MVC）

分组	基线	事后	24h	48h	72h	96h
热贴组	100 ± 0.0	248.6 ± 231.0 **	229.1 ± 126.4 **	150.6 ± 120.4	162.5 ± 134.6 *	205.2 ± 168.7 **
安慰贴组	100 ± 0.0	98.26 ± 28.5	156.7 ± 104.1	103.8 ± 59.7	107.6 ± 50.8	116.1 ± 88.2
建模后贴扎肌内效贴组	100 ± 0.0	134.1 ± 67.1	125.0 ± 31.0	114.2 ± 47.2	92.4 ± 45.2	119.7 ± 40.8
建模前后均贴扎肌内效贴组	100 ± 0.0	130.9 ± 34.4	118.6 ± 47.7	129.7 ± 63.7	114.2 ± 62.3	183.4 ± 110.4
对照组	100 ± 0.0	188.9 ± 142.1 *	171.3 ± 91.3 *	171.6 ± 109.5 *	135.0 ± 82.8	138.5 ± 54.3

注：重复测量分析结果，股外侧肌的均方根值组别主效应 $P = 0.209$，时间×组别交互效应 $P = 0.259$；时间主效应 $P = 0.002$，与同组基线比较，$*P < 0.05$，$**P < 0.01$。

3. 各组股内侧肌的均方根值的变化

不同组延迟性肌肉酸痛各时间点右腿股内侧肌的肌电图均方根值比较显示，除安慰贴组外，其余各组在延迟性肌肉酸痛建模后均有升高的变化趋势。通过重复测量方差分析，结果显示时间×组别交互作用无统计学意义（$P > 0.05$），组别的主效应也无统计学意义（$P > 0.05$）；时间主效应有统计学意义（$P < 0.01$），事后时间主效应分析显示，各组与同组基线比较，热贴组在运动后即刻和72h有统计学显著性差异（$P < 0.05$），安慰贴组在运动后24h有统计学显著性差异（$P < 0.05$），对照组在运动后24h至96h均有统计学显著性差异（$P < 0.05$），建模后贴扎肌内效贴组和建模前后均贴扎肌内效贴组与基线比较各时间点均未显示出统计学差异（$P > 0.05$）（图5-22、表5-11）。

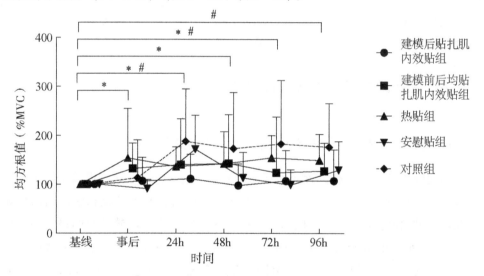

图 5-22　各组右腿股内侧肌的变化曲线

图注：重复测量分析结果，右腿股内侧肌的均方根值时间×组别交互效应 $P = 0.147$，组别主效应 $P = 0.399$，均无统计学意义（$P > 0.05$）。时间的主效应有统计学意义（$P < 0.01$，$P = 0.000$），与同组基线比较，热贴组在事后时间点上有统计学意义，$*P < 0.05$；建模后贴扎肌内效贴组在24h时间点上有统计学意义，$*P < 0.05$，对照组#$P < 0.01$；对照组在48h时间点上有统计学意义，$*P < 0.05$；热贴组在72h时间点上有统计学意义，$*P < 0.05$，对照组#$P < 0.01$；对照组在96h时间点上有统计学意义，$P < 0.01$。

表 5 −11　不同组延迟性肌肉酸痛各时间点右腿股内侧肌的均方根值比较 （单位:% MVC）

分组	基线	事后	24h	48h	72h	96h
热贴组	100 ± 0.0	153.8 ± 101.3*	136.5 ± 40.0	141.9 ± 65.9	154.2 ± 45.5*	148.8 ± 53.6
安慰贴组	100 ± 0.0	91.0 ± 18.6	171.9 ± 69.6*	113.0 ± 52.3	98.8 ± 31.5	129.1 ± 58.5
建模后贴扎肌内效贴组	100 ± 0.0	106.7 ± 48.2	111.4 ± 50.3	97.7 ± 44.0	107.2 ± 62.2	107.2 ± 63.7
建模前后均贴扎肌内效贴组	100 ± 0.0	132.3 ± 52.1	140.2 ± 94.1	142.6 ± 99.4	123.9 ± 114.2	127.5 ± 56.6
对照组	100 ± 0.0	113.5 ± 77.4	188.0 ± 106.5**	173.1 ± 114.9*	182.4 ± 129.9**	176.0 ± 89.1**

注:重复测量分析结果,股内侧肌的均方根值组别主效应 $P = 0.399$,时间×组别交互效应 $P = 0.147$;时间主效应 $P = 0.001$,与同组基线比较, $*P < 0.05$, $**P < 0.01$。

六、各组膝关节本体感觉的变化

1. 各组右侧膝关节屈曲被动位置变动感觉的变化

右腿膝关节屈曲被动位置变动感觉角度在延迟性肌肉酸痛建模前组间无统计学差异 （$P > 0.05$）,运动建模后开始下降,热贴组、安慰贴组和建模前后均贴扎肌内效贴组降低的最低点均出现在 72h,建模后贴扎肌内效贴组的最低点出现在 48h,对照组的最低点出现在 96h。重复测量方差分析显示,组别主效应上无统计学意义 （$P > 0.05$）,时间×组别交互效应无统计学意义 （$P > 0.05$）,说明各组随时间无变化差异;时间主效应有统计学意义 （$P < 0.01$）,事后主效应分析显示,各组与同组基线比较,热贴组在运动后 96h 恢复,安慰贴组、对照组和建模后贴扎肌内效贴组在运动后 96h 均未恢复,而建模前后均贴扎肌内效贴组除 72h 下降有统计学显著性差异 （$P < 0.05$）外,其余时间点上均未显示出统计学差异 （$P > 0.05$）（图 5 −23、表 5 −12）。

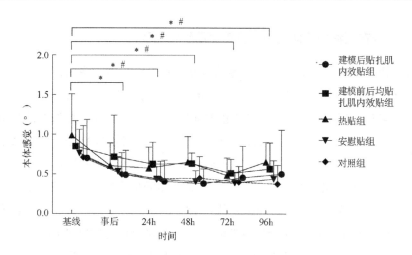

图 5 - 23　各组右膝关节屈曲位置变动感觉的均值变化曲线

图注： 重复测量分析结果，右膝屈曲位置变动感觉时间×组别交互作用 $P = 0.895$，组别主效应 $P = 0.402$，均无统计学意义（$P > 0.05$）。各组时间的主效应有统计学意义（$P < 0.01$，$P = 0.000$），与同组基线比较，热贴组、安慰贴组、建模后贴扎肌内效贴组和对照组在事后时间点上有统计学意义，$*P < 0.05$；建模后贴扎肌内效贴组在 24h 时间点上有统计学意义，$*P < 0.05$，热贴组、安慰贴组和对照组#$P < 0.01$；热贴组、建模后贴扎肌内效贴组和对照组在 48h 时间点上有统计学意义，$*P < 0.05$，安慰贴组#$P < 0.01$；热贴组、建模后贴扎肌内效贴组和建模前后均贴扎肌内效贴组在 72h 时间点上有统计学意义，$*P < 0.05$，安慰贴组和建模后贴扎肌内效贴组#$P < 0.01$；安慰贴组和对照组在 96h 时间点上有统计学意义，$*P < 0.05$，建模后贴扎肌内效贴组#$P < 0.01$。

表 5 - 12　各组右侧膝关节屈曲被动位置变动感觉比较（单位：°）

分组	基线	事后	24h	48h	72h	96h
热贴组	0.98 ± 0.52	$0.60 \pm 0.28^*$	$0.57 \pm 0.26^{**}$	$0.64 \pm 0.32^*$	$0.48 \pm 0.21^*$	0.65 ± 0.24
安慰贴组	0.76 ± 0.29	$0.53 \pm 0.17^*$	$0.43 \pm 0.15^{**}$	$0.40 \pm 0.13^{**}$	$0.39 \pm 0.13^{**}$	$0.43 \pm 0.23^*$
建模后贴扎肌内效贴组	0.70 ± 0.48	$0.49 \pm 0.30^*$	$0.40 \pm 0.26^*$	$0.38 \pm 0.18^*$	$0.45 \pm 0.39^{**}$	$0.49 \pm 0.55^{**}$
建模前后均贴扎肌内效贴组	0.85 ± 0.32	0.71 ± 0.52	0.62 ± 0.27	0.63 ± 0.13	$0.50 \pm 0.17^*$	0.56 ± 0.32
对照组	0.71 ± 0.39	$0.49 \pm 0.27^*$	$0.44 \pm 0.22^{**}$	$0.44 \pm 0.27^*$	$0.40 \pm 0.19^*$	$0.37 \pm 0.23^*$

注： 重复测量分析结果，组别主效应 $P = 0.402$，时间×组别交互效应 $P = 0.895$；时间主效应 $P = 0.000$，与同组基线比较，$*P < 0.05$，$**P < 0.01$。

2. 各组右侧膝关节伸展被动位置变动感觉的变化

右侧膝关节伸展被动位置变动感觉角度在延迟性肌肉酸痛建模前组间无统计学差异（$P > 0.05$），运动建模后各组开始下降，建模后贴扎肌内效贴组的最低点出现在 48h，热贴组、安慰贴组和建模前后均贴扎肌内效贴组降低的最低点均出现在 72h，对照组的最低点出现在 96h。通过重复测量方差分析，结果显示时间×组别交互作用无统计学意义（$P > 0.05$），组别的主效应也无统计学意义（$P > 0.05$），说明各组随时间无变化差异；时间主效应有统计学意义（$P < 0.01$），事后主效应分析显示，各组与同组基线比较，热贴组、安慰贴组、对照组和建模后贴扎肌内效贴组在运动后 96h 均未恢复，而建模前后均贴扎肌内效贴组除 72h 下降有统计学显著性差异（$P < 0.05$）外，其余时间点上均未显示出统计学差异（$P > 0.05$）（图 5-24、表 5-13）。

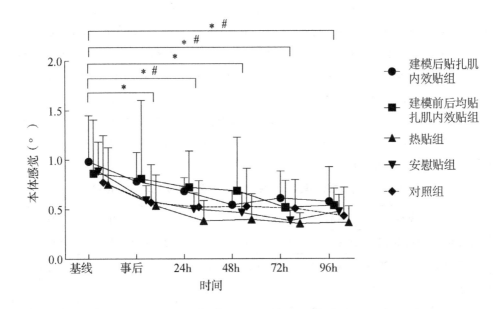

图 5-24　各组右膝关节伸展位置变动感觉的均值变化曲线

图注：重复测量分析结果，右膝伸展位置变动感觉组别主效应 $P = 0.351$，时间×组别交互效应 $P = 0.971$，均无统计学意义（$P > 0.05$）。时间主效应有统计学意义（$P < 0.01$，$P = 0.000$），与同组基线比较，安慰贴组和对照组在事后时间点上有统计学意义，$* P < 0.05$；安慰贴组和对照组在 24h 时间点上有统计学意义，$* P < 0.05$，热贴组# $P < 0.01$；热贴组、安慰贴组、建模后贴扎肌内效贴组和对照组在 48h 时间点上有统计学意义，$* P < 0.05$；热贴组、建模后贴扎肌内效贴组、建模前后均贴扎肌内效贴组和对照组在 72h 时间点上有统计学意义，$* P < 0.05$，安慰贴组# $P < 0.01$；热贴组和对照组在 96h 时间点上有统计学意义，$* P < 0.05$，安慰贴组和建模后贴扎肌内效贴组# $P < 0.01$。

表5-13　各组右侧膝关节伸展被动位置变动感觉比较（单位：°）

分组	基线	事后	24h	48h	72h	96h
热贴组	0.75 ± 0.37	0.53 ± 0.31	0.38 ± 0.20**	0.39 ± 0.25*	0.35 ± 0.11*	0.36 ± 0.16*
安慰贴组	0.88 ± 0.29	0.59 ± 0.14*	0.50 ± 0.16*	0.46 ± 0.19*	0.38 ± 0.10**	0.47 ± 0.17**
建模后贴扎肌内效贴组	0.98 ± 0.46	0.78 ± 0.29	0.68 ± 0.13	0.54 ± 0.13*	0.61 ± 0.27*	0.57 ± 0.34**
建模前后均贴扎肌内效贴组	0.91 ± 0.54	0.81 ± 0.79	0.72 ± 0.36	0.68 ± 0.54	0.51 ± 0.27*	0.53 ± 0.17
对照组	0.77 ± 0.47	0.56 ± 0.38*	0.52 ± 0.26*	0.52 ± 0.38*	0.50 ± 0.29*	0.42 ± 0.28*

注：重复测量分析结果，组别主效应 $P = 0.351$，时间 × 组别交互效应 $P = 0.971$；时间主效应 $P = 0.000$，与同组基线比较，$*P < 0.05$，$**P < 0.01$。

七、各组相关血液指标的变化

1. 各组血清肌酸激酶活性的变化

本研究结果显示，在延迟性肌肉酸痛运动建模后各组肌酸激酶活性均出现升高，在运动后24h达到最高峰，之后随时间的变化血清肌酸激酶活性下降。重复测量方差分析显示，组别主效应无统计学意义（$P > 0.05$），时间 × 组别交互效应无统计学意义（$P > 0.05$），表明随时间变化不同组之间未显示出组间差异和不同的变化趋势。时间主效应有统计学意义（$P < 0.01$），各组与基线比较，热贴组在事后、24h、48h和72h的肌酸激酶活性均有统计学非常显著差异（$P < 0.01$）；安慰贴组和对照组在事后、24h和48h有统计学显著差异（$P < 0.05$），72h无统计学意义（$P > 0.05$）；建模后贴扎肌内效贴组在事后和24h有统计学显著差异（$P < 0.05$），48h和72h无统计学意义（$P > 0.05$）；建模前后均贴扎肌内效贴组在事后肌酸激酶升高，但与基线比较无统计学意义（$P > 0.05$），24h和48h有统计学显著差异（$P < 0.05$），72h无统计学意义（$P > 0.05$）（图5-25、表5-14）。

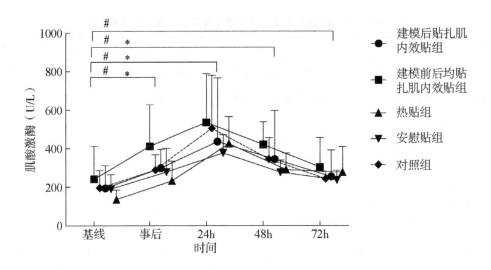

图 5 - 25　各组延迟性肌肉酸痛各时间点血清肌酸激酶的均值变化曲线

图注：重复测量分析结果，肌酸激酶组别主效应 $P = 0.390$，时间×组别交互效应 $P = 0.854$，均无统计学意义（$P > 0.05$）。时间主效应有统计学意义（$P < 0.01$，$P = 0.000$），与同组基线比较，安慰贴组、对照组和建模后贴扎肌内效贴组在事后时间点上有统计学意义，* $P < 0.05$；安慰贴组、对照组、建模后贴扎肌内效贴组和建模前后均贴扎肌内效贴组在 24h 时间点上有统计学意义，* $P < 0.05$；安慰贴组、对照组和建模前后均贴扎肌内效贴组在 48h 时间点上有统计学意义，* $P < 0.05$；热贴组在事后 24h、48h 和 72h 各时间点上均有统计学意义，# $P < 0.01$。

表 5 - 14　不同组延迟性肌肉酸痛各时间点肌酸激酶活性比较（单位：U/L）

分组	基线	事后	24h	48h	72h
热贴组	135.7 ± 19.1	232.7 ± 38.7**	424.4 ± 53.6**	290.2 ± 32.5**	277.2 ± 50.3**
安慰贴组	190.7 ± 28.5	278.4 ± 46.7*	376.5 ± 35.9*	277.2 ± 23.3*	237.4 ± 18.8
建模后贴扎肌内效贴组	194.5 ± 44.6	298.5 ± 36.7*	436.0 ± 125.2*	344.1 ± 95.5	254.7 ± 51.3
建模前后均贴扎肌内效贴组	242.2 ± 63.9	411.5 ± 81.3	536.1 ± 95.1*	420.1 ± 45.1*	303.7 ± 57.9
对照组	195.8 ± 34.2	289.0 ± 30.2*	504.8 ± 103.6*	345.0 ± 41.9*	243.5 ± 13.8

注：重复测量分析结果，肌酸激酶组别主效应 $P = 0.390$，时间×组别交互效应 $P = 0.854$；时间主效应 $P = 0.000$，与同组基线比较，* $P < 0.05$，** $P < 0.01$。

2. 各组血清乳酸脱氢酶活性的变化

本研究结果显示，在延迟性肌肉酸痛运动建模后各组血清乳酸脱氢酶活性均出现升高，并且达到最高峰，之后随时间变化血清乳酸脱氢酶活性下降。通过重复测量方差分析，结果显示时间×组别交互作用无统计学意义（$P > 0.05$），组别的主效应也无统计学意义（$P > 0.05$），表明随时间变化不同组之间未显示出组间差异和不同的变化趋势。时间主效应有统计学意义（$P < 0.01$），与同组基线比较，热贴组、安慰贴组、建模后贴扎肌内效贴组和对照组在事后均有统计学显著差异（$P < 0.05$），在24h、48h和72h均无统计学意义（$P > 0.05$）；建模前后均贴扎肌内效贴组与基线比较，在事后24h、48h和72h均无统计学意义（$P > 0.05$）（图5-26、表5-15）。

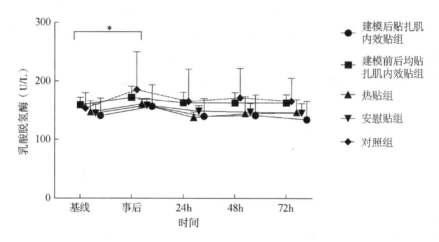

图5-26　各组延迟性肌肉酸痛各时间点乳酸脱氢酶的均值变化曲线

图注：重复测量分析结果，乳酸脱氢酶组别主效应 $P = 0.265$，时间×组别交互效应 $P = 0.568$，均无统计学意义（$P > 0.05$）。时间主效应有统计学意义（$P < 0.01$，$P = 0.000$），与同组基线比较，热贴组、安慰贴组、建模后贴扎肌内效贴组和对照组在事后时间点上有统计学意义，* $P < 0.05$。

表5-15　不同组延迟性肌肉酸痛各时间点血清乳酸脱氢酶活性比较（单位：U/L）

分组	基线	事后	24h	48h	72h
热贴组	147.1±19.6	161.0±7.92*	138.0±9.3	144.6±29.2	146.5±22.6
安慰贴组	145.1±15.3	159.0±11.3*	149.0±9.2	147.5±14.6	145.7±16.1
建模后贴扎肌内效贴组	141.0±29.8	156.8±36.9*	140.1±30.3	141.3±35.2	134.5±31.1

续表

分组	基线	事后	24h	48h	72h
建模前后均贴扎肌内效贴组	159.7 ± 13.0	172.0 ± 19.2	163.1 ± 18.1	163.2 ± 17.0	163.0 ± 14.4
对照组	153.7 ± 26.6	185.2 ± 64.8*	165.5 ± 54.9	171.6 ± 50.3	165.8 ± 39.4

注：重复测量分析结果，乳酸脱氢酶组别主效应 $P = 0.265$，时间×组别交互效应 $P = 0.568$；时间主效应 $P = 0.000$，与同组基线比较，* $P < 0.05$。

3. 各组血清皮质醇的变化

本研究结果显示，在延迟性肌肉酸痛运动建模后，建模前后均贴扎肌内效贴组皮质醇略有下低，与基线比较无统计学意义（$P > 0.05$），其余各组皮质醇均出现升高，运动后即刻达到峰值水平。通过重复测量方差分析，结果显示时间×组别交互作用无统计学意义（$P > 0.05$），组别的主效应也无统计学意义（$P > 0.05$）。时间主效应有统计学意义（$P < 0.01$），与同组基线比较，只有对照组在 48h 和 72h 有统计学显著差异（$P < 0.05$），其余各组各时间点均无统计学意义（$P > 0.05$）（图 5 - 27、表 5 - 16）。

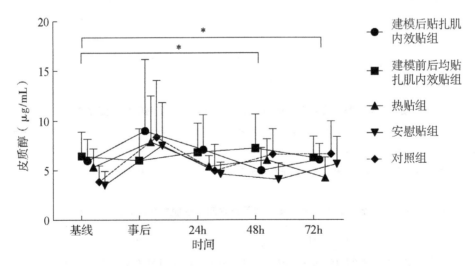

图 5 - 27　各组延迟性肌肉酸痛各时间点血清皮质醇的均值变化曲线

图注：重复测量分析结果，皮质醇组别主效应 $P = 0.155$，时间×组别交互效应 $P = 0.511$，均无统计学意义（$P > 0.05$）。时间主效应有统计学意义（$P < 0.01$，$P = 0.018$），与同组基线比较，对照组在 48h 和 72h 时间点上有统计学意义，* $P < 0.05$。

表5-16　不同组延迟性肌肉酸痛各时间点血清皮质醇水平比较（单位：μg/mL）

分组	基线	事后	24h	48h	72h
热贴组	5.33±1.87	7.86±4.64	5.39±1.10	6.03±2.12	4.24±2.07
安慰贴组	3.51±1.40	7.50±4.33	4.62±1.21	4.06±1.65	5.63±2.75
建模后贴扎肌内效贴组	5.96±2.20	8.97±7.19	7.08±3.54	4.98±2.31	6.05±1.63
建模前后均贴扎肌内效贴组	6.43±2.47	5.98±3.23	6.82±2.93	7.22±3.44	6.27±2.11
对照组	3.85±1.61	8.34±5.71	4.95±2.66	6.62±2.56*	6.65±3.31*

注：重复测量分析结果，皮质醇组别主效应 $P=0.155$，时间×组别交互效应 $P=0.511$。时间主效应 $P=0.018$，与同组基线比较，$*P<0.05$。

4. 各组血清白细胞介素-6 的变化

本研究结果显示，在延迟性肌肉酸痛运动建模后各组血清白细胞介素-6均出现升高，除安慰贴组在运动后24h达到峰值外，其余各种均在事后出现峰值水平。通过重复测量方差分析，结果显示时间×组别交互作用无统计学意义（$P>0.05$），组别的主效应也无统计学意义（$P>0.05$）。时间主效应有统计学意义（$P<0.01$），与同组基线比较，除安慰贴组外，各组在事后均有统计学显著差异（$P<0.05$），热贴组、安慰贴组和对照组在24h也有统计学显著差异（$P<0.05$），而建模后贴扎肌内效贴组和建模前后均贴扎肌内效贴组在事后之后的各点均无统计学意义（$P>0.05$）（图5-28、表5-17）。

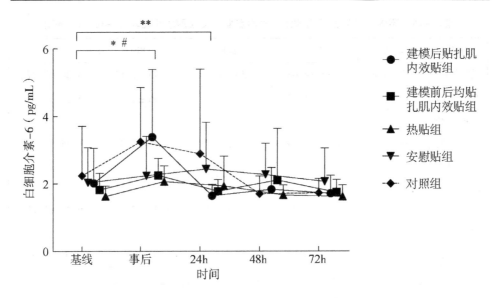

图 5 – 28　各组延迟性肌肉酸痛各时间点血清白细胞介素 –6 的均值变化曲线

图注： 重复测量分析结果，白细胞介素 – 6 组别主效应 $P = 0.549$，时间 × 组别交互效应 $P = 0.135$，均无统计学意义（$P > 0.05$）。时间主效应有统计学意义（$P < 0.01$，$P = 0.000$），与同组基线比较，建模后贴扎肌内效贴组、建模前后均贴扎肌内效贴组和对照组在事后时间点上有统计学意义，＊$P < 0.05$，热贴组# $P < 0.01$；热贴组、安慰贴组和对照组在 24h 时间点上有统计学意义，＊＊$P < 0.01$。

表 5 – 17　不同组延迟性肌肉酸痛各时间点血清白细胞介素 – 6 水平比较（单位：pg/mL）

分组	基线	事后	24h	48h	72h
热贴组	1.62 ± 0.11	2.06 ± 0.17＊＊	1.93 ± 0.31＊	1.65 ± 0.11	1.62 ± 0.12
安慰贴组	2.02 ± 0.37	2.24 ± 0.41	2.42 ± 0.49＊	2.26 ± 0.33	2.06 ± 0.98
建模后贴扎肌内效贴组	2.01 ± 0.17	3.37 ± 0.71＊	1.64 ± 0.12	1.83 ± 0.23	1.70 ± 0.19
建模前后均贴扎肌内效贴组	1.81 ± 0.17	2.24 ± 0.18＊	1.77 ± 0.12	2.10 ± 0.54	1.73 ± 0.14
对照组	2.23 ± 0.52	3.23 ± 0.57＊	2.88 ± 0.89＊	1.69 ± 0.19	1.72 ± 0.15

注： 重复测量分析结果，白细胞介素 – 6 组别主效应 $P = 0.549$，时间 × 组别交互效应 $P = 0.135$；时间主效应 $P = 0.000$，与同组基线比较，＊$P < 0.05$，＊＊$P < 0.01$。

5. 各组血清 P 物质的变化

本研究结果显示，在延迟性肌肉酸痛运动建模后各组血清 P 物质均有升高的变化趋势，但无统计学意义（$P > 0.05$）。重复测量方差分析显示，时间主效应、组别主效应，以及时间×组别交互效应均无统计学显著差异（$P > 0.05$）（图 5 - 29、表 5 - 18）。

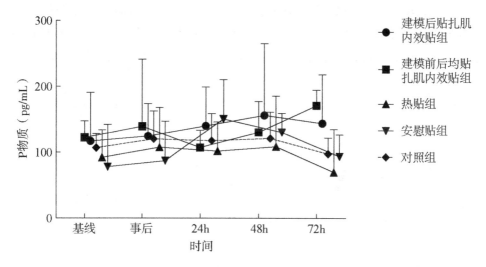

图 5 - 29　各组延迟性肌肉酸痛各时间点血清 P 物质的均值变化曲线

图注：重复测量分析结果，P 物质时间主效应 $P = 0.223$，组别主效应 $P = 0.093$，时间×组别交互效应 $P = 0.243$，差异均无统计学意义（$P > 0.05$）。

表 5 - 18　不同组延迟性肌肉酸痛各时间点血清 P 物质水平比较（单位：pg/mL）

分组	基线	事后	24h	48h	72h
热贴组	92.2 ± 42.0	107.5 ± 60.8	101.7 ± 44.3	108.5 ± 77.3	69.8 ± 65.1
安慰贴组	78.0 ± 64.2	87.1 ± 60.0	150.7 ± 59.6	130.2 ± 29.1	93.7 ± 32.9
建模后贴扎肌内效贴组	116.9 ± 73.6	124.4 ± 49.5	140.2 ± 59.1	156.2 ± 108.9	144.0 ± 74.1
建模前后均贴扎肌内效贴组	122.4 ± 25.0	139.3 ± 101.8	107.2 ± 26.5	130.3 ± 46.9	171.1 ± 23.6
对照组	106.8 ± 21.3	120.2 ± 42.5	117.6 ± 41.3	121.1 ± 39.9	97.7 ± 24.4

注：重复测量分析结果，P 物质时间主效应 $P = 0.223$，组别主效应 $P = 0.093$，时间×组别交互效应 $P = 0.243$。

6. 各组血清 β-内啡肽的变化

本研究结果显示，在延迟性肌肉酸痛运动建模后各组血清 β-内啡肽含量均有升高的变化趋势。重复测量方差分析显示，时间主效应以及时间×组别交互效应均无统计学意义（$P > 0.05$），组别主效应有统计学意义（$P < 0.05$），说明不同组之间血清 β-内啡肽含量存在差异，事后分析，热贴组的 β-内啡肽含量低于安慰贴组和建模前后均贴扎肌内效贴组，有统计学显著差异（$P < 0.05$），对照组高于热贴组有统计学非常显著差异（$P < 0.01$）（图 5-30、表 5-19）。

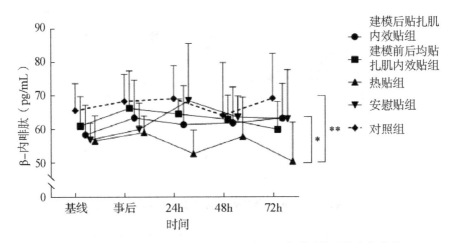

图 5-30　各组延迟性肌肉酸痛各时间点 β-内啡肽的均值变化曲线

图注：重复测量分析结果，β-内啡肽的时间主效应 $P = 0.270$，时间×组别交互效应 $P = 0.461$，均无统计学意义（$P > 0.05$）。组别主效应有统计学意义（$P < 0.01$，$P = 0.023$），与热贴组比较，安慰贴组和建模前后均贴扎肌内效贴组差异有统计学意义，#$P < 0.05$，对照组 ＊＊$P < 0.01$。

表 5-19　不同组延迟性肌肉酸痛各时间点血清 β-内啡肽含量比较（单位：pg/mL）

分组	基线	事后	24h	48h	72h	P
热贴组	56.5 ± 7.52	59.0 ± 4.93	52.6 ± 7.01	57.7 ± 11.6	50.3 ± 11.6	
安慰贴组	56.7 ± 4.97	59.9 ± 7.75	68.3 ± 16.9	63.4 ± 6.24	62.9 ± 14.4	0.043＊
建模后贴扎肌内效贴组	58.3 ± 8.78	63.3 ± 11.1	61.3 ± 11.5	61.8 ± 10.6	63.1 ± 10.3	
建模前后均贴扎肌内效贴组	60.9 ± 8.70	66.1 ± 11.0	64.4 ± 4.43	62.8 ± 7.19	59.8 ± 8.17	0.030＊

续表

分组	基线	事后	24h	48h	72h	P
对照组	65.5 ± 8.03	68.2 ± 7.97	68.9 ± 9.80	64.0 ± 15.6	69.0 ± 13.3	0.001**

注：重复测量分析结果，β-内啡肽的时间主效应 $P = 0.270$，时间×组别交互效应 $P = 0.461$；组别主效应 $P = 0.023$，与热贴组比较，*$P < 0.05$，**$P < 0.01$。

7. 各组血乳酸的变化

本研究结果显示，在延迟性肌肉酸痛运动建模前各组血乳酸水平差异无统计学意义（$P > 0.05$），运动建模后均明显升高，各组均在事后出现峰值水平。重复测量方差结果显示，组别主效应无统计学意义（$P > 0.05$），时间×组别交互作用也无统计学意义（$P > 0.05$）。时间主效应有统计学意义（$P < 0.01$），与同组基线比较，所有组在事后均有统计学非常显著差异（$P < 0.01$），其他时间点均无统计学意义（$P > 0.05$）（图 5-31、表 5-20）。

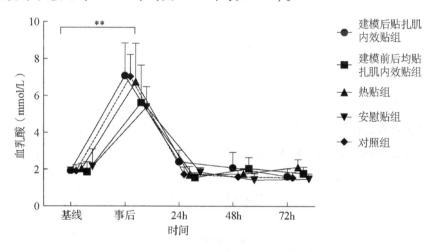

图 5-31 各组延迟性肌肉酸痛各时间点血乳酸的均值变化曲线

图注：重复测量方差分析，血乳酸组别主效应 $P = 0.077$，时间×组别交互效应 $P = 0.135$，均无统计学意义（$P > 0.05$）。时间主效应有统计学意义（$P < 0.01$，$P = 0.000$），与同组基线比较，各组在事后时间点上均有统计学意义，**$P < 0.01$。

表 5-20 不同组延迟性肌肉酸痛各时间点血乳酸含量比较（单位：mmol/L）

分组	基线	事后	24h	48h	72h
热贴组	2.02 ± 0.28	6.74 ± 2.08**	1.69 ± 0.45	1.75 ± 0.29	2.11 ± 0.42
安慰贴组	2.15 ± 0.94	5.37 ± 1.11**	1.83 ± 0.25	1.42 ± 0.34	1.47 ± 0.28

续表

分组	基线	事后	24h	48h	72h
建模后贴扎肌内效贴组	1.92 ± 0.19	7.07 ± 1.75 **	1.99 ± 0.33	2.09 ± 0.83	1.61 ± 0.41
建模前后均贴扎肌内效贴组	1.86 ± 0.54	5.60 ± 2.03 **	1.55 ± 0.26	2.04 ± 0.60	1.77 ± 0.34
对照组	1.90 ± 0.33	7.03 ± 1.19 **	1.73 ± 0.40	1.59 ± 0.35	1.55 ± 0.28

注：重复测量分析结果，血乳酸组别主效应 $P = 0.077$，时间 × 组别交互效应 $P = 0.135$；时间主效应 $P = 0.000$，与同组基线比较，** $P < 0.05$。

八、延迟性肌肉酸痛恢复期肌内效贴组有关指标间的相关性

1. 肌内效贴组疼痛与血液指标的相关结果

本研究疼痛指标与血液指标的相关分析结果显示，建模后贴扎肌内效贴组血清肌酸激酶与视觉模拟评分、六级主观疼痛感觉存在高度正相关（$P < 0.05$），与初痛阈存在高度负相关（$P < 0.05$）；建模后贴扎肌内效贴组血清 P 物质与视觉模拟评分和六级主观疼痛感觉存在高度正相关（$P < 0.05$）；建模前后均贴扎肌内效贴组血清肌酸激酶与初痛阈存在高度负相关（$P < 0.01$）；两组其他血液指标与疼痛指标之间无相关性（$P > 0.05$）（表5-21）。

表5-21 肌内效贴组疼痛指标与血液指标的相关结果（r 值）

指标	组别	视觉模拟评分	六级主观疼痛感觉	初痛阈	最大痛阈
肌酸激酶	建模后贴扎肌内效贴组	0.870 *	0.907 *	− 0.911 *	− 0.776
	建模前后均贴扎肌内效贴组	0.675	0.772	− 0.944 **	− 0.359
乳酸脱氢酶	建模后贴扎肌内效贴组	− 0.370	− 0.156	− 0.154	0.385
	建模前后均贴扎肌内效贴组	0.101	0.245	− 0.379	0.494

续表

指标	组别	视觉模拟评分	六级主观疼痛感觉	初痛阈	最大痛阈
皮质醇	建模后贴扎肌内效贴组	-0.285	-0.112	-0.285	0.284
	建模前后均贴扎肌内效贴组	0.613	0.506	-0.425	-0.680
白细胞介素-6	建模后贴扎肌内效贴组	-0.435	-0.278	-0.011	0.613
	建模前后均贴扎肌内效贴组	0.111	0.166	-0.241	0.515
P物质	建模后贴扎肌内效贴组	0.949*	0.887*	-0.620	-0.603
	建模前后均贴扎肌内效贴组	0.074	0.042	0.219	-0.061
β-内啡肽	建模后贴扎肌内效贴组	0.629	0.642	-0.693	0.038
	建模前后均贴扎肌内效贴组	0.166	0.314	-0.589	0.368

注：$*P < 0.05$，$**P < 0.01$。

2. 肌内效贴组肌力与疼痛的相关结果

本研究肌力指标与疼痛指标的相关分析结果显示，建模后贴扎肌内效贴组相对峰值力矩与六级主观疼痛感觉存在高度负相关（$P < 0.05$），与初痛阈存在高度正相关（$P < 0.01$）；建模前后均贴扎肌内效贴组相对峰值力矩与初痛阈存在高度正相关（$P < 0.01$）；两组相对峰值力矩与其他疼痛指标之间无相关性（$P > 0.05$）（表5-22）。

表5-22　肌内效贴组相对峰值力矩与疼痛指标的相关结果（r值）

指标	组别	视觉模拟评分	六级主观疼痛感觉	初痛阈	最大痛阈
相对峰值力矩	建模后贴扎肌内效贴组	-0.655	-0.834*	0.972**	0.568
	建模前后均贴扎肌内效贴组	-0.535	-0.689	0.903**	0.187

注：$*P < 0.05$，$**P < 0.01$。

3. 肌力与血液指标的相关结果

本研究相对峰值力矩与血液指标的相关分析结果显示,建模后贴扎肌内效贴组相对峰值力矩与血清肌酸激酶存在高度负相关($P < 0.05$);建模前后均贴扎肌内效贴组相对峰值力矩与血清肌酸激酶存在高度负相关($P < 0.01$),建模前后均贴扎肌内效贴组相对峰值力矩与血清 $β$ - 内啡肽存在高度负相关($P < 0.05$);两组相对峰值力矩与其他血液指标之间无相关性($P > 0.05$)(表5 – 23)。

表5 – 23 肌内效贴组相对峰值力矩与血液指标的相关分析结果（r 值）

指标	组别	肌酸激酶	乳酸脱氢酶	皮质醇	白细胞介素 – 6	P 物质	β – 内啡肽
相对峰值力矩	建模后贴扎肌内效贴组	– 0.815*	– 0.334	– 0.412	– 0.210	– 0.534	– 0.768
	建模前后均贴扎肌内效贴组	– 0.945**	– 0.616	– 0.095	– 0.356	0.350	– 0.845*

注: *$P < 0.05$, **$P < 0.01$。

4. 大腿围度与关节活动度、血液指标的相关结果

本研究大腿围度与血液指标的相关分析结果显示,建模后贴扎肌内效贴组和建模前后均贴扎肌内效贴组大腿围度与血清肌酸激酶均存在高度正相关($P < 0.05$);两组大腿围度与其他血液指标之间无相关性($P > 0.05$);建模后贴扎肌内效贴组大腿围度与关节活动度存在高度负相关($P < 0.05$);大腿围度与其他指标之间无相关性($P > 0.05$)(表5 – 24)。

表5 – 24 肌内效贴组大腿围度与血液指标的相关结果（r 值）

指标	组别	肌酸激酶	乳酸脱氢酶	皮质醇	白细胞介素 – 6	P 物质	β – 内啡肽	关节活动度
大腿围度	建模后贴扎肌内效贴组	0.869*	0.248	0.512	0.122	0.372	0.649	– 0.759*
	建模前后均贴扎肌内效贴组	0.816*	0.296	– 0.006	– 0.096	– 0.516	0.645	0.074

注: *$P < 0.05$。

5. 关节活动度与疼痛的相关结果

本研究关节活动度与疼痛指标的相关分析结果显示,建模后贴扎肌内效贴组和建模前后均贴扎肌内效贴组关节活动度与六级主观疼痛感觉均存在高度负相关($P < 0.05$);建模后贴扎肌内效贴组关节活动度与初痛阈、最大痛阈存在高度正

相关（$P < 0.05$）；建模前后均贴扎肌内效贴组关节活动度与视觉模拟评分存在高度负相关（$P < 0.05$），其他指标之间无相关性（$P > 0.05$）（表 5 - 25）。

表 5 - 25 肌内效贴组关节活动度与疼痛指标的相关结果（r 值）

指标	组别	视觉模拟评分	六级主观疼痛感觉	初痛阈	最大痛阈
关节活动度	建模后贴扎肌内效贴组	- 0.509	- 0.730 *	0.857 *	0.813 *
	建模前后均贴扎肌内效贴组	- 0.763 *	- 0.795 *	0.718	0.287

注：* $P < 0.05$。

6. 本体感觉与疼痛的相关结果

本研究肌力指标与疼痛指标的相关分析结果显示，建模后贴扎肌内效贴组屈本体感觉与视觉模拟评分和六级主观疼痛感觉均存在高度负相关（$P < 0.01$），与初痛阈存在高度正相关（$P < 0.05$）；建模后贴扎肌内效贴组伸本体感觉与视觉模拟评分存在高度负相关（$P < 0.01$），与六级主观疼痛感觉存在高度负相关（$P < 0.05$）；两组屈本体感觉和伸本体感觉与其他疼痛指标之间无相关性（$P > 0.05$）（表 5 - 26）。

表 5 - 26 肌内效贴组本体感觉指标与疼痛指标的相关结果（r 值）

指标	组别	视觉模拟评分	六级主观疼痛感觉	初痛阈	最大痛阈
屈本体感觉	建模后贴扎肌内效贴组	- 0.950 **	- 0.990 **	0.836 *	0.543
	建模前后均贴扎肌内效贴组	- 0.695	- 0.653	0.403	0.641
伸本体感觉	建模后贴扎肌内效贴组	- 0.927 **	- 0.829 *	0.448	0.205
	建模前后均贴扎肌内效贴组	- 0.541	- 0.457	0.153	0.557

注：* $P < 0.05$，** $P < 0.01$。

第三节 讨论与分析

在体育运动中不习惯的离心运动通常会导致肌原纤维的损伤、细胞外间质紊乱和炎症反应。疼痛和肌肉僵硬的感觉通常在不习惯的离心运动数小时后开始，48h 后达到高峰，甚至可能持续数日，这种现象称为延迟性肌肉酸痛。在延迟性肌肉酸痛期间，会伴随肌肉力量减少、关节活动度下降、肢体不稳定感和精准运动不协调以及本体感觉受损。肌内效贴是一种薄而有弹性的棉质贴布，与传统的运动贴布不同，肌内效贴的作用功效来自其自身具有的弹性拉力设计，肌内效贴被贴扎到皮肤表面后，可沿贴扎的方向产生弹性回缩，对皮肤施加一定的拉力，使皮肤产生皱褶进而达到改善肌肉功能、缓解疼痛、预防和治疗运动损伤的作用功效。已有的一些研究证实，肌内效贴对缓解疼痛、增加肌肉力量等方面具有较好的作用功效。由于延迟性肌肉酸痛的典型症状是力量损失、疼痛、肌肉压痛、僵硬和肿胀。从改善症状的角度来看，延迟性肌肉酸痛后出现的肌肉酸痛、肌力下降和肌肉僵硬肿胀等症状与肌内效贴治疗的适应证比较对症。因此，从理论上说肌内效贴对延迟性肌肉酸痛可能有一定缓解或治疗效应。

一、肌内效贴对延迟性肌肉酸痛恢复期疼痛的影响

疼痛是机体受到伤害性刺激作用时所引起的痛觉，疼痛虽然会引起人体产生不适感觉，但痛觉也可作为机体受到伤害的一种警告，引起机体产生一系列防御性保护反应，是临床上最常见的体征之一。当机体产生急性损伤时，疼痛表现较为剧烈，而机体发生慢性损伤时，疼痛则较为缓和，且多表现为局部胀痛或酸痛，并与主被动活动时受损部位受到机械牵拉有关。在肌内效贴的作用功效中，缓解疼痛是肌内效贴的主要治疗作用之一。有关肌内效贴对减轻组织损伤产生疼痛的研究文献较多，余波等人研究证实，肌内效贴贴扎对快速改善急性踝关节扭伤患者疼痛具有治疗效果；也有研究表明，肌内效贴贴扎对慢性下腰痛患者的疼痛不适有缓解作用。卡伦等人筛选了 12 篇文献进行综述研究，发现在对肌肉疾病的影响上，有证据支持贴扎肌内效贴可即刻减轻疼痛，但没有表现出长时间的作用效果。延迟性肌肉酸痛出现后的直接主观感觉是肌肉活动时有明显的疼痛感，并且有延迟性特点。尽管延迟性肌肉酸痛产生后个体之间因年龄、训练水平、运动强度、运动时间，以及诱导延迟性肌肉酸痛的方法不同而出现不同程度的疼痛感，但疼痛仍是肌肉最常见的损伤标志，研究表明有 73% 的延迟性肌肉酸痛研究中使用了该项指标。以往的研究报道中，肌内效贴对延迟性肌肉酸痛不良症状的改善效果不尽相同，有研究支持肌内效贴可以减轻延迟性肌肉酸痛恢复期的肌肉酸痛和触痛，但也有研究持反对意见，认为延迟性肌肉酸痛后贴扎肌内效贴不能减轻肌肉的疼痛和肿胀。

延迟性肌肉酸痛的一个重要问题就是疼痛的测量，评估必然是主观的，目前多采用各种疼痛量表对疼痛程度进行量化，其中采用最多的是视觉模拟评分量

表，其可靠性已得到证实。此外，在评价软组织疼痛的测量方法中也常采用压力传感器来量化肌肉压痛，该方法已被用于定位压痛的分布和严重程度。本研究采用了视觉模拟评分量表、六级主观疼痛感觉和压痛阈值三种方法来测定和评价延迟性肌肉酸痛期间的疼痛程度。从三种检测方法可以看出，延迟性肌肉酸痛的肌肉疼痛出现峰值时间是 24~48h。本研究结果显示，在贴扎肌内效贴后，视觉模拟评分得分时间主效应有统计学意义，说明各组视觉模拟评分得分有随时间变化的趋势，不同时间的评分存在显著性差异；组别主效应有统计学意义，说明不考虑时间变化，各组别之间也有差异。时间×组别交互效应有统计学意义，反映出不同组别之间视觉模拟评分随时间变化的趋势不同。根据统计学原理，时间×组别交互效应有统计学意义，不分析时间和组别的主效应，只需要分析单独效应即可。从事后单独效应分析得出，热贴组和安慰贴组与对照组之间有统计学意义，建模前后均贴扎肌内效贴组与对照组之间有统计学意义，建模后贴扎肌内效贴组没显示出与对照组的差异，表明运动前贴扎肌内效贴，可以降低延迟性肌肉酸痛的疼痛程度，反映出建模前后均贴扎肌内效贴组减轻疼痛效应快于对照组。但本研究也显示出，热贴组和安慰贴组视觉模拟评分好于对照组，因此，单从视觉模拟评分上看，不排除肌内效贴缓解疼痛效果上存在安慰剂效应。本研究的六级主观疼痛感觉程度结果与视觉模拟评分结果基本一致，但建模前后均贴扎肌内效贴组和建模后贴扎肌内效贴组均显示低于对照组，组间疼痛程度有差异，说明肌内效贴对延迟性肌肉酸痛后的肌肉疼痛有降低作用。本研究还显示出，建模后贴扎肌内效贴组在视觉模拟评分上与对照组无差异，但六级主观疼痛感觉评价又与对照组存在差异，造成上述差异的原因可能与两种评价方法之间的差异有关，视觉模拟评分只考虑自身的疼痛感觉程度，而六级主观疼痛感觉除了涉及肌肉疼痛感觉外，还包括对肌肉的捏压和睡眠状况，因此，在主观判断上会出现差异。但上述结果已明确显示，无论肌内效贴是否具有预防作用，其对缓解延迟性肌肉酸痛后肌肉疼痛是具有作用效应的。

延迟性肌肉酸痛发生后的典型症状之一是在肌肉活动时或者外力按压肌肉时会发生疼痛，人体对肌肉受到按压的疼痛耐受力会显著下降，肌肉的压痛阈值降低。本研究结果显示，各组压痛阈在运动建模后均出现降低，压痛阈的时间×组别有交互效应，说明时间变化和组别之间存在联合效应。组别单独效应显示，建模前后均贴扎肌内效贴组在运动后 24~72h 恢复值高于对照组，建模后贴扎肌内效贴组在运动后 48h 也低于对照组，说明肌内效贴组压痛阈值恢复快于对照组，时间单独效应也显示出肌内效贴组恢复优于对照组，说明肌内效贴对肌肉压痛阈的恢复有促进作用。但本研究的最大压痛阈结果未显示出肌内效贴贴扎效果优于对照组。这种差异可能与延迟性肌肉酸痛后肌肉受到损伤，在按压刺激强度大小不同时，引起的疼痛效应不同有关。

目前贴扎肌内效贴对肌肉疼痛的作用机制仍不清楚，已有的一些假说可以帮助去解释和理解肌内效贴可能在缓解疼痛上的作用机制，认为肌内效贴改善疼痛的作用机制可能是：肌内效贴通过对神经系统感觉通路的刺激，增加了传入反馈而降低了疼痛感觉，此减轻疼痛假说应归于减少从神经纤维传导痛觉感受的闸门控制理论。也有研究认为，肌内效贴贴扎技术通过提起皮肤，直接降低了皮下疼痛感受器上的压力，减少了痛觉神经的传入冲动进而降低了疼痛。本研究推测贴扎在大腿肌肉上的肌内效贴充当了一种持续刺激的镇痛剂，可引起皮肤感受器的参与增加，这可归功于前面提到的皮肤感受器和疼痛传导路径之间的相互作用。

综合上述三种评价方法，可以看出测试结果均反映出肌内效贴对延迟性肌肉酸痛后的疼痛有良好的缓解作用，本研究结果支持肌内效贴对缓解延迟性肌肉酸痛后疼痛具有改善作用的观点。虽然本研究没有发现贴扎肌内效贴在缩短延迟性肌肉酸痛恢复的时间上具有优势，但仍旧缓解了延迟性肌肉酸痛的疼痛程度，由于其使用简单、贴扎方便，不影响肌肉功能活动，因此，运动实践中可以考虑将肌内效贴应用于运动肌肉，作为附加的短期减轻延迟性肌肉酸痛疼痛的一种手段。

二、肌内效贴对延迟性肌肉酸痛恢复期大腿围度的影响

一般软组织损伤常常伴有不同程度的局部组织肿胀，其肿胀的范围和程度多与所受外力的大小以及引发损伤的原因有关。肿胀发生的病理机制是如果软组织损伤但局部血管未出现破损，由神经反射引起血管渗透功能增加，使得大量的组织液渗出，发生肿胀；如果软组织受损时伴随血管的破损，可发生血液流出形成血肿。上述两种情况均可使局部组织出现肿胀现象。延迟性肌肉酸痛的症状包括僵硬和肿胀，在触诊、被动伸展和牵拉所涉及的肌肉间疼痛加剧。研究显示，肢体肿胀是重复性离心活动后一种常见的现象，肿胀有 2~4 天的延迟性。肌内效贴贴扎虽然其作用机制尚未得到充分阐明，但已越来越多地被用于消除软组织水肿，其中最常用于消除关节肿胀和淋巴水肿。余波等人的两项研究均显示，常规物理疗法结合肌内效贴贴扎技术，在膝关节骨性关节炎和踝关节扭伤患者肿胀围径改善情况上，治疗组较对照组有显著差异。有研究也观察到颧骨骨折术后两天贴扎肌内效贴，可显著减少组织肿胀；乳腺癌相关性淋巴水肿患者在贴扎肌内效贴后表现出肿胀减少，同时患者接受度和依从性更高。

　　弗里登等人研究得出，肌纤维肿胀是离心运动后的主要特征，并与延迟性肌肉酸痛直接相关，此研究提供的证据支持延迟性肌肉酸痛产生的机械损伤机制，认为导致肿胀的机制可能是由于高张力引起的纤维收缩和细胞骨架构成的撕裂会释放出蛋白质及相关离子，从而形成渗透梯度，导致细胞内肿胀，这种肿胀激活位于肌束周围结缔组织中的伤害感受器，从而产生疼痛和僵硬的感觉。然而，延迟性肌肉酸痛后肌肉并非都会出现肿胀现象，在米马尔巴希等人通过肌肉离心建立延迟性肌肉酸痛模型的研究中，试验组的右、左大腿围与对照组相比未见明显差异变化。上述研究结果的差异性可能是由于研究中采用的运动建模方式不同，以及造成的延迟性肌肉酸痛的损伤程度不同所引起的。由于软组织肿胀常在延迟性肌肉酸痛后发生，许多研究采用测量软组织的周长（如上下肢的围度）来判断组织的肿胀变化程度。克莱克等人持续观察了延迟性肌肉酸痛后 11 天内的肌肉肿胀变化，在第 3 天肱二头肌远端肌肉肌腱连接处和中腹部的周长明显增高，第 4 天达到最高，并在第 10 天逐渐消退，但该研究认为在研究延迟性肌肉酸痛时使用周长的肿胀评估可能比体积技术更不敏感。

　　本研究测定了运动建模前后及恢复期各时间点的右侧大腿围度，从研究结果可以看出，运动建模后均出现大腿围度增加的现象，说明离心运动导致延迟性肌肉酸痛发生后伴随组织水肿的出现，除热贴组出现在运动后即刻，其余各组的最高点均出现在运动后 24h，说明其发生有一定的延迟性。数据统计分析显示，组别主效应上无统计学意义，时间×组别交互效应无统计学意义，但时间主效应有统计学意义，事后分析表明与同组基线值比较，直到 96h 热贴组、安慰贴组和对照组的大腿围度均未完全恢复，而建模后贴扎肌内效贴组在 72h 得以恢复，建模前后均贴扎肌内效贴组在 48h 就已经恢复，反映出肌内效贴贴扎有助于加快组织肿胀的消除，而且运动建模前贴扎肌内效贴效果好于运动建模后肌内效贴的贴扎。

　　肌内效贴对消除肿胀的作用机制目前尚未得到充分阐明，研究认为贴扎肌内效贴可缓解组织液充血，增加血液和淋巴循环，并改善皮下淋巴引流。也有研究认为，贴扎肌内效贴会轻微拉动皮肤，在真皮和筋膜之间形成更多空间，有助于水肿的减轻。在临床医学上，康复治疗师通过淋巴按摩手法在皮肤上沿着淋巴管回流的方向轻轻施压，可有效消除淋巴水肿。研究表明，肌内效贴对伤害性人群水肿减少有一定益处，建议通过肌内效贴提供轻微的定向伸展来按摩浅表淋巴管，从而提供有效促进淋巴引流的机制。在肌内效贴应用上消除肿胀常采用爪形贴法，该贴法依据贴布自身材质具有的回缩力，起到了类似于康复治疗师双手在患处进行轻柔淋巴按摩的功效，而且这种贴扎可持续对贴扎部位发挥作用。因此，肌内效贴的淋巴贴法与淋巴引流非常相似，可以让患者全天24h都获得治疗益处。基于对生理效应的分析，还可以认为肌内效贴更类似于压迫疗法，因为它减少毛细血管过滤而不是增强淋巴管运动功能。

三、肌内效贴对延迟性肌肉酸痛恢复期膝关节角度的影响

关节活动度（ROM）是指关节活动时可达到的最大弧度，测量关节活动度是评定肌肉、骨骼和神经损伤患者的常用指标，用于评定关节运动功能损害的范围和程度大小，软组织病损所致的疼痛与肌肉痉挛可导致关节活动度异常。大量研究报道，在重复性离心抗阻力运动和肘部屈肌的最大随意离心收缩后关节活动度显著减少。有关离心运动导致关节活动度减小的原因，被认为是肌肉等组织肿胀所造成的。豪厄尔等人研究认为关节活动度的降低并不是由于肌肉活动增加导致的，而是受累组织肿胀显著增加引起的，特别是在肌纤维结缔组织和肌腱结合部位，这种肿胀是肌肉损伤或伤害引起急性炎症反应的特征。

针对肌内效贴影响关节活动度的研究，主要从三个方面展开，其一是有关肌内效贴贴扎后关节原有的活动范围是否有限制作用；其二是肌内效贴对关节活动度是否有提高作用；其三是肌内效贴能否改善因组织损伤而造成的关节活动度降低，以及提高关节活动度的恢复速度。德穆拉等人的研究发现，在进行剧烈运动前后直至发生力竭状态时肌内效贴都不会限制膝关节关节活动度。还有一些研究也得出有关此方面肯定的研究结果，即肌内效贴不会出现与传统运动贴扎那样限制关节活动度的问题。但肌内效贴是否能够提高运动状态下的关节活动度目前尚不清楚。吉田研究发现，贴扎肌内效贴虽然对躯干的侧屈和背伸的影响无显著性，但却可以增加俯屈时的关节活动度，认为肌内效贴对健康人的关节活动度具有积极的作用效应。梅兰诺等人研究显示，在腘绳肌、下背肌肉以及腓肠肌内贴扎肌内效贴后，可以改善铁人三项运动员的坐位体前屈水平，使关节活动度提高。在针对损伤受试者的研究中，也得出肌内效贴对关节活动度有改善作用的结论。但还有研究得出相反的研究结论，认为肌内效贴对关节活动度没有影响。梅兰诺研究显示，在被动直腿上举测试时，贴扎肌内效贴对健康受试者臀部屈曲的即刻关节活动度无增加作用，在一些有关肌内效贴影响膝关节、肩关节和躯干前屈关节活动度的研究中也没有得出有差异性的结果。上述研究表明，肌内效贴的益处除了不限制关节活动度外，对改善患者受损失的关节活动度可能是有效的，但对健康人的关节活动度是否能够具有改善作用，还需要更多的试验研究来加以证实。

本研究结果显示，右侧膝关节关节活动度，在运动后出现了下降，下降的最低点在 24～48h，48h 后膝关节关节活动度开始恢复。通过重复测量方差分析，各组别的主效应以及时间×组别交互效应无统计学意义。时间主效应有统计学意义（$P < 0.01$），事后分析显示，与同组基线值比较，对照组和安慰贴组在运动后 24h、48h 和 72h 各时间点上均低于基线水平，而建模后贴扎肌内效贴组和建模前后均贴扎肌内效贴组均未显示出统计学差异，说明肌内效贴贴扎对膝关节关节活动度有预防和治疗作用，热贴组在 48h、72h 和 96h 与基线也无差异，说明热敷疗法对缓解膝关节关节活动度也有一定的作用疗效。

有关肌内效贴改善关节活动度的一个作用机理认为，关节活动度的大小与人体的肌肉活动疼痛强度有关系，贴扎肌内效贴产生的感觉输入信息，降低了关节活动疼痛感觉的反馈信息，从而改善了关节活动度。也有人认为肌内效贴对主动关节活动度影响的机理是通过增加贴扎部位的血液循环而导致的。更多学者认为肌内效贴放松肌肉的紧张状态，增加受损部位的感觉输入，减轻患者的疼痛，以及降低患者心理上的恐惧等也是改善关节活动度的主要原因。已有研究观察到，运动后 48～72h 安静关节角度峰值衰减，但这些研究没有测量肿胀。在克莱克等人的研究中，安静关节活动度在第 4 天的最大变化与峰值肌肉酸痛和肿胀一致，这与以前的研究结果一致。此外，亚克赞等人观察到离心运动后疼痛与关节活动度缩小之间有显著性关系。克莱克等人的研究中，尽管运动后出现关节活动度显著减少，但没有发生任何疼痛。虽然疼痛可能会引起保护性肌肉痉挛，从而减少关节活动度，但肌电图研究并没有为这种现象提供证据。结合本研究前边的结果来看，大腿围度变化的高点出现在运动后 24～48h，与膝关节关节活动度的变化是相一致的，说明离心运动导致的肢体肿胀影响了关节活动度。另外，从本研究的视觉模拟评分和六级主观疼痛感觉结果来看，其疼痛变化的最高点也介于24～48h，反映出关节活动度的变化与延迟性肌肉酸痛后肌肉的疼痛有一致性变化特点。

四、肌内效贴对延迟性肌肉酸痛恢复期等速肌力的影响

研究证实，延迟性肌肉酸痛期间肌肉力量和功率出现显著降低，在肌肉损伤的量化中有许多变量，力量损失通常在运动后或最初 48h 内达到峰值，完全恢复通常需要 5 天以上。尽管有报道向心和等长肌力都会出现力量的损失，但这些力量的降低在离心肌肉活动中最为显著。峰值力矩下降在延迟性肌肉酸痛诱导运动后 24～48h 最明显，并且在离心测试期间更加深刻和持久。有研究报道等动离心

运动诱导延迟性肌肉酸痛后肘屈肌的离心峰值力矩直到第 7 天才得以恢复，也有观察到肘部屈肌的离心峰值力矩在第 14 天才恢复正常的报道。延迟性肌肉酸痛诱导运动后 48h 内下肢向心和离心峰值力矩也有类似的显著降低的研究报道。然而，尽管有上述研究报道，但肌肉力量恢复的时间长短仍然不明确，这对运动员可能有着重要的影响，因为主动肌与对抗肌群的力量比值的变化可能导致增加损伤的风险。

随着肌内效贴在运动实践中应用的不断增加，肌内效贴对人体运动表现的影响受到广泛关注，尤其是肌内效贴是否具有改善运动状态下骨骼肌的收缩功能方面。现阶段中，围绕肌内效贴对肌肉力量影响的研究越来越多，其中大量开展了针对下肢股四头肌和上肢前臂屈肌为主的研究，在研究获得的结论上也不尽相同。默里等人在肌内效贴对前交叉韧带恢复后肌肉力量影响的研究中发现，在患者大腿前面贴扎肌内效贴后，受试者自我感觉肌肉收缩更加有力，其后一些研究也发现，人体贴扎肌内效贴后具有改善肌肉收缩功能，可提高肌肉的力量和爆发力。上述研究针对的是肌内效贴贴扎后对肌力影响的即刻效应。在肌内效贴影响肌力的持续作用方面，有研究表明肌内效贴贴扎 1h 后的前臂最大指捏力以及贴扎 30min 和 1h 后的最大握力均有增加，腓肠肌和腘绳肌贴扎肌内效贴后 2 天，峰值力量显著性增加。虽然一些研究反映出肌内效贴对提高肌肉力量有着积极的作用效应，但这一结论尚未得到广泛认可，奥斯卡·王等人的研究发现，不同的角速度（60°/s、120°/s 和 180°/s）下等速肌力的测试结果均未显示出贴扎肌内效贴可改变股四头肌的最大峰值力矩和总做功量。此外，还有研究得出肌内效贴对肌肉力量没有影响的结论。上述研究表明，肌内效贴能否提高肌肉力量尚无定论，一些针对同一个部位肌肉的研究结果也存在矛盾。产生上述研究结果差异性的原因可能与研究方法、贴扎肌内效贴的方式，以及研究设计的不同等有关。因此，针对肌内效贴影响肌肉力量的效应上，仍需要做进一步的探讨，并且在研究设计上必须要保证研究方法的可靠性。

由于延迟性肌肉酸痛在运动实践中比较常见，而肌内效贴的可能作用效能又与延迟性肌肉酸痛比较吻合，因此，一些研究试图探讨肌内效贴是否可以缓解延迟性肌肉酸痛后的肌肉酸痛症状和促进肌肉功能的恢复。研究认为肌内效贴可以减轻疼痛，增强肌肉运动功能，改善肌肉的力量、爆发力和耐力。达里乌兹等人将 34 位女性受试者分为肌内效贴组和对照组，肌内效贴组采用爪形贴扎方法，通过运动诱发延迟性肌肉酸痛，分别在运动前，运动后的 24h、48h、72h 和 96h 测定手臂肌肉力量、疼痛强度。结果显示，肌内效贴组肌力最低点出现在延迟性肌肉酸痛后 24h，而对照组肌力最低点出现在 48h，肌内效贴组肌力恢复好于对照组。本研究的结果显示，急性运动后各组等长峰值力矩均出现降低，在建模后24h出现最低值，随后在48h、72h和96h各时间点逐渐恢复。重复测量方差分析显示，时间×组别交互效应有统计学意义，说明随时间变化，不同组间变化趋势不同，事后单独效应比较显示，建模前后均贴扎肌内效贴组等速肌力在48h、72h和96h各时间点上均高于对照组，表明运动前贴扎肌内效贴有助于延迟性肌肉酸痛后的肌力恢复，本研究支持肌内效贴对肌肉具有积极作用的观点。以往研究中，研究者的试验设计多采取单一的肌内效贴干预，很少对肌内效贴进行分组。本研究将肌内效贴贴扎分为两组，一组是在运动前贴扎，探讨肌内效贴是否可以预防离心运动对肌肉力量造成的不良影响，以及是否具有促进肌肉力量恢复作用；另一组是在运动后贴扎肌内效贴，主要观察肌内效贴对运动后肌肉力量的恢复作用。从本研究结果来看，在等长峰值力矩指标上建模前后均贴扎肌内效贴组在48～96h高于对照组，建模后贴扎肌内效贴组与对照组差异不显著，在肌力恢复时间点上，建模前后均贴扎肌内效贴组在72h和96h与基线水平比较无差异，建模后贴扎肌内效贴组在96h与基线水平比较无差异。上述结果表明，建模前后均贴扎肌内效贴组和建模后贴扎肌内效贴组均有助于促进肌力的恢复。但从时间变化上，建模前后均贴扎肌内效贴组对肌力的恢复优于建模后贴扎肌内效贴组，说明运动前贴扎肌内效贴更有助于延迟性肌肉酸痛后对肌力的恢复。究其原因可能在于运动前贴扎可对运动中的肌肉起到一定的保护和调节作用，缓解因急性离心运动而对肌肉造成的负面影响，这种效应尽管在运动后即刻没有显示出差异，但是随着运动后时间的推移，这种差异会逐渐显现出来。建模后贴扎肌内效贴组对肌力恢复的作用效果不如建模前后均贴扎肌内效贴组，提示肌内效贴对延迟性肌肉酸痛后肌力恢复作用可能与贴扎的时间点有关。此外，建模前后均贴扎肌内效贴组在72h和96h两个时间点均与热贴组和安慰贴组有统计学差异，说明肌内效贴贴扎在肌力的恢复上，不仅好于对照组，而且优于安慰贴组和热敷组。

有关肌内效贴增加肌肉力量的作用机制目前尚不明确，有研究认为可能是肌内效贴贴扎后产生了一个同轴拉力，对所贴扎部位的肌肉收缩产生了一种微弱的即时增加效应，进而促进肌肉收缩功能的提高；也有研究认为是肌内效贴增加了对皮肤的感觉输入信息进而增强了神经和肌肉功能；此外，还有人提出运动神经元阈值的降低可能由皮肤刺激引起，从而更容易招募运动单位，导致功能表现改善的观点。上述研究观点，更多的是从肌内效贴影响健康人群的肌肉作用角度进行阐述的，而本研究是延迟性肌肉酸痛群体，骨骼肌有微损伤，并伴随肌肉的疼痛，肌内效贴贴扎可能对这一群体有其特殊的作用效应。运动损伤可导致肌力的下降，而肌内效贴促进肌肉收缩功能恢复的可能作用机理是：骨骼肌的运动损伤会伴随肌肉活动时的疼痛，这种疼痛在一定程度上反过来制约了肌肉的活动，导致肌肉力量下降，而肌内效贴通过降低延迟性肌肉酸痛所引起的肌肉活动时的疼痛，进而降低了因疼痛而受限的肌肉功能。但有研究认为，疼痛和压痛不会造成力量损失，这是由于没有神经抑制受损的肌肉或运动单位激活变化的事实支持，疼痛和僵硬可能与炎症反应相关，而不是实际的损伤。因此，有关这方面还需做进一步的研究。

五、肌内效贴对延迟性肌肉酸痛恢复期肌电图的影响

肌电图是指骨骼肌在收缩时会产生微弱的电流，通过在收缩肌肉表面的皮肤适当位置上附贴电极，将人体骨骼肌产生的电流引导出来得到的骨骼肌电流强度随时间变化的曲线图形。肌电图是一种评估和记录肌肉在休息和运动过程中生理特性的技术。当骨骼肌活动状态发生改变时其生物电信号也会随之变化，引起肌电图改变。在运动人体科学研究中，通常采用表面肌电图记录肌肉生物电活动，表面肌电图已经成为运动员技术分析、肌纤维类型识别和肌肉疲劳研究中常用的方法，可反映骨骼肌收缩能力、疲劳状态，以及肌纤维募集状态变化等情况。

在运动和日常活动中，在腿部的爆发式和高强度动作中，股四头肌起着重要作用。离心收缩常被用于改善股四头肌力量的训练计划之中。然而，股四头肌的离心运动与纤维损伤和延迟性肌肉酸痛有关，因此，可能会降低股四头肌稳定膝关节的能力，可能会使膝盖结构在运动过程中承受不正常的负荷。研究表明，与离心持续等长收缩后肌电图活动减少一样，延迟性肌肉酸痛可以减少肌肉激活，这可能是由损伤和发炎的受损肌肉组织的异常传入输入引起的，其会影响 α 和 γ 运动神经元的兴奋性。此外，一些学者认为，肌电图可以通过选择性募集不同的运动单位来显示肌肉损伤。研究显示，离心运动后状态下疲劳收缩开始时表面肌电图的振幅和平均功率频率（MPF）下降。也有研究显示离心运动后肌电图振幅增加，刘显东等人通过对离心运动后大鼠延迟性肌肉酸痛期间肌电图进行分析，发现随着肌肉的延迟性肌肉酸痛显著加重，肌电图波幅也明显升高。但博伯特等人研究表明，延迟性肌肉酸痛发生后的 24h、48h 和 72h 内并没有伴随着静息肌电图水平的增加。肌电图幅度不一致是许多肌电图研究中常见的问题，离心运动后恢复期较低的肌电图幅值和平均功率频率可能是由于离心运动的疲劳和肌肉损伤所致。由于延迟性肌肉酸痛引起受伤部分肌肉产生的力减少，使得来自肌肉或

其他肌肉的未受伤区域出现补偿性募集，导致肌肉的肌电图活动改变，这种变化使肌电图比例和补偿肌肉的力量显著增加，并导致不熟悉的压力被放置在补偿肌群上。肌肉损伤通常以肌肉功能障碍为特征，在离心运动中对肌肉或结缔组织的任何伤害都可能导致肌肉募集模式的改变，或者出现肌肉激活模式的时间顺序改变。德弗里斯在单电极的肌电研究中发现，延迟性肌肉酸痛出现时伴随着肌电的增大，通过对肌肉的放松训练后肌电的电位出现降低，肌电的振幅值会随肌肉的酸痛减轻而减小，科布也获得相同的试验结果。

已有的一些有关肌内效贴对表面肌电图活动影响的研究报道结果是不一致的。研究显示，贴扎肌内效贴后可以增大肌肉的表面肌电图活动，但不提高肌肉功能表现，肌内效贴贴扎具有增加肌电图活动的能力，表明中枢神经系统机制被激活。也有研究得出相反的研究结果，发现贴扎肌内效贴后，表面肌电图活动降低。祁奇等人研究显示，肌内效贴可以影响青年女性膝关节肌力及表面肌电图，无论肌肉是向心性收缩还是离心性收缩，股内侧肌和股外侧肌在肌内效贴贴扎下肌电图均方根值标化值均明显低于未贴扎状态，认为肌内效贴可以提高股内侧肌及股外侧肌的肌纤维募集能力。还有研究认为，贴扎方法不同引起的肌电图变化也不同。萨特等人研究认为，肌内效贴的抑制贴扎法对前臂伸腕肌群静息时的表面肌电图活动具有抑制作用，而促进贴扎法不能改变贴扎前后表面肌电图活动。此外，一些研究显示，贴扎肌内效贴后与对照组相比，肌肉活动时的肌电图活动无显著差异，认为肌内效贴不会改变肌电图的活动。上述研究的结果均选择的是健康的受试者。哈尔斯基等人研究发现，当肌内效贴贴扎在健康排球运动员的股直肌上面，并不能提高肌肉表面肌电图的活动，因而，其认为肌内效贴贴扎对健康肌肉可能不会有促进作用，肌内效贴贴扎对临床上患有神经肌肉缺陷症或肌肉萎缩症的患者的肌肉改善可能更为明显。出现上述研究结果差异的原因，蔡认为可以通过试验参与者对肌内效贴的不同心理意念来解释，因为其中大多数人没有提供有效的措施消除安慰剂效应。

在电生理学上，肌电的均方根值代表的是一定时间内的肌肉放电平均水平，被认为与骨骼肌的运动单位募集数量和肌纤维放电的同步化程度有关，因此经常被用来测量估计骨骼肌收缩产生的肌力大小，以及反映骨骼肌活动的开始和停止时间。研究表明，均方根值会随着肌肉疲劳程度的增加而相应地提高，负荷大小不同，均方根值增加也不一样。麦格林等人研究报道，在诱导延迟性肌肉酸痛运动前后及24h、48h和72h观察肌电图活动，与对照组相比静态伸展均显著降低肌肉的肌电图活动。本研究结果显示，不同组出现延迟性肌肉酸痛后各时间点股直肌的均方根值比较显示，除建模前后均贴扎肌内效贴组以外，其余各组在延迟性肌肉酸痛建模后均有升高的变化趋势，但无统计学意义；重复测量方差分析显示，时间主效应、组别主效应，以及时间×组别交互效应均无统计学显著差异，上述结果表明，各处理组和对照组相比未显示出均方根值的差异，各组随时间变化也没有显示出交互作用，说明肌内效贴对均方根值的影响与其他组之间没有差异。产生均方根值变化趋势有差异性而无统计学差异的原因，一方面是测量数据的标准差偏差较大影响了统计结果，另一方面可能与测试样本量偏少有关。在股外侧肌和股内侧肌两块肌肉上，时间主效应上存在差异，与本组基线值比较，对照组各时间点上存在差异，热贴组也存在一些时间点上的差异，安慰贴组在股内侧肌肌肉存在差异，而肌内效贴两组均不存在统计学差异，说明在股外侧肌和股内侧肌肌肉上均方根值因处理方法不同相互之间存在一定变化差异。对照组除了在股直肌波动较小外，在股外侧肌和股内侧肌均有上升的变化趋势，而相对应的建模前后均贴扎肌内效贴组波动较小。建模后贴扎肌内效贴组在股直肌提升较多，但在股外侧肌和股内侧肌两块肌肉上，均方根值的变化较小。从总的变化趋势来看，肌内效贴组的肌电变化小于对照组。通过上述分析表明，产生延迟性肌肉酸痛后各肌肉的均方根值有上升的变化趋势，不同贴扎方法对不同肌肉的影响有一定的差异性，肌内效贴对延迟性肌肉酸痛后肌肉的均方根值变化有一定的调节作用，也就是说肌内效贴对神经肌肉功能活动有一定的影响。有关作用机制可能与肌内效贴增加了皮肤输入进而增强神经肌肉功能有关，也有人提出运动神经元阈值的降低可能由皮肤刺激引起，从而更容易招募运动单位，使肌肉功能表现改善的观点。

六、肌内效贴对延迟性肌肉酸痛恢复期膝关节本体感觉的影响

本体感觉是指来自人体躯体深部肌肉、肌腱和关节等处的组织结构，可对躯体的空间位置、姿势、运动状态和运动方向所产生的一种感觉，其信息的传入对躯体控制有着重要的生理作用。人体各处关节的本体感觉包括关节位置觉和运动觉，其内容包括三方面：其一，关节位置的静态感知能力，属于传入活动能力；其二，关节运动时的感知能力，包括运动状态和加速度变化的感知，也属于传入活动能力；其三，反射回应和肌肉张力调节回路的传出活动能力。肌肉疲劳在体育活动中是极为常见的，并且已经被证实会对关节的本体感觉产生不利的影响。大量研究显示，肌肉疲劳后可导致关节位置觉的准确性下降，本体感觉功能下降，姿势改变，损害神经肌肉的控制，使关节受伤的危险性增高。也有研究认为，关节出现的运动创伤也常常会导致其本体感觉功能损失，出现神经肌肉控制

能力的减弱，关节稳定性的降低，可能导致损伤的再发生和骨性关节炎的提早出现，本体感觉被认为在急性损伤的预防中发挥着重要作用。

延迟性肌肉酸痛可能是一种特殊的肌肉功能障碍，其既不等同于一般的肌肉疲劳，也不等同于肌肉的拉伤，但其同样会影响神经肌肉感觉受体和神经通路，因为肌肉中的微小损伤会降低本体感受能力。一些研究表明，在任何离心或向心运动后，在位置和力量匹配任务中观察到的误差大小均显著增加，认为匹配误差的程度与肌肉疲劳或延迟性肌肉酸痛引起的力量减少程度有关。尽管以往研究显示在踝关节的前面以及外侧面贴扎肌内效贴未能提高踝关节的本体感觉能力，但围绕本体感觉的大多研究均给出了积极的效应。研究认为，肌内效贴贴扎可以提升膝关节本体感受器的知觉动作敏锐度，改善功能性踝关节不稳患者损伤侧踝关节的本体感觉能力，改善手部握力的相对和绝对力量感觉等。在对一些运动损伤受试者的研究中，也有类似的研究结果。因此，从对本体感觉的作用效应上看肌内效贴可能是有益的，其作用机制被认为是肌内效贴对皮肤产生了压力作用和拉伸效应，这种对皮肤机械感受器产生的刺激作用可持续传导有关关节位置和运动的信息，进而提高本体感觉能力。

关节的本体感觉测量可采用三种方法，即阈值测量法、角度重建法和视觉模型法。本研究采用的测量方法是阈值测量法，此种方法通过对关节运动觉的测定来评定本体感觉。测试方法是通过仪器设备产生缓慢而持久的关节被动运动，测量受试者自我感知到的关节被动运动时的角度变化阈值，即测量运动起始的关节角度与受试者能够自我觉察到的运动时的关节角度，并比较两个角度的变化差异，以此来确定所测关节的本体感觉精确度。本研究发现的结果与以往的研究结果并不相同，以往研究认为离心运动会使关节的力量感和位置感受到干扰，反映出关节的本体感觉功能下降。但本研究发现，无论膝关节屈或伸位置变动感觉，在离心运动后变动感知角度均减小，说明膝关节的位置变动感知敏感度增强。本研究多数组的最低角度出现在 48~72h，而对照组的最低点出现在运动后 96h。膝关节屈或伸状态下，组别主效应以及时间×组别交互效应均无统计学差异，时间主效应有差异，事后分析显示，与同组基线值比较，建模前后均贴扎肌内效贴组除 72h 有差异外，其余时间点均无差异，与热贴组、安慰贴组和对照组的时间变化上均存在差异，结果提示运动前贴扎肌内效贴对维持膝关节本体感觉能力有重要的作用，不会造成关节的过敏反应，建模前后均贴扎肌内效贴组与建模后贴扎肌内效贴组相比似乎前者作用效应也优于后者。普罗斯克等人对手臂位置感进行了相关试验，受试者被蒙上眼睛，将一只前臂置于特定的角度并保持不动，然后将其感知的位置与其另一只手相匹配，受试者能够在 1°~2° 的准确度内匹配手臂位置。然后将一只手臂做离心运动，并重复匹配试验，结果受试者匹配出现了很大的错误，研究者认为延迟性肌肉酸痛会造成本体感觉的受损。上述研究采用的是关节角度的重复匹配试验，而本研究采用的是被动位置变动感觉，之所以出现延迟性肌肉酸痛后膝关节被动位置运动感觉提升，可能是因为延迟性肌肉酸痛的发生会引发肌肉产生疼痛，而疼痛又会造成肌肉功能活动障碍。因此，人体由于对疼痛的敏感性增强而导致在关节被动活动时，对刺激的感知能力提升，这可能是与以往研究关节位置和力量匹配结论的不同之处。

七、肌内效贴对延迟性肌肉酸痛恢复期相关血液指标的影响

1. 肌内效贴对延迟性肌肉酸痛恢复期肌酸激酶和乳酸脱氢酶的影响

研究发现离心运动引起的肌肉损伤和肌肉酸痛的变化与血清酶活性的变化显著相关，延迟性肌肉酸痛有许多症状与肌肉炎症和损伤有关，如肌纤维肿胀、肌肉特异性酶（如肌酸激酶和乳酸脱氢酶）的血清活性升高，以及肌肉力量损失和关节活动度限制。以往的研究认为，通过下坡运动、阻力运动和下蹲跳跃等运动可诱导延迟性肌肉酸痛的发生，并伴随血清肌酸激酶和肌红蛋白（MB）等的增加。其产生的原因是，当肌组织发生损害或病变时，肌细胞内一些蛋白质会从肌细胞内逸出，进入血液，使得血液中的水平增高。在以往对人类肌肉损伤的52%研究中，肌酸激酶、乳酸脱氢酶、谷氨酸草酰乙酸转氨酶（AST）、肌球蛋白重链碎片以及肌红蛋白的血液水平被用作离心收缩诱导损伤的标志物。渗入血液中的酶是组织损伤的标志并且是创伤区域周围炎症的信号，因此，通过检测血液中血清肌酸激酶、乳酸脱氢酶、肌红蛋白、白细胞介素 - 1、白细胞介素 - 6、肿瘤坏死因子 - α（TNF - α）以及 C 反应蛋白（CRP）等指标来判断延迟性肌肉酸痛。在反映延迟性肌肉酸痛的血液判定指标中，常把血清肌酸激酶和乳酸脱氢酶等酶的活性变化作为延迟性肌肉酸痛损伤的指标一同进行观察，研究发现，在发生延迟性肌肉酸痛后血清肌酸激酶和乳酸脱氢酶的活性升高，通过相应的干预手段可以降低延迟性肌肉酸痛发生后血清的肌酸激酶和乳酸脱氢酶等酶的活性，因此，可将血液的这些指标的变化看作是改善运动后损伤程度的重要参考指标。

肌酸激酶已被用作健康个体中延迟性肌肉酸痛的间接标志物，肌酸激酶与延迟性肌肉酸痛的临床症状之间有很强的关系，在肌肉组织损伤和肌细胞膜渗透性改变的情况下肌酸激酶被释放。使用一些干预手段，可以降低肌肉损伤程度，降

低血液中肌酸激酶水平的升高。研究表明，延迟性肌肉酸痛后采用超声、推拿、振动练习以及口服药物等一些干预手段，对进行离心运动后的肌酸激酶水平有显著影响，可有效减少血浆肌酸激酶活性，减轻延迟性肌肉酸痛损伤程度。在肌细胞的结构和功能均处于正常的状态下，肌细胞内的酶极少通过细胞膜从细胞内透出，这种情况下血液中的肌酸激酶的活性就比较低，使肌细胞内与血液中的肌酸激酶在数量和活性上有着较大的差异，而当肌细胞结构和功能受损时，分子量相对较小的肌酸激酶就容易从肌细胞中脱离，泄漏出的肌酸激酶再通过细胞间液进入淋巴液，最终通过淋巴循环而流入循环血液中。有研究认为在评定骨骼肌承受的刺激强度以及了解骨骼肌微细损伤和恢复程度时，可将血清肌酸激酶活性的变化作为一项敏感的生化指标，由于其表现为仅从有损伤的肌肉中漏出，因此，可将其看作是肌细胞膜损伤或细胞膜渗透性改变的指标。在骨骼肌产生损伤期间，肌酸激酶被用作观察延迟性肌肉酸痛水平升高的指标。研究认为，运动后血浆酶活性的增加可能与主观肌肉酸痛或类似的临床综合征有关。

有关肌内效贴对延迟性肌肉酸痛后血液指标影响的研究比较少，仅有几篇文献进行了报道。哈扎尔等人的研究显示，贴扎肌内效贴对延迟性肌肉酸痛后的血清肌酸激酶和肌红蛋白水平无影响。布法查特等人研究认为，剧烈运动后肌内效贴可以加快肌肉力量恢复和减轻肌肉酸痛，但不改变延迟性肌肉酸痛后肌酸激酶的活性。阿米纳卡等人研究也发现，延迟性肌肉酸痛恢复期间肌内效贴干预并没有改善血清肌酸激酶水平以及肌肉活动的能力和表现。本研究肌酸激酶水平的变化可以反映出，运动建模后受试者均出现血清肌酸激酶活性升高，表明本研究采用的运动建模方法可成功诱发受试者延迟性肌肉酸痛的产生。本研究也显示，除了时间主效应有统计学意义外，肌酸激酶在组间主效应和时间×组间交互效应上均不存在统计学意义，与哈扎尔等人的研究结果相似。因此，本试验结果表明，在延迟性肌肉酸痛恢复期间肌内效贴对血清肌酸激酶水平影响不大，说明肌内效贴对延迟性肌肉酸痛后肌肉损伤的恢复与改善作用不明显。但本研究也显示，建模前后均贴扎肌内效贴组在事后与基线值比较，肌酸激酶升高无统计学意义，表明肌内效贴对延缓骨骼肌的微损伤有一定的作用效果。有关运动后血清肌酸激酶和乳酸脱氢酶活性升高的原因，被认为一方面是由于血清酶来源的各组织中的酶活性升高，引发血清中这些酶的活性升高；另一方面是由于剧烈运动时引起的骨骼肌等组织产生一过性损伤或组织坏死，进而出现细胞膜通透性增加，使渗入血清中酶的含量增多，进而导致血清肌酸激酶和乳酸脱氢酶活性的升高。延迟性肌肉酸痛发生的主要理论之一是机械理论，该理论认为离心收缩是产生肌肉损伤的主要原因，由于肌纤维损伤的发生会导致肌肉中一些蛋白质和电解质溢出到血液中，其中一种特别重要的溢出酶就是肌酸激酶。因此，血清肌酸激酶被认为是肌肉损伤的生物标志物，并且在损伤运动后增加。有研究报道，肌酸激酶水平升高说明过度的离心运动和延迟性肌肉酸痛已经导致肌肉组织损伤和水肿的发生。扎因丁等人研究显示，按摩条件下血浆肌酸激酶活性的增加显著小于对照组，按摩对延迟性肌肉酸痛、肿胀和血浆肌酸激酶活性有积极作用，按摩可以增强肌酸激酶通过淋巴液从受损肌肉到循环的运输，并通过增加血液和淋巴流量增加血液中肌酸激酶的清除率，以及按摩有助于从受伤部位清除嗜中性粒细胞和巨噬细胞，从而避免纤维坏死和肌酸激酶的外排。由于肌内效贴具有允许或改善血液和淋巴液流动进而减少水肿的作用，因此，与安慰贴组和对照组相比，肌内效贴可能通过这种作用机制达到改善肌肉微损伤的作用。

乳酸脱氢酶是反映人体运动后骨骼肌微损伤状况的指标之一，也是机体糖无氧代谢途径的重要酶。有研究表明，力竭性运动后肌肉中乳酸脱氢酶的活性会出现降低，但血清中乳酸脱氢酶活性升高，说明力竭性运动可造成肌组织产生一定程度的损伤，导致肌细胞膜完整性受到破坏，进而使得肌组织中的乳酸脱氢酶透过细胞膜进入血液，引起血清乳酸脱氢酶的活性升高。研究也显示，口服大蒜素和联合抗氧化剂、低强度脉冲超声治疗、振动疗法和按摩疗法，以及口服藏红花、马齿苋等，可减少大强度离心运动后骨骼肌细胞内乳酸脱氢酶的大量逸出，降低血液乳酸脱氢酶活性，可有效减轻大强度运动后运动员的延迟性肌肉酸痛程度。本研究发现，在离心运动建模后各组乳酸脱氢酶活性均出现升高，说明本研究采用的运动方式已经导致受试者出现骨骼肌的微损伤。但从达到峰值的时间来看，这与之前肌酸激酶在运动后24h达到峰值并不同步，反映出在酶变化的动力学上肌酸激酶和乳酸脱氢酶可能是不一致的。从测试结果分析显示，乳酸脱氢酶各组别的主效应，以及时间×组别交互效应均无统计学意义。但时间主效应有统计学意义，与同组基线值比较，在事后，热贴组、安慰贴组、建模后贴扎肌内效贴组和对照组均有统计学显著差异，其他时间点无统计学意义，这可能与延迟性肌肉酸痛具有明显的自愈性有关，而建模前后均贴扎肌内效贴组在运动后各时间点与基线值比较均无统计学差异，反映出运动前贴扎肌内效贴对运动后骨骼肌微损伤的出现可能有预防作用。运动后血清肌酸激酶与乳酸脱氢酶会表现出不同的变化趋势，两者对相同的运动强度刺激可表现出不同的适应性变化，两种酶活性的升高至峰值及恢复的时间也均不相同。施万等人在离心运动是否导致延迟性肌肉酸痛和更高的血浆肌酸激酶和乳酸脱氢酶活性增加的研究中发现，下坡跑步后肌肉出现显著的延迟性肌肉酸痛，血浆肌酸激酶活性显著增加，乳酸脱氢酶活性虽然也增加但变化不显著。以往研究显示，尽管运动后乳酸脱氢酶的变化特点与肌酸激酶较为类似，但变化的幅度和高峰时间上稍有不同，乳酸脱氢酶的峰值出现时间较早于肌酸激酶且变化幅度也较小，运动后的恢复时间也较短于肌酸激酶，在上述研究中乳酸脱氢酶的峰值出现在运动后 3 ～ 20h 不等，这种差异可能是运动强度不同所导致的，本研究也得出与其相似的变化特点。因此，目前关于肌内效贴对肌酸激酶等生物标志物功能影响的证据非常有限，现有的研究倾向于肌内效贴不能改善延迟性肌肉酸痛后肌酸激酶的活性，肌内效贴对血液肌酸激酶等酶的影响作用可能需要更多的试验研究予以证实。

2. 肌内效贴对延迟性肌肉酸痛恢复期白细胞介素 –6 和皮质醇的影响

白细胞介素 –6 是主要由人体的巨噬细胞、B 细胞、T 细胞等多种细胞产生的一种具有多效型的细胞因子，能调节免疫应答、参与急性期反应，可调节体内多种细胞的生长与分化，并在机体的抗感染免疫应答反应中发挥重要的作用。在人体多种疾病中白细胞介素 –6 有明显的改变，临床上表现为发病时白细胞介素 –6 的水平增高，对患者体液中白细胞介素 –6 水平的检测可反映患者的病情变化。肌组织损伤本身是对肌关节的机械破坏，其继发产生炎症反应，导致肿胀和局部疼痛，与延迟性肌肉酸痛相关的典型症状是力量减退、疼痛、僵硬和肿胀。诺瑟夫等人的研究首次提出，运动可诱导血浆中白细胞介素 –6 的浓度增加。研究表明，采用离心运动往往导致比向心运动更大程度的肌肉损伤，并提出运动导致的肌肉损伤是引起血液中白细胞介素 –6 升高的首要因素，而后一些研究也证明，血清白细胞介素 –6 浓度在肌肉运动及运动后出现急剧的升高。有关运动对白细胞介素 –6 影响的一些研究认为，运动引起白细胞介素 –6 释放增加的主要原因是运动导致骨骼肌损伤，与运动应激和肾上腺素分泌等也有一定的关系。在人体剧烈运动时，身体应激状态会引起骨骼肌的超微结构损伤，之后的吞噬阶段会出现与炎症相关的白细胞介素 –6 等因子活性增加，而且这种运动过程中的白细胞介素 –6 表达增加的程度与肌肉发生的损伤以及炎性反应的程度相关，白细胞介素 –6 增加主要发生在肌肉炎症反应或损伤的部位。苏全生的研究发现，人和大鼠在大强度运动后血液白细胞介素 –6 水平显著增高，运动导致的对机体应激反应可能是运动后即刻白细胞介素 –6 增高的重要原因，在运动应激消退后，血浆白细胞介素 –6 的增高提示与运动导致骨骼肌损伤（EIMD）有重要关联，提出可将白细胞介素 –6 作为评价运动导致骨骼肌损伤的重要检测指标。

肌肉损伤后出现的延迟性肌肉酸痛与前列腺素（PGE）浓度在血液中的升高之间存在内在联系，前列腺素是人体参与一般疼痛感觉并涉及疼痛传入活动的化学介质，其本身并没有致痛作用，但可以增加人体痛觉感受器对疼痛刺激的敏感性，即降低了疼痛阈值。由于前列腺素主要是由巨噬细胞、中性粒细胞合成和释放的，而巨噬细胞是24h后肌肉损伤部位的主要炎症细胞，主要由巨噬细胞分泌的白细胞介素－6、肿瘤坏死因子－α等炎症介质又能诱导巨噬细胞对前列腺素的合成，由此显示白细胞介素－6等细胞因子介导了延迟性肌肉酸痛。研究表明，口服原花青素可减轻大强度离心运动导致的延迟性肌肉酸痛，抑制白细胞介素－6的产生，能有效增强机体抗氧化能力。本研究结果显示，试验各组在运动建模后白细胞介素－6水平均出现升高，除安慰贴组在运动后24h达到峰值外，其余各种均在事后出现峰值水平，说明在一次大强度离心运动诱发延迟性肌肉酸痛后，受试者出现了急性炎症反应。重复测量方差分析显示，时间主效应有统计学意义，与同组基线值比较，运动后24h的建模前后均贴扎肌内效贴组和建模后贴扎肌内效贴组均已无显著性差异，而其余三组在24h均存在显著性差异。本研究也表明，从建模后贴扎肌内效贴组和建模前后均贴扎肌内效贴组比较来看，两者差异不明显，但都优于热贴组和安慰贴组。上述结果表明，肌内效贴可以加快延迟性肌肉酸痛后白细胞介素－6的恢复速度，降低机体产生的炎症反应。其可能的机制在于，肌内效贴具有消除组织肿胀的作用功效，贴扎肌内效贴会轻微拉动皮肤，在真皮和筋膜之间形成更多空间，进而可缓解组织液充血，增加血液和淋巴循环，并改善皮下淋巴引流，加之，采用淋巴贴法的肌内效贴与淋巴引流非常相似，可以使延迟性肌肉酸痛受试者全天连续接受干预作用，这种效应可能引发更多的抗炎因子进入病灶处而加速炎症反应。

皮质醇是人体内由肾上腺皮质分泌的一类对糖类代谢具有最强作用功效的肾上腺皮质激素，属于糖皮质激素的一种，有时皮质醇也被用来专指基本的"应激激素"，具有刺激葡萄糖异生，促进葡萄糖利用，并抑制急性和慢性炎症反应等生理作用。古尔纳等人研究发现，血压计袖带诱发缺血性疼痛和持续等长肌肉收缩可使血清皮质醇含量升高。米马尔巴希等人研究马齿苋提取物对一次离心运动后延迟性肌肉酸痛的预防作用，在运动前72h、运动后24h和48h后测量血清乳酸脱氢酶、肌酸激酶、皮质醇，结果发现运动后24h和48h血清皮质醇浓度试验组显著低于对照组，研究认为马齿苋提取物可减少延迟性肌肉酸痛的生化和临床变量。阿伦特等人研究证实，黑茶提取物可以降低延迟性肌肉酸痛后皮质醇水平。上述研究表明，通过某些干预手段可以降低机体延迟性肌肉酸痛后血清皮质醇水平，减小机体的应激反应程度。有关肌内效贴对血清皮质醇影响的研究尚未见报道，本研究结果显示，在运动建模后除建模前后均贴扎肌内效贴组皮质醇略有下降外，其余各组皮质醇均出现升高，运动后即刻达到峰值水平。但重复测量的方差分析结果显示，各组别的主效应无统计学意义，时间×组别的交互效应也未显示出统计学差异，仅时间主效应有统计学意义，与同组基线值比较，只有对照组在48h和72h有统计学显著差异，其余各组各时间点均无统计学意义。究其产生的原因，本研究认为是由于皮质醇属于人体的应激激素，当人体受到各种伤害性刺激（包括剧烈运动）作用时其释放量增加，进而可以提高机体对应激的反应程度。延迟性肌肉酸痛主要是人体从事大强度离心运动而造成的，而且在延迟性肌肉酸痛发生时会诱发人体产生一系列不适变化，尤其是肌肉出现的酸痛现象。疼痛作为一种应激源可以产生对机体的刺激，引发机体应激反应增强。从本研究结果来看，皮质醇出现的第一个高峰期是在运动后即刻，引发皮质醇升高的原因应该是大强度离心运动刺激所引起的，而第二次高峰热贴组和对照组出现在48h，此时产生的原因并非是由运动所导致，而可能与延迟性肌肉酸痛发生后延迟出现的疼痛刺激诱导有关。本研究中建模后贴扎肌内效贴组和热贴组在48h均出现降低，建模前后均贴扎肌内效贴组虽有上升但波动很小，结合各时间点与基线值比较，建模后贴扎肌内效贴组和建模前后均贴扎肌内效贴组对降低皮质醇的作用优于安慰贴组和对照组。虽然组别主效应没有显示出差异性，但从曲线变化上，肌内效贴对皮质醇的影响有好的变化趋势。因此，本研究认为，肌内效贴对皮质醇产生的影响，可能与肌内效贴通过降低肌肉的疼痛感觉，进而导致疼痛引起的机体应激反应程度减轻有关。

3. 肌内效贴对延迟性肌肉酸痛恢复期血清 P 物质和 β - 内啡肽的影响

1931 年瓦尔·欧拉和戈达姆首先发现一种可使离体肠管收缩且不被阿托品所阻断的物质，即 P 物质，直到 1971 年才由张和利曼分离提纯，证明了这种物质为 11 个氨基酸组成的多肽，从而确定了 P 物质的化学结构，主要作用于速激肽受体家族中的神经激肽受体。P 物质既是一种神经肽，也是一种能够传递信息、调节机体反应的重要信使物质。P 物质广泛存在于中枢和外周神经系统，并可以在脊髓背根神经节中合成，它与痛觉信息处理过程有密切关系。P 物质主要分布在细胞体和纤维样结构（轴突和末梢）中，对疼痛信号的传递有双重作用，可增强伤害性信息的传递功能，在脊髓的背侧浓度较高，其本身是一级感觉神经元伤害性传入纤维的兴奋介质，尤其是在 C 纤维中含量较高，可加强 C 纤维诱发的脊髓背角伤害性神经元的放电。在人体的许多慢性疼痛中，作为疼痛递质的 P 物质可通过感觉神经传入纤维传递到脊髓中枢，并参与疼痛在脊髓中枢的传导和调制。P 物质的作用一方面是传递伤害性信息，另一方面是在脊髓痛觉调制中具有引发疼痛的作用。享利等人认为，P 物质作为神经递质在疼痛的感觉传递和镇痛机制中均发挥着重要的作用，大剂量的 P 物质可直接引起感觉神经元兴奋，并导致痛觉过敏，对鸦片样物质的止痛作用起到掩盖效应。目前认为 P 物质是痛觉一级传入神经纤维末梢的递质，参与对感受器的作用，主要作用于速激肽受体家族中的神经激肽受体，机体受到持续性的电、热、化学等外周伤害性的刺激作用均可使脊髓背角释放的 P 物质明显增多。这表明 P 物质本身是一种伤害性的传入末梢释放的兴奋性递质，它在脊髓参与伤害性信息的传递，并可引发致痛作用。

延迟性肌肉酸痛产生的不良生理反应中，最为常见的就是肌肉酸痛，而作为神经递质的 P 物质在疼痛的感觉传递和镇痛效应中起着重要的作用。目前尚未看到有关 P 物质与延迟性肌肉酸痛的相关研究报道，因此，本研究在探讨肌内效贴影响延迟性肌肉酸痛后肌肉疼痛的同时，通过测试延迟性肌肉酸痛各时间点的血清 P 物质，进一步探讨肌内效贴在影响肌肉疼痛的作用效应上是否与改善血液中 P 物质有关。通过前面的研究结果可以看出，肌内效贴对缓解和改善延迟性肌肉酸痛引发的肌肉疼痛确有作用效应，可降低恢复期的肌肉主观疼痛和压痛感觉，而从本研究的血清 P 物质水平的变化来看，在延迟性肌肉酸痛建模后各组均有升高的变化趋势，但变化幅度波动较小无统计学意义，反映出延迟性肌肉酸痛其引发因素与 P 物质的致痛关系不大，也就是说 P 物质可能并不是引发延迟性肌肉酸痛的致痛物质。此外，根据本研究的重复测量方差统计结果得出，组别主效应、时间主效应，以及时间×组别的交互效应均无统计学差异，也说明一次大强度离心运动诱发延迟性肌肉酸痛后，P 物质变化既无组别差异，也无时间变化差异，表明血清 P 物质并未随各种贴扎方式而发生改变，也就是说肌内效贴未显示出对血清 P 物质的影响作用。

β - 内啡肽是一种内成性的类吗啡生物化学合成物激素，其本身由 31 个氨基酸所组成，属于人体的内源性阿片肽，广泛地存在于机体的中枢及周围组织，可作为神经介质或激素参与机体内系统功能的调节，并与神经疾病和应激反应的病理、生理过程变化密切相关。β - 内啡肽可以作为内源性镇痛物质，在刺激下（如应激、炎症、损伤、针刺和伤害）由局部组织中免疫细胞释放出来，调节组织的炎症反应并实现局部镇痛作用，可最大限度地增强抗炎和止痛效果，这可能是体内参与外周镇痛效应的阿片样物质递质的主要来源。因此，医学上通过采用各种治疗手段提高血液 β - 内啡肽含量，进而达到镇痛的作用。有研究显示，神经性疼痛患者脑脊液和血浆中 β - 内啡肽含量较正常健康者明显下降，低含量致使痛阈降低，增加对疼痛的敏感性。穆罕默德研究显示，使用非甾体类抗炎药（如扶他林乳胶剂）治疗延迟性肌肉酸痛，可以降低 β - 内啡肽和肌酸激酶的浓度，加快延迟性肌肉酸痛的肌肉恢复过程并降低疼痛感。也有研究认为，运动是减轻延迟性肌肉酸痛的最有效的策略之一，运动期间疼痛的临时缓解可能是由于酸痛肌肉粘连的分解，通过增加血流量加快了有毒废物的消除，以及活动期间增加了β－内啡肽的释放，而β－内啡肽产生可能使延迟性肌肉酸痛最小化的止痛感觉效果。本研究结果显示，各组β－内啡肽含量在延迟性肌肉酸痛建模后均有一定的升高，说明一次大强度离心运动有引起β－内啡肽含量升高的变化趋势。重复测量方差分析显示，只有组别主效应存在统计学意义，说明不同贴扎方式的各组之间血清β－内啡肽含量存在差异，事后分析仅有热贴组的β－内啡肽含量与安慰贴组、建模前后均贴扎肌内效贴组和对照组存在组间差异。上述研究结果表明，一次大强度离心运动可以诱导延迟性肌肉酸痛的发生，但β－内啡肽的增加变化幅度较小，说明一次大强度离心运动对血清β－内啡肽的影响不明显，β－内啡肽可能并不是评估延迟性肌肉酸痛的有效生化指标。同样，本研究也显示，通过不同形式的贴扎对血清β－内啡肽的影响除热贴组外，其他组别之间未显示出差异性，说明肌内效贴对血清β－内啡肽的影响作用效应不大。

4. 肌内效贴对延迟性肌肉酸痛恢复期血乳酸的影响

血乳酸是体内肌糖原通过无氧糖酵解的方式产生能量使得二磷酸腺苷可以再合成三磷酸腺苷过程中的产物，该过程可为高能磷酸化合物提供能量，进而保证大强度运动时的需要。血乳酸既是糖酵解的生成产物，也是体内有氧代谢氧化的底物，此外，还可以通过糖异生的途径转变生成糖。人体在安静时，或运动强度不大时，氧气供应充足，乳酸的生成量较少，因此，在正常安静状态时血乳酸浓度不超过2mmol/L，运动员的血乳酸安静值与常人无差异存在。但当机体处于无氧状态或进行剧烈活动时，糖原或葡萄糖在无氧状态下可经过一系列酶促化学反应生成2分子的丙酮酸，丙酮酸经过丙酮酸脱氢酶的作用生成2分子的乳酸，这个过程就是糖在体内的无氧糖酵解，通过上述整个过程可产生2分子的三磷酸腺苷。在运动员日常运动训练监控中，血乳酸水平一直是实用率较高且较成熟的指标之一，被广泛应用于运动员选材、运动训练水平评定、训练计划和负荷的评价等方面。

在延迟性肌肉酸痛产生的假设机制中，运动时糖酵解产生的乳酸会诱发肌肉产生酸痛就是其中的一种假说，认为延迟性肌肉酸痛的诱发原因与运动产生乳酸并持续到运动恢复期有关，该乳酸理论是运动停止后基于乳酸持续生成而假设的。对于公众来说，有毒的代谢废物的积累被认为是引起延迟阶段伤害刺激和痛感的原因。然而，由于与向心肌肉收缩相关联的高代谢水平的结束，导致类似延迟性肌肉酸痛感觉的这种理论已经在很大程度上被否定了。此外，有研究显示，乳酸水平在运动后1h内恢复到运动前水平，测试下坡跑运动前、运动中以及运动后72h，均未能显示出乳酸水平和酸痛评分之间的关系。因此，乳酸只能与激烈运动导致肌肉疲劳所出现的急性疼痛相关，而运动后经过24~48h产生的延迟性肌肉酸痛不能归因于乳酸。本研究结果显示，受试者在一次大强度离心运动后，导致运动后即刻血乳酸升高，时间主效应有统计学意义，与同组基线值比较，所有分组在事后均有统计学非常显著差异，但是从延迟性肌肉酸痛恢复期的24h、48h和72h各时间点测试结果来看，与基线水平均无差异，表明延迟性肌肉酸痛出现的肌肉酸痛与血乳酸并无关系，本试验支持延迟性肌肉酸痛的产生原因与乳酸无关的研究论断。

八、延迟性肌肉酸痛恢复期肌内效贴组有关指标间的相关性分析

1. 肌内效贴组各指标间的相关性

在上述结果分析中，本研究针对各项指标围绕不同干预组的作用效应进行了分析和探讨，显示出肌内效贴对延迟性肌肉酸痛的恢复有良好的作用效果。由于上述测试指标仅仅从不同角度单一地反映了延迟性肌肉酸痛的变化状况，指标之间是否存在相互关系，在作用效应上是否会相互产生影响作用仍不清楚。因此，本研究进一步对肌内效贴组的各指标之间可能存在的作用关系作了相关性分析，以探讨指标间可能存在的影响效应，并对肌内效贴的作用机制进行了分析和讨论。根据指标的相关性分析结果显示，在延迟性肌肉酸痛后各项指标之间的相关性并不一致，建模前后均贴扎肌内效贴组和建模后贴扎肌内效贴组在肌酸激酶与初痛阈、相对峰值力矩、大腿围度之间，初痛阈与相对峰值力矩之间，以及关节活动度与六级主观疼痛感觉之间同时存在高度相关；建模后贴扎肌内效贴组在大腿围度与关节活动度之间、视觉模拟评分及六级主观疼痛感觉与屈本体感觉和伸本体感觉之间、视觉模拟评分及六级主观疼痛感觉与P物质之间、六级主观疼痛感觉与等长峰值力矩之间、肌酸激酶与视觉模拟评分及六级主观疼痛感觉之间、关节活动度与初痛阈之间存在高度相关；建模前后均贴扎肌内效贴组的关节活动度与视觉模拟评分之间存在高度负相关（图5-32）。

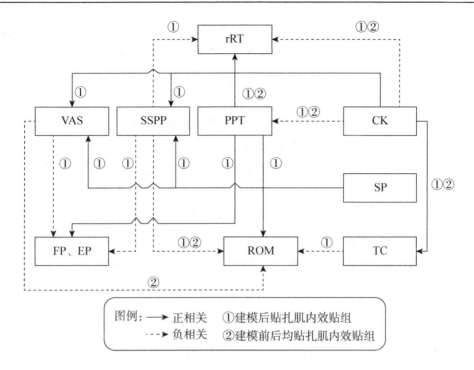

图5-32　肌内效贴组各指标间的相关性

图注：rPT（相对峰值力矩）、VAS（视觉模拟评分）、SSPP（六级主观疼痛感觉）、PPT（初痛阈）、FP（屈本体感觉）、EP（伸本体感觉）、TC（大腿围度）、ROM（关节活动度）、CK（肌酸激酶）、SP（P物质）。

2．肌内效贴组各指标间的调节作用

以往有关肌内效贴对疼痛、肿胀、肌肉功能等方面的研究和提出的作用机制，多从单一指标以及肌内效贴对其作用影响的角度进行探讨，尚缺乏从整体多角度进行的分析，特别是肌内效贴对人体延迟性肌肉酸痛影响的相关变化和关联性。从本研究相关性分析发现，多项指标之间存在高度相关，进一步的分析显示，延迟性肌肉酸痛后组织损伤对机体可产生多方面的影响作用，反映组织损伤指标肌酸激酶与相对峰值力矩、大腿围度，以及疼痛指标之间有高度相关性。霍夫提出有关延迟性肌肉酸痛的肌肉损伤理论，认为离心运动后肌肉组织收缩部分被破坏，肌节的结构受到破坏，这种损伤原因是离心运动时收缩运动单位的减少造成单位面积张力增加，进而导致对骨骼肌结构成分的机械破坏，使得分布在肌肉的结缔组织、微动脉、毛细血管以及肌腱结合区域的痛觉感受器受到刺激导致疼痛感，因此，在运动后可以通过测定血液中的酶来支持这一理论，肌酸激酶被认为是肌细胞膜通透性变化的可靠指标。同理，肌组织损伤导致的肌力损失，可能与肌组织的收缩结构受损有关。根据延迟性肌肉酸痛发生的炎症理论，在重复离心活动后肌肉出现明显的水肿和炎性细胞浸润。弗里登等人研究提供的证据支持延迟性肌肉酸痛产生的机械损伤机制，认为是由于肌肉的机械损伤导致肌纤维水肿，这种肿胀激活位于肌束周围结缔组织中的伤害感受器，从而产生疼痛和僵硬的感觉。本研究结果也支持骨骼肌微损伤引发组织肿胀的研究结论。但从相关性上看，本研究未显示出疼痛与肿胀之间的相互关系。因此，通过上述指标之间的作用途径，可以看出一次性大强度离心运动诱发骨骼肌产生延迟性肌肉酸痛，可伴随骨骼肌的微损伤，而组织产生的肿胀、疼痛和肌力下降与这种微损伤密切相关。肌内效贴干预后，其作用机制推测是通过加快皮下血液和淋巴循环，促进肌组织的炎症反应，进而达到改善肌组织的微损伤程度，使得肌内效贴直接或间接起到缓解疼痛、消除肿胀以及加快肌力的恢复等积极作用效应。在延迟性肌肉酸痛后肌肉力量下降的诱发因素与骨骼肌活动时的疼痛也有密切关系，肌内效贴可通过缓解骨骼肌的疼痛程度，起到一定解除因疼痛而限制肌力发挥的作用效应。

延迟性肌肉酸痛后产生的疼痛与血清 P 物质有密切关系。由于一定的伤害性刺激作用于外周伤害性感受器，换能后转变成神经冲动上的伤害性信息，通过相应的伤害性传入通路进入中枢神经系统，经脊髓、脑干、间脑中继后直到大脑边缘系统和大脑皮质，通过各级中枢整合后产生疼痛感觉和疼痛反应。人体受到伤害性刺激时引起伤害感受器反应，与组织的损伤有关。P 物质是人体伤害性感受器本身就含有的神经递质，是参与伤害性信息传入脊髓背角神经元传递的重要神经递质之一，任何外界或体内的伤害性刺激均可导致局部组织被破坏，释放各种内源性致痛因子，如直接从损伤细胞溢出的 5－羟色胺，损伤细胞释放合成的缓激肽和前列腺素等，以及包括由伤害感受器自身释放的 P 物质。当机体的伤害性感受器受到刺激被激活，P 物质便可从这些细纤维的末梢被释放出来，P 物质分泌增多可在脊髓水平参与传递伤害性信息，产生疼痛，引发机体对肌组织活动时主观疼痛感觉增加。肌内效贴被认为可以通过增加人体的本体感觉输入，抑制痛觉感觉信息的传入，以及对皮肤产生的牵拉作用而降低皮下痛觉感受器的压力，达到缓解疼痛的效应。虽然本研究发现，疼痛与 P 物质呈高度正相关，但依据本研究前边的结果，肌内效贴在降低 P 物质分泌上与对照组未显示出差异性。因此，肌内效贴对疼痛的缓解作用可能并不是通过影响 P 物质来实现的。

大量研究报道，在重复性离心抗阻运动和肘关节屈肌最大随意离心收缩后关节活动度显著减少。豪厄尔等人研究认为，关节活动度的降低并不是由肌肉活动增加导致的，而是受累组织肿胀显著增加引起的，特别是在肌纤维结缔组织和肌腱结合部位，这种肿胀是肌肉损伤或伤害的急性炎症反应的特征。根据本研究结果，组织肿胀与关节活动度呈负相关，组织肿胀导致关节活动度的减小，究其原因在于肌组织产生肿胀后，会增加肢体的围度和体积，因而引发关节活动范围缩小。此外，疼痛也是限制关节活动度的因素之一，其作用途径在于肢体活动，特别是大幅度活动时会对肌组织产生较大的牵拉作用，使痛觉感受器受到刺激，增加了其传入的信息量，诱导疼痛增强，这种疼痛反过来会抑制关节的活动范围。通过肌内效贴可发挥消除组织肿胀和缓解疼痛的作用，进而有助于促进关节活动度的恢复。具体如图 5－33 所示。

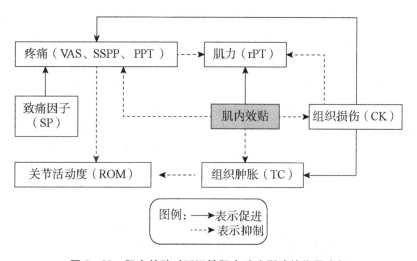

图 5－33　肌内效贴对延迟性肌肉酸痛影响的作用途径

图注： rPT（相对峰值力矩）、VAs（视觉模拟评分）、SSPP（六级主观疼痛感觉）、PPT（初痛阈）、TC（大腿围度）、ROM（关节活动度）、CK（肌酸激酶）、SP（P 物质）。

3. 疼痛与血液指标的相关分析

疼痛是机体受到伤害性刺激后引起的一种不良的主观感觉，与血液中 P 物质的浓度有关。本研究对疼痛指标与血液指标进行的相关分析结果显示，血清的乳酸脱氢酶、皮质醇、白细胞介素－6 和 β－内啡肽均未显示出与疼痛之间的相关性。但结果却显示出两个肌内效贴组（建模后贴扎肌内效贴组、建模前后均贴扎肌内效贴组）的血清肌酸激酶值均与初痛阈存在高度负相关，也就是说肌酸激酶值越高初痛阈值越低，骨骼肌损伤后对压痛的敏感性增强。结果同时显示，肌酸激酶与视觉模拟评分和六级主观疼痛感觉也存在高度正相关，反映出血清肌酸激酶水平越高，视觉模拟评分和六级主观疼痛感觉值也越高。上述结果均表明肌肉疼痛程度与骨骼肌的损伤严重程度有关。本研究也显示，建模后贴扎肌内效贴组 P 物质与视觉模拟评分、六级主观疼痛感觉存在高度正相关，说明血清中 P 物质浓度越大，引起延迟性肌肉酸痛后肌肉的主观疼痛感觉越明显，但 P 物质与压痛阈未显示出相关性。结合本研究的重复测量方差分析结果表明，建模后贴扎肌内效贴组和建模前后均贴扎肌内效贴组对缓解延迟性肌肉酸痛后疼痛有促进作用，其中建模前后均贴扎肌内效贴组缓解疼痛的效果好于建模后贴扎肌内效贴组，建模后贴扎肌内效贴组和建模前后均贴扎肌内效贴组对血清 P 物质未显示出作用效应，对加快血清肌酸激酶的恢复有一定的促进作用。综合上述结果说明，机体缓解延迟性肌肉酸痛后的疼痛与改善骨骼肌的损伤程度有一定关系。

目前认为肌内效贴改善疼痛的作用机制可能是，肌内效贴通过对神经系统感觉通路的刺激，增加了传入反馈而降低了疼痛感觉，此减轻疼痛假说应归于减少从神经纤维传导痛觉感受的闸门控制理论。根据疼痛的闸门理论，小型神经纤维（疼痛感受器）与大型神经纤维（普通感受器）激活发射细胞（P 细胞），P 细胞通过脊髓丘脑束到达大脑，也到达背角中的抑制中间神经元。这些连接相互影响，决定疼痛刺激何时能到达大脑。在没有刺激输入时，抑制神经元阻挡发射神经元将信号发往大脑（此时闸门关闭）。肌内效贴贴扎在皮肤上之后，可引起一般的感觉输入增强，使更多大型神经纤维激活，抑制神经元和发射神经元都会激活，但抑制神经元会阻挡发射神经元将信号发往大脑（此时闸门关闭），因而降低了痛觉感受器传入信息的速度而缓解了疼痛。也可能与肌内效贴贴扎后通过对皮肤的提拉作用，直接降低了皮下疼痛感受器上的压力，进而减少了痛觉神经的传入冲动达到降低疼痛的效应。

本研究的相关性分析显示，肌肉损伤指标与疼痛指标存在高度相关。以往研究发现，按摩对延迟性肌肉酸痛、肿胀和血浆肌酸激酶活性有积极作用，其作用机理在于按摩可以增加血液和淋巴流量，增加血液中肌酸激酶的清除率。由于肌内效贴贴扎后对皮肤产生牵拉作用，导致皮肤与皮下组织的间隙增大，改善了血液和淋巴液流动，也达到了与按摩作用机制相似的作用效果，对骨骼肌微损伤的恢复起到了加速作用，也起到一定缓解疼痛的作用。此外，针对疼痛的产生原因，普遍认为疼痛的根源是体内产生的炎症和炎症反应，而白细胞介素 -6 被认为是一种具有致痛作用的炎症因子，疼痛与炎症因子存在一定的相互关系。延迟性肌肉酸痛会导致白细胞介素 -6 水平的升高，说明机体的炎症反应加强。本研究结果显示，肌内效贴可以加快延迟性肌肉酸痛后白细胞介素 -6 的恢复速度，因而有降低机体炎症反应功效。其可能的机制在于，贴扎肌内效贴会轻微拉动皮肤，在真皮和筋膜之间形成更多空间，进而可缓解组织液充血，增加血液和淋巴循环，并改善皮下淋巴引流，这种效应可能引发更多的抗炎因子进入病灶处而加速炎症反应，抑制炎症因子白细胞介素 -6 的释放，进而达到改善由于骨骼肌损伤后产生炎症所导致的疼痛。

4. 肌力与疼痛以及血液指标的相关分析

通过对肌力与疼痛指标的相关性分析显示，建模后贴扎肌内效贴组和建模前后均贴扎肌内效贴组初痛阈均与相对峰值力矩存在高度正相关，反映出肌肉得压痛阈值越低，肌肉收缩的力量也越小；建模后贴扎肌内效贴组六级主观疼痛感觉与相对峰值力矩存在高度负相关，说明主观疼痛感觉越明显，肌力下降得越低。上述结果均说明延迟性肌肉酸痛后诱发的肌肉疼痛会影响肌力的发挥，造成肌力的损失。结合本研究的重复测量结果得出的贴扎肌内效贴对缓解延迟性肌肉酸痛后疼痛有促进作用，肌内效贴组在促进肌肉力量恢复上明显好于对照组的研究结论，表明贴扎肌内效贴有助于通过改善延迟性肌肉酸痛后的肌肉疼痛程度，减轻因疼痛而产生的对肌肉力量的制约作用。从肌力与血液指标的相关分析可以看出，建模前后均贴扎肌内效贴组相对峰值力矩与肌酸激酶存在高度负相关，说明肌酸激酶水平升高而肌力降低，由于肌酸激酶反映骨骼肌组织的运动损伤程度，因此，也间接说明延迟性肌肉酸痛后骨骼肌力量的下降与肌组织的损伤严重程度有关。结合本研究重复测量分析结果，说明贴扎肌内效贴可减轻肌组织在延迟性肌肉酸痛后的损伤程度，加快肌肉力量的恢复速度。

虽然有研究认为肌内效贴增加肌力的作用机制可能是由于贴扎肌内效贴后对肌肉产生了一个同轴拉力，在所贴扎部位的肌肉收缩上产生了一种微弱的即时增加效应，达到促进肌肉收缩功能提高，但从本研究的第一部分结果可以看出，肌内效贴的拉力非常有限，肌肉收缩时很难依靠肌内效贴的微弱拉力而提高肌肉力量。也有人提出肌内效贴可以增加对皮肤的感觉输入信息，进而增强神经和肌肉功能的观点；此外，还有人提出运动神经元阈值的降低可能由皮肤刺激引起，从而更容易招募运动单位，使功能表现改善的观点。上述研究针对的是健康人群体，而本研究的相关性分析结果表明，对于延迟性肌肉酸痛群体，骨骼肌会出现微损伤，并伴随肌肉的疼痛，肌内效贴对这一群体的作用效应可能有其特殊性。运动损伤可导致肌力的下降，这点从肌酸激酶与肌力之间的相关性上已经显现出来，而肌内效贴对骨骼肌微损伤恢复具有的促进作用可加快延迟性肌肉酸痛后肌力的恢复。此外，鉴于肌力与疼痛之间存在相关性，本研究推测认为肌内效贴促进肌肉收缩功能恢复的作用机理是因为骨骼肌的运动损伤会伴随肌肉活动时的疼痛，这种疼痛在一定程度上制约了肌肉的活动，导致肌肉力量下降，而肌内效贴通过降低延迟性肌肉酸痛所引起的肌肉活动时疼痛，进而改善了因疼痛而受限的肌肉功能。

5. 大腿围度与关节活动度以及血液指标的相关分析

本研究的大腿围度和关节活动度之间的相关分析表明，建模后贴扎肌内效贴组显示出大腿围度与关节活动度存在高度的负相关，说明大腿围度值升高，关节活动度会降低。一般软组织损伤常常伴有不同程度的局部组织肿胀，延迟性肌肉酸痛的症状包括僵硬和肿胀，肢体肿胀是重复性离心活动后一种常见的现象，有2~4天的延迟性。而离心运动导致的关节活动度减小的原因，被认为是由肌肉等组织肿胀所造成的。本研究结果显示，大腿围度与关节活动度有高度负相关，可反映出两者之间的关系。由于两个肌内效贴组都反映出肌内效贴贴扎有助于加快组织肿胀的消除，而运动前贴扎肌内效贴效果好于运动后贴扎，因此，这可能是建模前后均贴扎肌内效贴组大腿围度与关节活动度之间未显示出存在相关性的原因。从大腿围度与血液指标的相关分析看，建模后贴扎肌内效贴组和建模前后均贴扎肌内效贴组的大腿围度与血清肌酸激酶均存在高度正相关，说明血清肌酸激酶水平升高，组织肿胀程度也表现出增高，结果提示肌组织的损伤程度增大会对肌组织的肿胀造成影响。此外，本研究的关节活动度与疼痛指标也存在高度相关性，其中建模后贴扎肌内效贴组和建模前后均贴扎肌内效贴组的关节活动度与六级主观疼痛感觉存在高度负相关，建模后贴扎肌内效贴组关节活动度与初痛阈存在高度正相关，建模前后均贴扎肌内效贴组关节活动度与视觉模拟评分存在高度负相关，该结果显示，肌组织主观疼痛程度越大，关节活动度越小，说明肌肉疼痛在一定程度上影响了关节活动度。因此，结合肌内效贴对改善肌肉疼痛的影响，本研究认为肌内效贴可以通过降低肌肉的肿胀程度，减小肌肉活动时的疼痛，而起到加快关节活动度恢复的作用。

肌内效贴在临床医学上应用的一个重要方面是用于消除组织肿胀。究其作用机制认为，贴扎肌内效贴可缓解组织液充血，增加血液和淋巴循环，并改善皮下淋巴引流，同时贴扎的肌内效贴会牵拉皮肤，在真皮和筋膜之间形成更多空间，有助于水肿的减轻。这在临床医学上，贴扎肌内效贴就如同康复治疗师通过淋巴按摩手法在皮肤上沿着淋巴管回流的方向轻轻施压来消除淋巴水肿一样。由于大腿围度与肌酸激酶存在相关性，说明组织肿胀与骨骼肌的微损伤程度有关，骨骼肌微损伤的改善可以减少肿胀程度，其可能的作用机制在于肌内效贴可以增强肌酸激酶通过淋巴液从受损肌肉到循环的运输，并通过增加血液和淋巴流量增加血液中肌酸激酶的清除率。此外，本研究结果也显示，关节活动度与疼痛指标有相关性，说明肌肉的疼痛也是影响关节活动度的一个限制因素。而肌内效贴改善关节活动度的可能作用机理在于，贴扎肌内效贴后产生的感觉输入信息，可降低关节活动时疼痛感觉的反馈信息，从而改善关节活动度。

6. 本体感觉与疼痛的相关分析

肌肉疲劳或出现延迟性肌肉酸痛时，会导致关节本体感觉机能的降低。从以往的研究来看，肌内效贴对本体感觉的作用效应上可能是有益的，其作用机制被认为是肌内效贴对皮肤产生了压力作用和拉伸效应，这种对皮肤机械感受器产生的刺激作用可持续传导有关关节位置和运动的信息，进而可以提高本体感觉能力。从本研究本体感觉评价指标关节屈曲和伸展被动变动感觉与疼痛指标的相关分析结果显示，建模后贴扎肌内效贴组屈本体感觉和伸本体感觉与视觉模拟评分、六级主观疼痛感觉均存在高度负相关，与初痛阈存在高度正相关。上述结果显示出现延迟性肌肉酸痛后肌组织疼痛增加，会伴随关节屈伸的被动变动感觉角度减小，说明在关节位置变动的信息传入中，除了关节的本体感觉信息出入外，关节位置变动对产生延迟性肌肉酸痛的肌肉产生的牵拉作用，会引发疼痛传入信息的增加。结合本研究的重复测量结果分析，之所以出现延迟性肌肉酸痛后膝关节被动位置变动感觉能力的提升，并不是因为延迟性肌肉酸痛导致关节本体感觉能力增高，可能的原因是延迟性肌肉酸痛的发生会引发肌肉产生疼痛，而疼痛又会造成肌肉功能活动障碍，使关节活动时对肌肉的牵拉引起疼痛而引发关节被动位置变动感觉能力提升。肌内效贴通过对神经系统感觉通路的作用，充当了一种持续镇痛剂进行刺激，可引起皮肤感受器的参与增加，对痛觉传入信息产生一定的抑制作用，引起疼痛感觉程度降低，进而降低由于疼痛导致的关节被动位置变动感觉的过敏现象。

第四节　本章小结

一、肌内效贴对延迟性肌肉酸痛的影响

①肌内效贴可降低一次大强度离心运动导致的延迟性肌肉酸痛的疼痛程度，减轻组织的肿胀，加快膝关节关节活动度的恢复。

②肌内效贴可加快肌肉力量的恢复，提高膝关节的位置变动感知敏感度，对降低肌电图的均方根值有一定作用。

③肌内效贴可以改善血液肌酸激酶水平，对组织微损伤的修复有促进作用，乳酸脱氢酶对肌肉微损伤的敏感性低于肌酸激酶。

④肌内效贴可以加快延迟性肌肉酸痛后皮质醇和白细胞介素 - 6 的恢复速度，减小机体的应激反应水平，降低机体产生的炎症反应程度。

⑤肌内效贴对血清 P 物质和 β - 内啡肽无影响作用，肌内效贴可降低延迟性肌肉酸痛后肌肉疼痛，但作用途径未显示出与血液 P 物质和 β - 内啡肽的变化有关。

⑥在不同时间点贴扎肌内效贴对延迟性肌肉酸痛的作用效果有一定差异，运动前贴扎肌内效贴的效果优于运动后贴扎。

二、肌内效贴贴扎有关指标间的相关性

①肌酸激酶与疼痛指标视觉模拟评分、六级主观疼痛感觉存在高度正相关，与初痛阈存在高度负相关。

②P 物质与视觉模拟评分、六级主观疼痛感觉存在高度正相关。

③等长峰值力矩与初痛阈存在高度正相关，等长峰值力矩与六级主观疼痛感觉存在高度负相关，等长峰值力矩与肌酸激酶存在高度负相关。

④大腿围度与关节活动度存在高度负相关，大腿围度与肌酸激酶存在高度正相关，关节活动度与视觉模拟评分和六级主观疼痛感觉均存在高度负相关，关节活动度与初痛阈存在高度正相关。

⑤屈本体感觉和伸本体感觉与视觉模拟评分、六级主观疼痛感觉均存在高度负相关，与初痛阈存在高度正相关。

第六章　研究结论与创新展望

第一节　研究结论

一、肌内效贴对健康青年人肌肉收缩功能的影响

①肌内效贴不同的贴扎组合方式对健康青年人的肌肉力量没有促进或抑制作用，贴扎肌内效贴不会给肌肉力量带来不良影响。

②等速60°/s、120°/s和180°/s向心运动状态下，肌内效贴的不同贴扎方向和拉力对肌肉力量和做功无影响，不同贴扎形状对肌肉的力量和做功有影响，肌内效贴的Y形贴扎对肌力影响优于I形贴扎。

③等速180°/s向心运动状态下，肌内效贴的不同贴扎方向和拉力之间存在交互效应，肌内效贴在离心方向10%的拉力状态下对肌力影响最明显，表现出的肌力变化最大。运动实践中，可考虑采用不同贴扎手法来改善肌肉功能能力。

二、肌内效贴对延迟性肌肉酸痛的影响

肌内效贴可降低一次大强度离心运动导致的延迟性肌肉酸痛的疼痛程度，减轻组织的肿胀，加快膝关节关节活动度的恢复。促进肌肉力量的恢复，提高膝关节的位置变动感知敏感度，对降低肌电图的均方根值有一定作用。

肌内效贴可以改善血液肌酸激酶水平，对组织微损伤的修复有促进作用；肌内效贴可以加快延迟性肌肉酸痛后皮质醇和白细胞介素－6的恢复速度，减小机体的应激反应水平，降低机体产生的炎症反应程度。

肌内效贴对血清P物质和β－内啡肽无影响作用，肌内效贴可降低延迟性肌肉酸痛后肌肉疼痛，但作用途径未显示出与血液P物质的变化有关。

不同时间点贴扎肌内效贴对延迟性肌肉酸痛的作用效应有一定差异，运动前贴扎肌内效贴比运动后贴扎有一定的优势。

延迟性肌肉酸痛后肌肉的疼痛程度与其微损伤的严重程度有关，疼痛缓解与

肌肉损伤程度的改善有一定的关系。肌肉疼痛影响肌力的发挥，肌力下降程度与肌组织的损伤严重程度有关。关节活动度减小与组织肿胀有关，肌肉损伤程度的增加会对组织肿胀造成影响，肌肉疼痛在一定程度上限制了关节活动度。

第二节　研究创新与展望

一、研究创新

本研究采用多因素、多角度、多水平析因分析方法，探讨肌内效贴对骨骼肌的作用效应，并对肌内效贴的不同贴扎形状、方向和拉力组合对肌肉力量的影响进行了综合性研究，在选题和研究角度上具有一定的创新性和开拓性，为肌内效贴在运动实践中的应用提供了初步的理论参考。

本研究比较全面地探讨了肌内效贴对延迟性肌肉酸痛的作用，并对肌内效贴的作用效果进行了验证，尝试为延迟性肌肉酸痛的预防和治疗提供帮助。

二、研究局限性

本研究最初计划在延迟性肌肉酸痛的研究中，招募受试者 70 人，将肌内效贴贴扎方式分成 4 组，分别采用肌内效贴的促进和抑制贴扎以及运动前贴扎与运动后贴扎，由于无法招募到所需的人数，以及研究经费的限制等原因，最终只采取了两组肌内效贴，所以在试验中没能实现对促进贴扎和抑制贴扎作用差异的比较。

由于本研究分组较多，研究周期较长，进行多次静脉采血和分析血液指标较多，加之延迟性肌肉酸痛后对人体日常活动会造成一定的不良影响等原因，导致本研究的样本量偏少，在一定程度上可能会影响研究的结果。

三、研究展望

肌内效贴在运动医学和康复医学领域有着非常广泛的应用前景，大量的研究表明，肌内效贴在改善软组织疼痛、肿胀，提高受损关节的本体感觉等方面有着良好的作用效果。肌内效贴使用方便，贴扎简单，又具有透气、可长时间使用等特性，因此，在运动实践中可以考虑将肌内效贴作为一种辅助手段，来提高人体的运动能力，预防和改善延迟性肌肉酸痛。由于肌内效贴在应用中需要考虑的因素较多，如贴扎的时机、贴扎的方法、贴布的形状、贴扎的时间长短，以及贴扎拉力长度等，因此，在实际研究中获得的结论也存在差异，期望在后续研究中，扩大样本量，采取多角度、多水平、多因素的研究设计，引入更多的定量定性测试方法，对肌内效贴影响人体运动能力的作用效果、贴扎方式的优化选择以及作用机制等做更深入的研究。

第七章　肌内效贴的特性与使用方法

第一节　肌内效贴的结构与特性

一、基本结构

肌内效贴由三层结构组成，第一层是近似皮肤厚度的棉织布（或尼龙），天然棉纤维有助于身体水分的蒸发和快速干燥，棉纤维中包裹人造弹性纤维，使得肌贴富有弹力，其特定织法使贴布具有仅能沿纵轴伸展的能力，其孔洞大小反映出贴布织法的疏密程度和透气性。第二层是中间层的亚克力胶（100%的丙烯酸和热激活），此层黏胶的成分与特性影响着贴布的伸展性及对皮肤的附着力，贴布上黏胶的分布方式影响着贴布的透气性，常见的分布方式有整片均匀覆盖、波浪式纹路覆盖和间歇式覆盖等，其中以波浪式纹路覆盖最为常见，此种波浪式模式有助于提升皮肤和水分子的蒸发。第三层是保护黏胶的背亲纸，可隔离贴布胶面，避免其被破坏或污染。使用时根据需要裁切成不同形状的贴布，再将背亲纸撕掉，即可将贴布粘贴到所需要贴扎的皮肤表面（图7-1）。

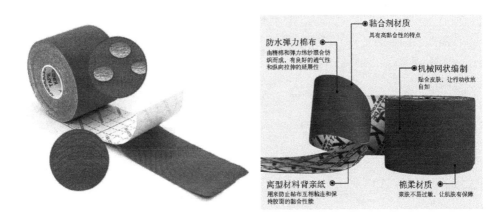

图7-1　肌内效贴基本结构

二、一般特性

传统的贴布（即通常所说的白贴）用途比较广泛，在医疗和康复领域运用较多，主要用于固定关节和压迫肌肉，固定效果较佳，通过增强支撑力量，可抑制肌肉收缩、减少关节活动、减少炎性渗出，以及减轻疼痛等。但白贴缺乏弹性，固定关节后对关节的灵活性限制大，易产生过敏反应。

肌内效贴的厚度与透气性均类似人体的皮肤，具有适宜的弹性、高透气性、高防水性、高粘贴性和低敏感性，其良好的伸缩性是传统贴布所无法比的。使用后具有减轻水肿、改善循环、支持软组织、训练软组织、放松软组织、减少炎症反应和降低疼痛等作用。肌内效贴本身并不含有化学或药物成分，新陈代谢不会出现不良反应，使用中也不会产生服用或注射药物可能带来的不可预料的副作用，其所能够产生的最大副作用可能是皮肤的过敏反应（图7-2）。

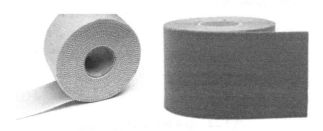

图7-2　传统贴布与肌内效贴比较

1. 物理特性

肌内效贴主要采用优质棉布料，弹力高，舒适透气。其表面的水波纹黏胶设计，可以在贴扎肌内效贴时提起皮肤产生皱褶，增强肌内效贴的作用功效。尼龙材质的肌内效贴不如棉质的肌内效贴更适合于皮肤，常用于改善健康运动员的表现，适合于强度大、时间短的运动使用（图7-3）。

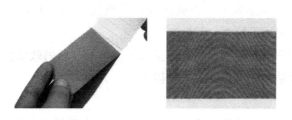

图7-3　肌内效贴水波纹黏胶

肌内效贴的结构组成是影响贴布作用效能的主要因素，也影响着贴布伸缩能力的大小。肌内效贴在外力作用下会发生形变，其本身的变化程度取决于贴布本身的变形度，在撕掉贴布背面的背亲纸后，贴布会自然回缩，缩短的部分约为原来长度的 5%～10%，当拉力超过本身负荷或者裁剪过细时，弹性消失，会形成固定绷带（如白贴）一样的性能。在最大拉长贴布的情况下，贴布本身长度可增加至原有长度的 140%～150%（不同品牌肌内效贴拉伸长度不一样）。施加在贴布上的外力大小与形变长度成一定正比关系。在过度拉伸贴布的情况下，会对贴布的弹性成分造成破坏，导致回缩能力下降甚至消失，使牵拉作用效果受到影响，此时贴布的固定能力提升（固定效果不如白贴）（图 7-4）。

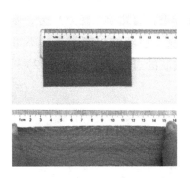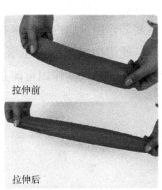

拉伸前

拉伸后

图 7-4　肌内效贴拉伸前后对比

2. 力学特性

肌内效贴具有刚力极限的物理特性，肌内效贴的单位面积上所能承载的力量有其最大值。因此，当肌内效贴裁剪过小或施予过大拉力时，贴布本身能承载的最大外力除以裁剪后的贴布面积，所得到的数值会超出贴布本身的刚力极限，此时贴布的弹性会被完全破坏，对于皮肤的作用仅留下感觉输入效应。此外，当肌内效贴粘贴时间持续过长时，贴布的耐久性与拉力会成反比，此时贴布也会呈现类似无弹性白贴的作用效果。当肌内效贴受到拉力过大时，会造成贴布弹性消失，贴布布面孔洞过于拉大，黏性减少。

由于肌内效贴具有形变特性，在受到外力牵拉时肌内效贴会产生长度和力的变化，与肌内效贴贴扎有关的力包括以下几个方面。

（1）拉力

施加在肌内效贴上的外在牵拉力，可影响肌内效贴的拉伸长度，拉力越大，肌内效贴被拉伸的长度越长，当拉力超过肌内效贴自身的最大伸展度时，肌内效贴不再变长。

（2）弹力

肌内效贴受外力作用产生形变时，本身所具有对抗形变而恢复原状的弹性回缩力，即向心力，可影响整体皮肤及筋膜的走向。

（3）张力

肌内效贴受到外力作用时本身具有的延展性，即离心力。张力大小决定于拉力大小，以及贴布本身设计的弹性大小。

（4）应力

当皮肤受贴布的拉力影响而变形时，在皮肤或皮下组织内各部分之间产生的相互作用力，或贴扎部位单位面积上受到来自贴布的垂直力量，以抵抗这种外力的作用，并试图使物体从变形后的位置恢复到变形前的位置，效果是使皮肤的体积压缩或扩张，此力可以上下稳定筋膜的流动。

（5）切力

皮肤由于受到贴布的黏性而产生的一种力，即单位面积上所受到的横向力量，可以水平牵动皮肤皱褶走向。

（6）黏着力

贴布的黏胶附着在皮肤上产生的黏附力，该力越大，肌内效贴与皮肤的吻合度就越好，越不容易发生肌内效贴脱落现象，对肌内效贴贴扎后的稳定性非常重要。

肌内效贴的拉力、应力和切力三者之间存在相互关系。当拉力增大时，应力相应也增加，切力则减少；当拉力减小时，应力相应减小，切力则增大。当拉力增大时，肌内效贴长度变长、间隙明显、皱褶减少，会导致皮肤拉扯感增加、过敏可能性增大、筋膜流动减少、皮肤耐受力降低。当拉力减小时，上述呈现出相反的变化。不同拉力对肌内效贴的影响如表 7-1 所示。在贴扎肌内效贴布时，必须思考的一个关键点是贴扎部位所需的应力与切力的平衡关系。

表 7-1 不同拉力对肌内效贴的影响

影响	拉力小	拉力大
贴布长度	变化小	变化大
贴布缝隙	不明显	明显
皮肤皱褶	多	少
皮肤拉扯感	小	大
皮肤适应	耐受性好	耐受性差，易过敏

续表

影响	拉力小	拉力大
筋膜流动	多	少
应力	小	大
切力	大	小

当肌内效贴受外力作用产生形变时，根据肌内效贴伸缩能力的力学变化，肌内效贴本身所具有的对抗形变而恢复原状的力量就是贴布的弹性拉力。而肌内效贴受到外部拉力作用时，存在于物体内部而垂直于两相邻部分接触面上的相互牵引力就是肌内效贴的张力，这两种力属于肌内效贴自身的作用力与反作用力，分别以向心力及离心力的方式牵引着肌内效贴本身的回缩及伸张状态。肌内效贴如同弹簧一般，在使用时需先固定贴布的一端，固定端的贴布不施加任何拉力，以增加贴布的附着力，剩余贴布则因牵拉本身的弹性会自然朝向固定端回缩。当具有伸缩能力的肌内效贴贴扎在皮肤上时，两者之间会出现三种交互作用力来引导皮肤及皮下筋膜组织的横向流动，或增加局部的垂直稳定能力。

在贴扎肌内效贴时，还要考虑贴布产生拉力的力学方向性。肌内效贴中最没有被施予拉力的部分即为力学上的固定端，贴布会往力学上的固定端回缩，此回缩特性赋予贴布力学上的方向性。当肌内效贴贴扎在人体上时，会因此力学上的方向性而影响人体的组织。当贴扎考虑到贴布的贴法时，可以先确定肌肉力量的向量和筋膜走向的向量，以及贴扎时希望贴布以何种向量来达到治疗的目的，就可以知道如何判断出贴布的贴扎方向。不同方向的贴布重叠贴扎时，可以确定各贴布的力量分析图，即可知道合力方向（图7-5）。

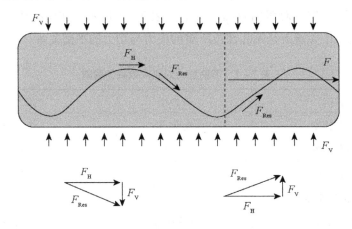

图7-5 肌内效贴水波纹黏胶产生拉力变化

需要注意的是，由于不同品牌的肌内效贴在制造工艺和机械性能上存在差异，不同品牌的肌内效贴在拉伸相同长度下，其产生的拉力大小并不相同。因此，在运动实践中使用肌内效贴时，最好使用同一品牌的贴布，要对贴布的拉伸性能有所掌握，这将保证物理治疗师在实施肌内效贴的治疗方案时，让贴布的伸长率能够保持在一个最佳的拉伸水平。

黏胶的黏着力也是影响贴布伸缩能力的重要因子，黏着力是指贴布凝胶附着在皮肤上的力量。黏胶因制作配方成分的不同可能使黏着力出现过强或过弱的情形，以致对皮肤造成不良影响。过黏的黏胶对贴扎部位的皮肤垂直稳定能力相对增加，但横向牵拉皮肤的能力变差，并使皮肤发生过敏的机会大为增加。黏胶黏性不足，不仅无法与皮肤紧密贴合，对于贴扎部位的稳定性也相对减弱。此外，黏胶亦有使用期限，超过期限胶性会变质，使用时会使局部皮肤留下残胶，也容易出现皮肤红肿等过敏问题。外在环境的相对湿度和温度对凝胶也会造成影响，外在环境的相对湿度在30%～40%的正常舒适范围是最理想的贴扎状态，相对湿度小于30%的干燥环境则是次理想的贴扎状态，相对湿度大于50%的潮湿环境，则容易造成黏胶变质而影响贴扎效果。

3. 颜色差异

肌内效贴不管是未分切的，还是预分切的，在制造中都可以染成不同的颜色（如红色、肤色、蓝色、绿色、黄色、黑色等），甚至可以是不同的图案。其中最为常见的是肤色的肌内效贴，这种肌内效贴由于与肤色比较接近，在使用中不易引人注意，而与皮肤颜色差异比较大的肌内效贴易引起外人的注意。目前尚没有证据表明，不同颜色的肌内效贴在使用效果上存在差异，在被贴扎者的视觉区域范围内，使用中可能存在一定的心理安慰效应，要考虑颜色对视觉刺激的影响。红色在光谱上是较深的颜色，会吸收更多的光，可稍微增加贴布下的温度。蓝色在光谱上是较浅的颜色，会反射更多的光，可稍微降低贴布下的温度。如果需要降低组织温度，可选用蓝色贴布。如果患者对颜色有偏好，这可能会影响他们对治疗效果的感知。此外，根据色彩学，不同颜色经由视觉会带给人不同的心理感觉，如红色给人感觉较为亢进，蓝色给人感觉较为平静。因此，体育运动实践中，选择何种颜色的肌内效贴进行贴扎是一种个人喜好，可以彰显人的个性。一般情况下，治疗时采用的颜色通常选择单色的肌内效贴，如果在贴扎多层肌内效贴时，为了区分肌内效贴的不同层次也可使用不同颜色的肌内效贴进行混搭（图7-6、图7-7）。

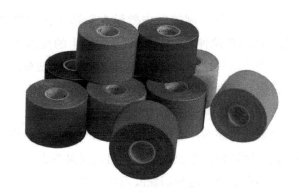

图 7 - 6　不同颜色肌内效贴

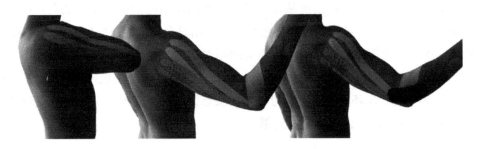

图 7 - 7　不同颜色肌内效贴搭配

第二节　肌内效贴的分类与性能

一、肌内效贴分类

通常使用的肌内效贴分为两种，一种是未分切肌内效贴，呈长带状，未分切肌内效贴使用时，可根据实际对长短和形状的需要进行裁剪后方可贴扎，优势是使用灵活，可以根据贴扎的策略需要进行各种形状的裁剪，长度随意。缺点是使用时需要裁剪，需要使用者清楚肌内效贴的使用规则。规格一般有 25mm × 5m、38mm × 5m、50mm × 3m、50mm × 5m、75mm × 5m 等。其中最常见的是 50mm × 5m，体型较大的人或运动员可能需要 75mm × 5m 的规格，25mm × 5m 的肌内效贴可用于手指或神经系统的贴扎，38mm × 5m 的肌内效贴可用于脚踝或体型较小的患者。

另一种是预分切（也称预裁式）肌内效贴，这种肌内效贴是根据实际需要由厂家在生产时预先对肌内效贴形状进行裁剪，既有常用的 I 形、Y 形、X 形贴布，也有专门针对颈部、肩部、手肘、手腕、腰背、膝部、小腿、脚踝和足弓部等不同部位的专用贴布，这类贴布的优点是使用方便，不需要裁剪，根据贴扎部位选择相应预分切贴布即可。缺点是贴布长度固定、形状和种类较少，实际使用不如未分切贴布灵活。在体育运动实践中，可根据实际需要，结合使用者自身基本情况合理选择（图7-8）。

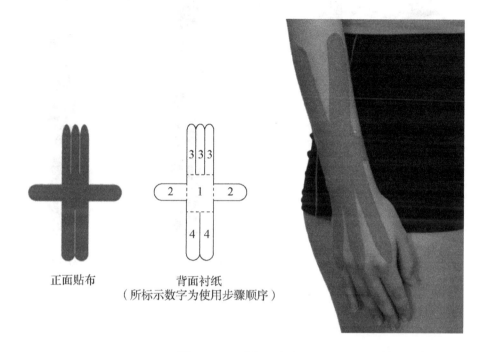

正面贴布　　　　　背面衬纸
（所标示数字为使用步骤顺序）

图7-8　预分切肌内效贴

二、肌内效贴常用形状

肌内效贴在使用中，根据使用的目的不同往往被裁剪成不同的形状，常用的形状有I形、Y形、X形、爪形和灯笼形等。不同形状贴布在作用效应上存在一定的差异，在实际使用中要加以区分。

I形：用于支持和放松肌肉，痛点提高、镇痛作用，最大保护固定（如软组织损伤）。

Y形：用于调整肌肉张力，促进循环代谢，适合放松紧绷肿胀肌肉。

X形：用于促进固定端位置的血液循环及新陈代谢，有止痛效果。

爪形：用于将组织间液导引进最近的淋巴结，来改善组织液滞留的情况。

灯笼形：用于固定效果较好，中间能促进淋巴引流，有效改善局部水肿或淤血，适用于骨折及软组织拉伤。

O形：也可看作是灯笼形，用于维持肌肉张力，促进循环代谢，减少软组织因长期固定而引起的萎缩或废用等不良反应，应用于骨折和软组织损伤（图7-9）。

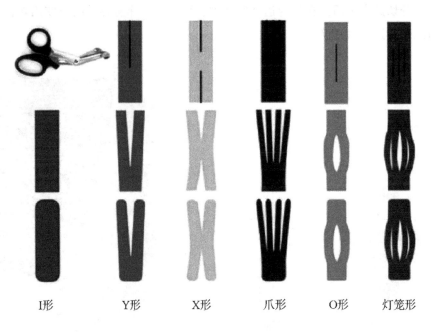

I形　　Y形　　X形　　爪形　　O形　　灯笼形

图7-9　肌内效贴裁剪形状

第三节　肌内效贴对肌肉的作用功效与机制

肌肉是人体运动的动力器官，在神经系统的调控下，通过肌肉的收缩拉动骨骼围绕关节产生各种形式的运动，肌肉在人体运动中起着至关重要的作用。当人体肌肉收缩功能得到改善和提高时，则有助于提高人体运动能力。而肌肉功能较弱或是处于损伤状态则会降低肌肉工作效率，导致运动能力下降。因此，在运动实践中提高肌肉收缩功能，保护肌肉免于发生损伤，加快疲劳肌肉恢复，减轻损伤肌肉症状等，就显得尤为重要。肌内效贴贴扎技术作为一种医疗治疗手段，在康复医学和运动医学领域有着广泛的应用，在体育运动实践中也被大量使用。肌内效贴对肌肉的作用主要体现在保护肌肉、调节肌肉功能、缓解肌肉疼痛、消除肌肉肿胀，以及促进肌肉恢复五个方面。

一、支持保护作用，预防肌肉受损

肌内效贴类似于白贴，在对肌肉或关节包扎后，发挥贴布的保护作用，有效保护和预防体育运动中贴扎部位的肌肉或关节免受损伤。尽管肌内效贴的包扎固定作用效果不如白贴，但是在肌肉收缩活动中，对肌肉尤其是关节的限制性影响较小。既可对关节起到一定的保护作用，又可减小对关节活动灵活性的限制作用，从而降低运动时肌肉和韧带的拉伤，或过度负重对身体可能造成的伤害。因此，在体育运动实践中，从预防的角度，在运动前可以对运动中负担较大的肌肉和关节进行适当的贴扎，以降低肌肉和关节可能出现的潜在运动损伤风险（图 7 - 10）。

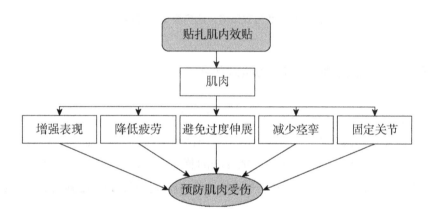

图 7 - 10 肌内效贴支持保护肌肉的作用机制

二、调节肌肉功能，增强肌肉表现

一般认为，除预防运动中关节损伤而贴扎肌内效贴的情况外，健康的身体完全无须贴扎，贴扎仅限于身体出现功能障碍或组织损伤等情况下使用。肌内效贴对受伤而肌力减退的肌肉可加强其收缩能力，而对完全健康的肌肉组织来说，贴扎肌内效贴是否会对肌肉力量或功能产生改善作用尚有争议。因此，在体育运动实践中，虽然肌内效贴是否增加健康人体肌肉收缩功能没有定论，但肌内效贴的矫正和支持性贴扎可能有助于肌肉力量的发挥，防止运动中肌肉因力量的分散而影响肌肉收缩功能，间接起到促进肌肉收缩功能的作用（图 7 - 11）。

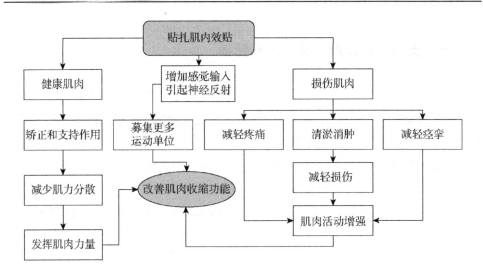

图 7 - 11　肌内效贴增强肌肉表现的可能机制

三、调节感觉输入，缓解肌肉疼痛

　　肌肉在受到伤害的状态下会产生疼痛，这种肌肉疼痛是一种机体的自我保护，可以提醒人体减少肌肉活动，防止对肌肉造成进一步的损伤。目前认为，肌贴贴扎很可能是通过刺激皮肤，增加皮肤的感觉输入，进而活化或启动脊椎中神经抑制系统，也可能是抑制大脑经由脊髓下传通路的神经信号，进而起到缓解肌肉疼痛的效果（图 7 - 12）。

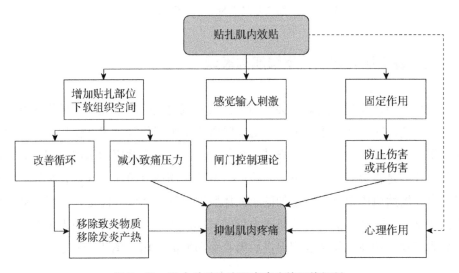

图 7 - 12　肌内效贴治疗肌肉疼痛的可能机制

四、加快体液循环，消除肌肉肿胀

肌肉因连续过度使用、过度拉伸导致发炎后肿胀，使皮肤与筋膜或者肌肉间距减少，挤压皮肤下感受器后产生疼痛，疼痛后肌肉会再次收紧陷入一个循环。而使用肌内效贴后加一定拉力可以使皮肤产生褶皱，加大间距，使疼痛减轻，还会影响皮下淋巴液流动加快物质交换，消除肿胀。

贴扎肌内效贴会造成皮肤出现皱褶，起到类似徒手淋巴引流与微按摩作用，可加速肿胀组织内的体液流动，促进血流与淋巴的循环，有助于降低皮下的组织液压力，进而产生一种有效的循环过程。此外，血液和淋巴循环加速，还可避免组织过热，并加快移除有害的化学物质，降低组织炎症反应，减轻肌肉因损伤所引起的疼痛和不适感（图 7 – 13）。

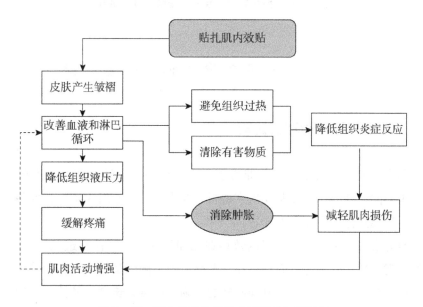

图 7 – 13　肌内效贴治疗肌肉肿胀的可能机制

五、放松紧张状态，促进肌肉恢复

肌肉在长时间或高强度运动状态下，往往会引起肌肉疲劳，容易出现肌肉功能能力下降以及肌肉紧张和僵硬，影响肌肉运动能力的发挥，肌肉疲劳程度的大小也会影响运动后肌肉恢复时间的快慢。在运动状态下或恢复期，贴扎肌内效贴可缓解肌肉紧绷或痉挛状态，起到一定放松肌肉和局部筋膜的作用（图 7 – 14）。

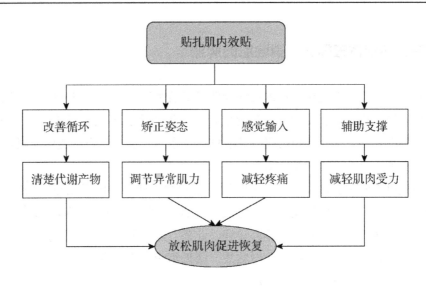

图7－14　肌内效贴缓解肌肉紧张的可能机制

第四节　不同品牌的肌内效贴比较

一、肌内效贴性能差异比较

目前市面上肌内效贴的品牌非常多，主要由中国、韩国和日本等国生产制造。由于不同品牌的肌内效贴在生产材料、标准和工艺上尚未统一，使得肌内效贴在一些性能指标上存在着差异。

有研究表明，不同品牌的肌内效贴在拉伸弹性、排汗性和透气性、防水性、耐久性和附着性、外观等方面均存在着差异。弹力测试是选取不同品牌但长度相同的肌内效贴，在同样的位置悬挂同样的重物，测量其长度，悬挂重物后长度越长，则回弹力越小。排汗性和透气性是采用强光照射和实际体验相结合的方法，观察不同品牌肌内效贴的结构以及使用感受。防水性是让测试者将不同品牌的肌内效贴贴在手臂上，并用水冲洗，来观察其防水性。耐久性和附着性是将不同品牌的肌内效贴依次贴在测试者的手臂上，让测试者进行高强度运动，而后观察肌内效贴的状态。研究者选择市面上常见的七个品牌的肌内效贴产品，分别是肌内效贴布 KT tape、ROCK tape、Kind max、SPIDER-TECH、Mc David、李宁和 LP max taping，并对肌内效贴的性能差异进行测试比较，不同品牌的肌内效贴测试结果差异以五等级评定标准方式进行评判，不同品牌的肌内效贴在性能上的差异如表7-2所示。从研究结果可以看出，不同品牌的肌内效贴在性能上存在差异，提示在体育运动实践中选用肌内效贴时要注意不同品牌肌内效贴间的性能区别，尤其是弹性性能差异。

表7-2 不同品牌的肌内效贴在性能上的差异比较

品牌	弹性	排汗性 透气性	防水性	耐久度 附着性	外观
KT tape	* * * *	* * * * *	* * * * *	* * * *	* * * *
ROCK tape	* * * * *	* * * * *	* * * *	* * * *	* * * * *
Kind max	* * *	* * * * *	* * * *	* * * * *	* * * * *
SPIDER-TECH	* * *	* * *	* * * * * *	* * * * * *	* * * * *
Mc David	* *	* * *	* * *	* * *	* * * *
李宁	* * * *	* *	* * *	* * *	* * * *
LP max taping	* * * *	* * *	* * * *	* * * *	* * *

此外，在外观颜色上，除色彩上有着夸张设计的 ROCK tape 以及形状与众不同的 SPIDER-TECH 外，Kind max、Mc David 和 KT tape 三个品牌的肌内效贴颜色多为红、黄、蓝、绿以及肉色，形状均为条状，而李宁肌内效贴的颜色五花八门，LP 品牌肌内效贴肉色居多，选择余地较小。

二、肌内效贴拉伸长度比较

在使用肌内效贴治疗时，配合正确的拉伸使用肌内效贴是非常重要的。肌内效贴的弹性被设计为55%~60%的拉伸程度，不拉伸使用会失去贴布设计的初衷，过度拉伸，又会造成人体的不适感，治疗效果也会减弱。因此，肌内效贴治疗的基本原则是宁可拉伸较小也不要使用太多的拉伸，合适拉伸是治疗成功与否的决定性因素。

通常肌内效贴拉伸程度可以%（百分比）的形式来表示，拉伸%代表使用的拉伸程度占最大拉伸的比率，如自然拉伸表示肌内效贴去除背亲纸后肌内效贴具有的拉伸状态，一般为5%~10%，即表示在极限拉伸（拉伸100%）后占增加部分长度的百分比。例如，一条10cm肌内效贴，将它拉到极限拉伸状态（不同品牌肌内效贴的伸展性存在差异，一般为130%~150%），假设能增加到140%，则肌内效贴在原长度的基础上延长了40%的长度，达到14cm（此时肌内效贴被极限拉伸到最大值）。在具体运用时，如果贴扎需要25%的极限拉伸，则经过换算，实际需要将肌内效贴在无背亲纸状态下拉伸1cm，总长度达到11cm即可。如果在背亲纸撕掉之前确定贴布的拉伸长度，则必须将肌内效贴已拉伸的长度计算在内。

肌内效贴的背亲纸上都印有一定规格的小格子，纵向上一小格为1cm，一大格为5cm，这些印刷的格子便于使用者可以在不测量贴布长度的情况下，方便快捷地确定肌内效贴的使用长度。有些品牌肌内效贴在纵向上也印有小格，为肌内效贴纵向裁剪提供方便（图7-15）。

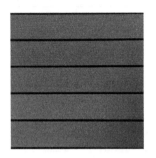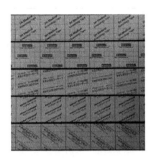

图7-15　五种品牌同颜色肌内效贴正面和反面比较

肌内效贴的作用效应与其自身产生的拉力大小有关，为比较不同品牌肌内效贴在外力作用下所发生的拉伸变化情况，本研究选取市面上销售的3H、Kind max、MaxTaping、Kinesiology Tape和Kinesio TEX五个品牌的肌内效贴进行比较。各品牌肌内效贴的比较内容包括去除背亲纸后肌内效贴缩减率和最大拉伸后的增长率，结果显示不同肌内效贴生产厂家在产品的设计和质量控制上并不一致，不同品牌肌内效贴在拉伸变化率上存在较大差异，具体如表7-3所示。由于各品牌肌内效贴并不标明贴布弹性成分的特性，因此，提示在体育运动实践中使用肌内效贴时，需要注意此方面问题。使用时需要考虑两个方面，其一是使用肌内效贴前需要对肌内效贴的性能进行了解，确定其拉伸后的可变化率后再行贴扎。其二是贴扎时最好采用同一个品牌的肌内效贴进行贴扎，以免不同品牌肌内效贴由于性能差异可能会影响贴扎效果。

表7-3　不同品牌肌内效贴拉伸长度变化比较

品牌（国别）	去背亲纸		最大拉伸	
	缩减（cm）	变化率（%）	增加（cm）	变化率（%）
3H（中国）	10→9.5	5	10→18	80
Kind max（中国）	10→9.5	5	10→18	80
MaxTaping（美国）	10→9	10	10→16	60

品牌（国别）	去背亲纸		最大拉伸	
	缩减（cm）	变化率（%）	增加（cm）	变化率（%）
Kinesiology Tape（日本）	10→9	10	10→14	40
Kinesio TEX（日本）	10→9	10	10→14	40

此外，需要注意的是，目前有关肌内效贴使用的拉伸长度尚未有统一的评定标准，在已出版的有关肌内效贴贴扎方面的图书中，各作者给定的拉伸长度和等级标准存在差异。因此，在体育运动实践中应用肌内效贴时，要注意拉伸等级标准。本书在确定肌内效贴拉伸长度上，采用六等级标准的划分方法，包括无拉伸（去除背亲纸后肌内效贴完全松弛状态）、自然拉伸（去除背亲纸后肌内效贴保持一定的拉伸状态）、轻度拉伸、中度拉伸、重度拉伸和极限拉伸。使用不同的拉伸等级，则肌内效贴的长度变化不同。以肌内效贴的最大拉伸率为140%为例，原始10cm的贴布无拉力（0%）的长度仍为10cm，100%拉长后贴布长度变为14cm。肌内效贴拉伸等级、变化率及应用如表7-4所示。

表7-4　肌内效贴拉伸等级、变化率及应用

拉伸等级	变化率（%）	贴布长度（cm）	应用
无拉伸	0	10	软组织肿胀、较为常用
自然拉伸	5~10	10.2~10.4	软组织肿胀、疼痛、放松组织，最为常用
轻度拉伸	10~25	10.4~11	增进肌肉表现，较为常用
中度拉伸	25~50	11~12	加固肌肉和关节，较为常用
重度拉伸	50~75	12~13	加固肌肉和关节，使用不多
极限拉伸	100	14	固定作用不如白贴，极少使用

第五节　肌内效贴的使用方法

一、肌内效贴的贴扎策略

由于传统医用胶布缺乏弹性，贴扎后不会对皮肤产生提拉和挤压作用，限制关节活动的灵活度，过多贴扎还可能产生过敏反应损伤皮肤。因此，在体育运动实践中，多以贴扎肌内效贴为主。肌内效贴贴扎方法看起来比较简单，但实际作用

效果往往与贴布性能动用、贴扎手法以及身体或肢体位置状态等关系非常密切。

(一) 贴扎思路

肌内效贴是通过贴扎到皮肤上，依赖其对软组织的作用功效来达到辅助治疗的目的。在肌内效贴的贴扎思路上需要从两个方面予以考虑，其一，对病人症状的准确判断和评估，以便在需要的软组织上使用肌内效贴。其二，肌内效贴贴扎技术的正确应用，以达到改善或治疗的效果。只有当两者有效地结合在一起，才是一个供使用者贴扎的有效治疗方法。

贴扎肌内效贴时要考虑的问题：

第一，肌内效贴的治疗范围是人体的软组织，即连接、支持或环绕身体不同结构和器官的组织，包括皮肤、深浅筋膜、肌肉、肌腱、韧带、关节囊、滑膜囊、脂肪组织、神经和血管等。

第二，肌内效贴应用于体育运动实践中，主要针对肌肉功能不协调，循环不良，肌肉、关节、韧带、肌腱的损伤，以及身体姿势不良等方面的调理和治疗。

第三，贴扎前需要判定疾患和贴扎的目的，确定贴扎肌内效贴是否对疾患有治疗作用，只有符合疾患的适应证才可贴扎肌内效贴，如肌内效贴仅适用于体表软组织、皮下筋膜、肌肉以及关节的治疗和保护。

第四，确定肌内效贴可以缓解或消除疾患的哪些症状，如消除水肿、减轻疼痛、促进虚弱肌肉功能，以及放松肌肉等。

第五，依据解剖学知识对所贴扎部位进行研判后，确定贴扎肌内效贴的长度、形状、方向、数量、拉伸力大小以及走位等，如实际使用中，既有单条拉直贴肌肉，也有剪成 Y 形开叉贴扎以起到保护作用，而且还要考虑人体的摆位。只有在保证贴扎方法正确的情况下才会发挥肌内效贴的作用效应，不能不经过研判就随便贴扎。

第六，对贴扎部位实施贴扎处置后，对肌内效贴的治疗效果进行评估，并可根据实际治疗效果做出相应的修正和调整。

第七，如果需要肌内效贴进行多种治疗效果叠加时，要按照治疗症状的重要性安排贴扎的顺序。考虑贴布的力学效应，分支越多的贴布越需要贴近皮肤。一般多层肌内效贴贴扎顺序如下：爪形贴布（淋巴引流作用）→X 形贴布（痛点提高作用）→Y 形贴布（放松组织作用）→I 形贴布（促进肌肉功能）→O 形或 I 形（固定软组织）。原则上贴扎的层数不超过三层，以免层数过多而影响肌内效贴的贴扎作用、效果（图 7 - 16）。

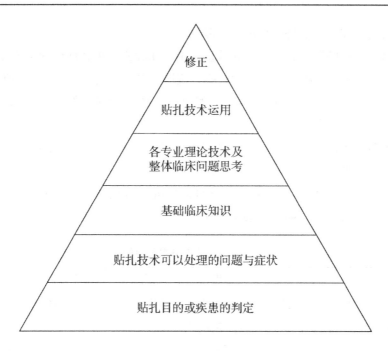

图 7 – 16　肌内效贴扎策略思考模式

（二）贴扎摆位

肌内效贴的作用功效与其贴扎的手法、贴扎时身体或肢体的位置状态均有关系。贴扎摆位是指贴扎部位在贴扎肌内效贴时所保持的姿势和状态。肌内效贴贴扎的主要机制与其力学效应有关，贴扎时的摆位是影响疗效的及其重要的因素。贴扎肌内效贴时应根据治疗的目的不同，采用不同的摆位。贴扎时肢体的摆位可有多种方案，常用的有肌肉处于自然放松状态下贴扎、肌肉处于放松拉伸状态下贴扎、肌肉处于收缩缩短状态下贴扎。另外，由于人体的肌肉都是跨关节（包括单关节和多关节）分布的，因此，关节角度的不同也是影响贴扎摆位的重要因素。

支持软组织及促进肌肉收缩功能时，采用功能调整矫正技术，关节置于屈曲状态，拉长拮抗肌，将肌肉起点作为锚点，沿肌纤维方向指向止点进行贴扎。

放松肌肉或减轻肌肉痉挛时，采用功能调整矫正技术，应使关节处于最大伸展位置，肌肉处在被放松拉长状态，肌内效贴回缩方向应与肌肉收缩方向相反，将肌肉止点作为锚点，沿肌纤维方向指向起点进行贴扎。

支持和稳定关节或韧带时，采用机械矫正技术，关节处于半屈状态，肌肉放松。使用具有拉伸特性肌内效贴与内压力提供对皮肤的刺激，刺激的程度是由贴布在贴扎过程中拉伸的百分比和向内压力的程度决定的。机械矫正一般使用中度

50% 左右的拉伸，以支持和稳定关节部位。

消除软组织肿胀时，采用空间矫正技术，在肿胀或水肿部位的上方创造更多的空间，增加的空间被认为可以通过提升皮肤来减轻压力。空间矫正一般采用无拉伸至自然拉伸，张力在 0% ~ 10%。贴扎时，肿胀处肌肉处于放松，关节在最大拉伸状态下进行贴扎。

止痛时，采用空间矫正技术，在产生疼痛、炎症部位的上方形成更多空间，可通过提升皮肤来减轻压力，并激活闸门止痛机制。空间矫正一般采用自然拉伸，张力在 5% ~ 10%。贴扎时，疼痛处肌肉处于放松状态，关节在能忍受疼痛的最大拉伸状态下进行贴扎（表 7 - 5）。

表 7 - 5　肌内效贴贴扎原则

作用	关节摆位	肌肉状态	贴布拉力	贴布形状
支持软组织促进肌肉收缩功能	关节屈曲状态	拮抗肌伸长	轻到中度	Y 形、I 形
放松肌肉或减轻肌肉痉挛	最大伸展位置	放松拉长	自然	Y 形
支持和稳定肌肉或关节	关节半屈状态	放松	中度到重度	Y 形、O 形
消除软组织肿胀	最大伸展位置	放松	无到自然	爪形
止痛	解剖学体位	放松	自然	X 形

二、肌内效贴的裁剪方法

（一）裁剪形状

肌内效贴裁剪的形状取决于受影响肌肉的大小和预期的治疗效果，通常采用的裁剪形状包括 Y 形、I 形、X 形、O 形、爪形（扇形）和灯笼形。

Y 形：被用来包围肌肉以促进或抑制肌肉。根据需要首先裁剪一条 I 形肌内效贴，然后在其一端的中间剪开，剪开的长度根据肌内效贴本身长度而定，越长的肌内效贴剪得越多，另一端保持原有状态。

I 形：引导筋膜、促进肌肉收缩及支持软组织，可用于急性受伤的肌肉，起到固定和支持作用。I 形肌内效贴也可以用来代替 Y 形，裁剪时根据实际需要的长度直接剪断即可。

X 形：促进贴布中心固定点的血液循环和新陈代谢，具有止痛的效果。使用时先根据需要裁剪一条 I 形肌内效贴，然后在其两端分别向贴布中间剪开，形成

X 形的形状贴布（图7－17）。

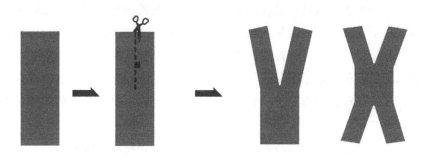

图7－17　肌内效贴 X 形裁剪方式

爪形（扇形）：多用于淋巴引流，可改善组织液的滞留。使用时根据需要先裁剪一段 I 形肌内效贴，然后在肌内效贴的一端均衡裁剪开4~5条分支，分支长短根据贴布的长短而定，另一端保持原有状态。贴扎时，贴布的尾端需包覆在水肿的肢体或血液淤积的区域。

灯笼形：肌内效贴两端保持完整，中间部分被裁剪成若干段，稳定效果较好，中间散装分支能促进淋巴引流，有效改善局部水肿或淤血问题。使用时根据需要先裁剪一段 I 形贴布，将贴布正面对折，背亲纸有刻度面朝外，然后在贴布相连接的一端裁剪出4~5条分支，打开对折的贴布即可使用。

O 形：主要用于局部或运动特定区域的水肿，贴布具有稳定效果。肌内效贴两端保持完整，中间部分被裁剪成两半。使用时根据需要先裁剪一段 I 形贴布，将贴布正面对折，背亲纸有刻度面朝外，然后在贴布相连接的一端中间部位裁剪为两部分，打开对折的贴布即可使用。实际使用中，为了增加肌内效贴的包覆范围，也可采用两条 Y 形肌内效贴，分别从关节的两端合二为一，以加强关节的稳定性。

（二）裁剪步骤

肌内效贴裁剪长度是根据贴扎目的而确定的，由于肌内效贴具有拉伸弹性，实际使用的长度有两种情况，其一是肌内效贴长度与测量长度相同，此时贴布不带有拉伸而贴扎到皮肤表面；其二是需要肌内效贴有一定的拉伸，此时肌内效贴的长度比实际测量贴扎部位的长度要短。

肌内效贴裁剪的基本步骤：

①测量身体需要贴扎部位的贴布贴扎实际长度。

②在贴布上按照同样长度进行测量并做出标记。

③如果需要肌内效贴和贴扎部位相同，直接贴扎即可。如果需要贴布有一定的拉伸，则不能直接按照测量的长度剪下肌内效贴（肌贴具有弹性），须根据肌内效贴可能拉伸的长度进行裁剪，使用中肌内效贴比实际贴扎部位的长度要短一些，具体缩短的程度要根据对肌内效贴所需拉力的大小来确定。通常采用肌内效贴测定长度进行对折后再对折（贴布上有三道折痕），剪下对折后的原长度的四分之三即可。

④将肌内效贴根据需要裁剪成预定形状后，应当将肌内效贴的所有边角剪成圆角，以提高肌内效贴贴扎后两端的固定效果。圆角能够保持肌内效贴黏性边缘持久贴合在皮肤上，未经裁剪的边角很容易因干燥、拉扯或因日常活动而翘边，影响肌内效贴使用效果甚至脱落。

三、肌内效贴的起止点和拉伸

肌内效贴在贴扎时，必须考虑贴布的起始点，通常将贴布首先粘贴的部位称为锚点（起点），贴布最后贴扎的部位称为尾点（止点），贴布中间部分可根据实际需要采用不同的拉伸力度（贴布拉长的长度变化），贴布拉力的回缩方向可根据锚点的位置不同而不同（图7–18）。

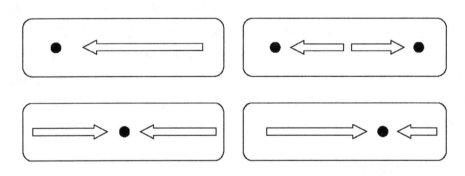

图7–18 肌内效贴贴扎锚点及拉伸方向

图注： 黑点处为贴扎锚点，箭头方向为贴布拉力回缩方向。

四、肌内效贴的贴扎流程

目前在体育运动实践中肌内效贴的使用十分常见，不仅专业运动员在运动现场使用，一般体育爱好者使用得也非常广泛。在使用肌内效贴时应该按照一定的流程，根据实际的需求进行贴扎使用。使用肌内效贴数量和贴扎部位的多少可根据运动项目、运动特点、使用功效、身体健康状况等差异而进行调整。肌内效贴贴扎的效果，是基于贴布的材料设计、使用牵张拉力大小、贴扎方法以及预期治疗的操作步骤来决定的。肌内效贴具有独特的伸缩性和粘贴性，使用时必须顺着肌肉走行或以特殊的方向拉贴。肌内效贴的黏贴力大小适中，贴扎后可以让皮肤与肌肉间产生适当的间隙，配合肌肉收缩，可排除发炎的组织液，改善柔软组织收缩所引起的肿胀与内出血。

（一）贴扎步骤

确定贴点：在皮肤上标记出贴扎的锚点和尾点。

裁剪肌内效贴：根据需要将肌内效贴裁剪成所需形状并对边缘进行修角。

锚点贴扎：在肌内效贴的锚点一侧上，间隔边缘 3～5cm 处横向撕开背亲纸，去掉锚点端背亲纸，将无拉伸力的肌内效贴贴扎在皮肤上并固定。

贴扎肌内效贴：将肌内效贴上剩余的背亲纸从头撕至肌内效贴尾端的 3～5cm 处，一手用适当的拉力拽动肌内效贴，另一手按压贴布并贴压在皮肤上，最后在无拉伸力情况下贴扎肌内效贴的尾部。

效果检查：贴扎肌内效贴后，如果贴扎位置正确，且无须再次调整或撕下来重新贴扎，可从肌内效贴的中间向两端反复用手心摩擦，以激活黏合剂，增强肌贴在皮肤表面的附着力（图 7－19）。

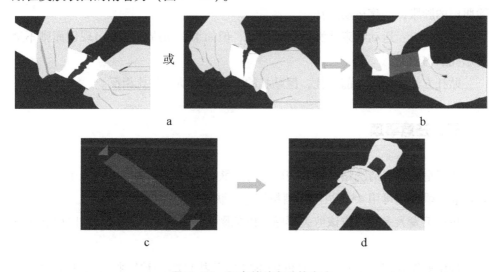

图 7－19 肌内效贴布贴扎方式

（二）运动前贴扎

贴扎目的：运动前贴扎主要用于固定关节和肌肉部位，防止损伤发生；延缓运动中疲劳的产生；增强骨骼肌的收缩功能

贴扎时机：运动前 20~30min 使用，要保证贴扎的密合性和有效性，以激活肌内效贴的最佳效果。如运动前发生开胶现象，需及时更换，以免影响使用效果。

贴扎方法：

①使用前对需要粘贴的皮肤进行清洁，保证粘贴部位干净，不能擦润肤油及类似产品，以防影响肌内效贴的粘贴效果。

②使用剪刀将肌内效贴裁剪成相应的形状，裁剪时可依照肌肉长度和形状，修剪贴布的长度和宽度，并将贴布所有直角剪成圆角，防止肌内效贴贴扎后边角出现开胶，影响贴扎效果。

③根据不同需要适当拉伸贴布，并将贴布贴在皮肤上。贴扎结束后，可用手掌反复摩擦，巩固黏合度。

（三）运动后贴扎

贴扎目的：运动后贴扎主要用于放松肌肉、消除疲劳，固定损伤的部位，消除肌肉的肿胀，治疗运动损伤。

贴扎时机：运动结束洗澡后可行贴扎，但如果运动造成皮肤出现创面则不适合贴扎肌内效贴。

贴扎方法：同运动前贴扎，但贴扎的方向与运动前贴扎相反。

五、注意事项

用肥皂和清水清洗贴扎皮肤表面，将皮肤表面的皮脂和皮屑清洗干净，并保持皮肤干燥，也可用45%浓度的酒精擦除皮肤表面的油脂。

皮肤毛发太多时，应该剪去再贴，以免影响粘贴效果或撕除贴布时引起皮肤不适。

确定好贴扎部位的摆位，要依据不同的贴扎目的让被贴扎者处于不同的体位。一般而言，欲达到放松效果应使用延展身体摆位，欲达到矫正姿势的效果则

让身体处于正中姿势的摆位。但同时要考虑个体本身的软组织张力、姿势控制与动作功能，来调整贴扎时的摆位，摆位的正确与否对贴扎效果具有关键性的影响。

根据贴扎目的不同，贴扎前裁剪大小、形状合适的贴布。

肌内效贴贴扎的锚点（起点）和尾端（止点）贴扎时不使用拉伸力，通常预留3～5cm的贴布，目的是保证贴扎后的牢固性。锚点大多数情况下是贴布的起始端，有些贴扎应用时，也可以是同时在两端、在中间或在尾端。如果施加在肌内效贴上拉力较大时，可适当增加锚点的长度，以保证贴扎的牢固性。锚点固定后，再行向贴布的尾部方向拉伸、推压贴扎，最后固定贴布尾部，再轻轻按压。

对于治疗肌肉有两个基本的应用方向。对于急性过度使用或放松的肌肉，肌内效贴从肌肉的止点应用到起点，以抑制肌肉功能。对于长期虚弱肌肉或需要增加收缩功能的肌肉，肌内效贴从肌肉的起点应用到止点，以促进肌肉功能。

应用多层肌内效贴时，使用者应首先考虑应用肌内效贴解决主要治疗症状。随着肌内效贴的贴扎层数增加，它们对感受器的影响可能会产生干扰，而不是清晰、具体的刺激。最好的结果通常来自贴布"越少越好"的方法。更少的贴布层、更少的张力，以及适度内向压力，可以保证肌内效贴作用效用的微妙变化从肌内效贴传递到软组织层。

注意贴布使用时效，肌内效贴理论上可以维持3～5天，但在实际的使用中一次使用时间以保持在24～36h为宜，以免因贴布弹性随时间的推移逐渐下降而影响效果，也防止出现皮肤的过敏反应。如有以下情况可及时将贴布撕掉：

①贴扎得太紧，被贴扎者皮肤有不适感。

②皮肤发痒、刺痛或出现其他强烈反应。

③使用中皮肤出现红肿过敏反应。

④人体活动性和灵活性没有得到改善，反而变得更糟糕。

⑤使用肌内效贴持续一定时间后并未产生明显的积极效果。

⑥贴布边角卷起或贴布有松脱现象。

⑦为提高运动时骨骼肌功能效应或防止损伤起保护而贴扎的贴布，在运动后即可撕除。

皮肤的同一部位如果需要连续贴扎肌内效贴，则两次贴扎之间最好间隔4h以上，以保证皮肤功能的恢复以及预防过敏反应。

为防止贴扎肌内效贴后皮肤出现过敏反应，使用前可对皮肤进行亲肤性测试，即剪切一小块贴布，贴在手臂或腿部明显部位的皮肤上，观察肌内效贴贴扎

24h 后，或使用者能直接发现任何皮肤刺激不适，有过敏反应发生应禁止使用。

存在不明原因疼痛、开放式伤口、皮肤薄、皮肤敏感或松弛、皮肤疾病或排异反应等情况时，不适合贴扎肌内效贴。

贴扎肌内效贴后，看上去平整、美观，摸起来很舒服可作为衡量贴扎效果的一个重要指标。贴扎后皮肤不能出现疼痛感或灼热感，也不能将身体或贴扎部位束缚得过于紧绷。

贴扎后被贴扎身体部位的活动性不应受到影响和限制，应当灵活如初。

第八章　肌内效贴在运动实践中的应用

肌内效贴在运动医学、康复医学和体育运动实践中有着广泛应用，其治疗的疾病和使用领域也非常多。本章仅就肌内效贴贴扎技术在体育运动实践中对骨骼肌的作用效应及贴扎技术进行列举，并结合本书前述的研究成果，针对肌内效贴对骨骼肌的影响，从体育运动实践运用的角度进行应用指导。

第一节　运动防护贴扎

由于运动、锻炼或身体活动造成的任何形式的损伤、疼痛或身体损伤都可以看作是运动损伤，其发生与运动项目、训练水平、运动强度、技术动作以及运动环境等因素有关。尽管可将因运动而遭受的任何伤害都可认定为运动损伤，但运动实践中主要指的是最常发生且涉及运动系统的损伤，包括肌肉、关节、骨、肌腱、软骨等。其中肌肉拉伤和关节损伤又是体育运动中较常发生的运动性损伤。在运动实践中，尽管人们尽量避免可能发生运动损伤的因素，但仍有着较高的发生率。在避免运动损伤发生的预防上，除了提高训练水平、保持良好身体状态、避免局部负荷过大、充分做好准备活动，以及规范技术动作的运用等因素外，在参加体育运动时也可做好对肌肉或关节的防护作用。

传统的贴布由于缺乏伸缩性，特别是关节部位贴扎贴布后会限制关节的活动范围，影响运动能力的发挥。而肌内效贴由于自身具有良好伸缩性的优势而在运动实践中被广泛运用。在肌肉或关节上进行贴扎，可以在一定程度上起到对人体运动系统的保护作用。肌内效贴是一种辅助性措施，一方面可以有目的性地限制运动，另一方面可以改善运动的灵活性，促进疼痛的缓解。

一、贴扎目的

通过对肌肉活动起到力学支持作用，改善肌肉活动功能，加强对运动时骨骼肌活动的保护作用，有助于更好地进行动作训练，帮助减轻训练时关节的负荷，减缓肌肉不平衡，改变关节位置，预防运动损伤的发生。要求贴扎的贴布既要对肌肉起到加固作用，同时又不会对运动中的肌肉活动造成限制。

关节损伤也是运动实践中较常发生的一种运动损伤，运动贴扎的目的主要是对关节起到加固作用，对跨关节肌肉起到力学支持作用，尤其是运动中负荷大易发生损伤的关节。通过贴扎肌内效贴可以对关节起到保护作用，而且不会对关节活动产生限制。

二、贴扎策略

肌内效贴用于运动防护贴扎，可采用机械矫正的贴扎技术。该技术利用肌内效贴的特性，通过应用中度以上拉力，提供机械感受器感知的刺激，刺激的程度是由适度的张力和向内的压力组合决定的，这些压力为深层组织提供了刺激，辅助肌肉、筋膜组织或关节的定位，功能支持可以在不失去活动范围或抑制循环的情况下保持。机械矫正可以用于将组织定位到需要的位置，提供身体调整位置的刺激，以减少产生的紧张，或提供"阻塞"关节或组织运动的动作。

运动防护贴扎通常可在运动前进行贴扎，运动中起保护作用，运动结束后即可将贴布撕掉。运动中对肌肉进行保护，可采用 I 形或 Y 形贴布，锚点选择在肌肉的起点上端，贴扎时贴布沿肌纤维走向紧贴肌肉，止于肌肉的止点下缘，肌内效贴拉伸采用中度拉力。小肌肉采用一条 I 形或 Y 形贴布贴扎，大肌肉可采用两条 I 形贴布贴扎，以增加其保护效果。

关节防护贴扎应以减少运动状态下关节少受伤害为目的，因此，贴扎肌内效贴既不能影响关节活动，又能对关节起到保护作用。基本原则是采用关节半屈状态摆位，选择 O 形贴布，包绕关节，锚点可选择关节的两侧。为防止贴布在运动中出现开胶或脱落，也可在 O 形贴布的两端处环绕 I 形贴布进行加固，肌内效贴拉伸采用中度拉伸。

三、贴扎部位

①已有肌肉或关节陈旧损伤部位。
②易发生肌肉或关节损伤部位。
③肌肉与关节连接部位。
④运动负重较大的肌肉或关节部位。

四、贴扎方法

（一）肌肉防护贴扎

以肱二头肌为例，运动者采取站立位，手臂伸直，使用 I 形或 Y 形贴布，将贴布的锚点固定在肩胛骨盂上结节处，贴布沿上臂前面肱二头肌腹以中度拉力向下通过肘关节延伸止于桡骨粗隆处。Y 形贴布锚点与 I 形相同，贴扎时沿肱二头肌腹两侧向下，贴布的两个分支尾部止于肘窝下方两侧。

（二）关节防护贴扎

1. 肩关节贴扎

人体肩关节属于球窝关节，非常灵活，可完成屈、伸、内收、外展、环转、水平屈伸等动作，肩关节防护的贴法可有多种。通常让运动者手臂自然下垂，使用两条肌内效贴，第一条 Y 形贴布，中度拉伸以上臂中部外侧为锚点，然后贴布向上在接近肩关节处，贴布的两条分支分别从前后跨过肩关节固定在胸部外上方和肩胛冈。第二条 I 形贴布，中度拉力以肩峰端为锚点，向下跨过肩关节和三角肌的中间，止于上臂肱骨的中段外侧。

2. 肘关节贴扎

（1）肘关节前侧贴扎

运动者采用屈肘 90° 的贴扎摆位，肘关节前侧贴扎，选用一条 I 形贴布，贴布锚点分别选择在上臂和前臂前面的中部，固定好两个锚点后，肘关节伸直，贴布中度拉伸，同时用手按压贴布的中间区域，以保证贴布的贴扎效果。

（2）肘关节后侧贴扎

关节摆位同上。一条 O 形贴布，分别以前臂后边的中间和上臂后边肱骨中间处为锚点，贴布以中度拉伸跨过肘关节，保护在肘关节的两侧。也可剪切两条 Y 形贴布，其中一条以上臂后边中间为锚点，尾端两个分支向下跨过肘关节，包绕肘关节止于前臂后方上部，另一条贴布的贴扎方向和上一条贴布方向相反进行贴扎。和上臂在从肘关节的上下两端 O 形贴布的上下两个锚点处，以自然拉力环绕上臂和前臂进行包扎。

3. 腕关节贴扎

(1) 腕关节前侧贴扎

运动者手腕保持伸腕背屈位，采用 I 形贴布，锚点选择前臂后侧上方和手掌与手指的交接处两个位置，贴布以中度拉力跨过腕关节背面，两端贴布无拉力固定在锚点后，腕关节回到正常位置，用手按压将贴布贴扎在皮肤上。

(2) 腕关节后侧贴扎

腕关节前侧的贴法同背侧相同，只是贴扎前关节摆位是腕关节处于屈腕状态，贴布的锚点一个是前臂内侧上方，另一个是手掌和手指的交接处，贴布跨过腕关节内侧。此外，根据需要也可再剪切一条 I 形贴布，以自然拉力绕腕关节一周进行包扎。

4. 指关节贴扎

(1) 指关节前侧贴扎

裁剪一条手指宽度的 I 形贴布，运动者手指保持半屈状态，锚点选取手心的上部和手指指尖前面，先固定两侧锚点，再用手按压贴布中间部分进行固定，贴布保持中度拉伸状态。

(2) 指关节后侧贴扎

根据手指宽度裁剪成一条 I 形贴布，运动者手指保持被屈状态，锚点选取手背的上部和手指指尖背面，先固定两侧锚点，再用手按压贴布中间部分进行固定，贴布保持中度拉伸状态。

5. 腰椎关节

运动者取站立位，适当保持背伸状态，先使用两条 I 形贴布，中度拉伸，分别沿脊髓的两侧竖向进行贴扎，贴布锚点选取第一腰椎和骶骨下端的两侧。再使用一条"I 形"贴布，以中度拉伸沿腰椎的中间横向贴扎，贴布锚点是背部下方两侧。

6. 膝关节贴扎

膝关节是人体运动中最易发生损伤的关节之一，对膝关节进行贴扎固定，可采用多种形式。

(1) 贴扎方法一

运动者采用屈膝 90°的贴扎摆位，首先使用 O 形贴布，分别以股直肌的肌腹隆起处和胫骨粗隆的前下方为锚点，贴布以中度拉伸跨过膝关节，保护在膝关节的两侧，再剪切两条 I 形贴布，分别在 O 形贴布的上下两个锚点处，以自然拉力环绕大腿和小腿进行包扎。

（2）贴扎方法二

运动者采用伸膝的贴扎摆位，首先使用两条 Y 形贴布，一条贴布以中度拉伸从股直肌肌腹隆起处向下包绕髌骨止于胫骨粗隆前下方，另一条 Y 形贴布反向贴扎，贴布起止点与第一条贴布相反，再剪切两条 I 形贴布，分别在膝关节的内侧和外侧进行贴扎。

7. 踝关节贴扎

（1）贴扎方法一

运动者取仰卧位，踝关节保持正常状态，第一条 I 形贴布，以小腿前下方和脚背前侧为固定锚点，贴布中间部分以中度拉力跨过踝关节前面贴扎在皮肤上；第二条 I 形贴布，以小腿后下方和脚底后侧为固定锚点，贴布中间部分以中度拉力跨到踝关节后边贴扎在皮肤上；第三条 I 形贴布，以内踝和外踝为固定锚点，贴布中间部分以中度拉力通过脚底贴扎在皮肤上；第四条 I 形贴布，以自然拉力在小腿的下部包绕前边已贴扎的三条贴布的边缘。

（2）贴扎方法二

运动者在治疗床上取坐位，膝关节半屈状态，脚踝在治疗床的外侧，踝关节保持正常屈伸外翻状态。剪切三条 I 形贴布，一条贴布锚点起于内踝下方，肌内效贴斜向上跨过踝关节上方绕过外踝内侧，向下止于脚底。另一条贴布覆盖在第一条贴布上，与第一条贴布反向拉伸贴扎。第三条贴布从中部开始，横跨贴扎在脚底，一端从脚部外侧经外踝前侧绕过踝关节，最终将肌内效贴贴扎在胫骨内侧，另一端在脚内侧通过内踝向上，止于小腿胫骨下端。

第二节　肌肉功能贴扎

运动中肌肉收缩功能直接影响人体运动能力的发挥。在肌内效贴贴扎技术中，有研究提出贴扎肌内效贴有助于改善和提高肌肉收缩力量，增强人体运动能力，但对肌内效贴是否可以提高肌肉收缩功能仍有争议。在运动实践中，由于肌内效贴贴扎后对肌肉收缩功能不会造成不良影响，也不会妨碍肌肉收缩活动。因此，在运动中也可尝试采用肌内效贴进行贴扎以提高肌肉收缩功能（有研究认为，肌内效贴对肌肉收缩功能的改善可能起到心理安慰作用）。

一、贴扎目的

运动实践中，可针对虚弱肌肉或康复恢复肌肉进行贴扎，通过对肌肉提供支持、调节和保护作用，进而修正肌肉的工作状态，以达到改善肌肉收缩功能，增进肌肉运动表现的目的。也可用于对健康肌肉进行贴扎，为肌肉提供支持和保护作用。

二、贴扎策略

选择需要贴扎的肌肉，根据肌肉跨过的关节，贴扎的锚点定在肌肉解剖起点或肌肉的近端处，贴布以轻至中度拉伸沿肌肉的行走方向贴扎（符合解剖学结构），贴布的尾端固定在肌肉所跨关节止点的下方，要超过肌肉运动范围或需要加强力量锻炼的肌群。保持贴布锚点和止点处不具有拉力。贴布形状采用 Y 形或 I 形，贴布的拉力使用轻至中度拉伸，可用张力的 25% ~ 50%，贴扎后应该能够看到肌内效贴中弹性纤维的轻微分离。贴扎前，肌肉跨过的关节保持屈曲状态，让拮抗肌处于伸长状态。

三、贴扎方法

1. 贴扎方法一

肌内效贴发明人认为在贴扎肌内效贴时，如果贴布的锚点起于肌肉的起点，贴布的尾点止于肌肉的止点，此种贴法有助于改善虚弱肌肉，促进运动中肌肉收缩功能。因此，在贴扎肌内效贴时可考虑此种贴法，贴布裁剪的大小可以考虑贴扎部位肌肉的大小。

以大腿股四头肌为例，运动者采取站立位，膝关节保持伸直，采用一条 Y 形贴布，将贴布的锚点分别固定在股直肌的起点处或下端，贴布以中度拉伸沿大腿四头肌肌腹向下延伸包绕膝关节止于小腿上端的胫骨粗隆下面。也可采用三条"I 形"贴布，将贴布的锚点分别固定在股外侧肌、股直肌、股内侧肌的起点处，即大腿上部的外侧、中间和内侧，贴布以中度拉伸沿大腿四头肌肌腹向下延伸止于小腿上端的胫骨粗隆下面。

2. 贴扎方法二

根据本研究前述的研究结果，肌内效贴贴扎在离心方向 10% 的拉力状态下表现出肌肉力量的最优化，对肌肉力量作用明显。

以大腿股四头肌为例，采用两条 Y 形贴布，将贴布的锚点固定在小腿胫骨粗隆的下边，贴布以自然拉力向上包绕膝关节分别固定在股直肌的下端，另一条 Y 形贴布，以小腿胫骨粗隆下边为锚点，以自然拉力向上包绕膝关节分别固定在股内侧肌和股外侧肌的下端。

第三节　肌肉疲劳贴扎

肌肉的运动性疲劳在运动实践中极为常见，当人体运动到一定程度时，往往会伴随出现骨骼肌功能降低现象，此时肌肉收缩力量下降，运动能力降低，有时还会伴随肌肉酸痛的出现。运动中出现肌肉疲劳是一种正常的生理现象，多与神经对肌肉调控能力的下降、肌肉能源物质的耗竭、代谢产物的堆积以及内环境变化等因素有关。

一、贴扎目的

预防肌肉疲劳贴扎常用于肌肉长时间的工作，通过调节肌肉功能，改善循环，延缓运动中肌肉疲劳，并预防肌肉痉挛的发生。

肌肉痉挛是肌肉发生强直收缩的结果，运动导致的肌肉疲劳、动作不协调、寒冷刺激以及体内脱水和电解质丢失等原因，均会导致肌肉痉挛的发生。常见的部位有小腿、大腿前侧和后侧、上臂、前臂、腹部等。使用肌内效贴贴扎，改善循环、放松肌肉，并配合练习快速恢复肌肉放松灵活的状态。

二、贴扎策略

运动导致肌肉疲劳后，不仅会出现肌肉收缩功能下降，还可能伴随出现肌肉的紧张度增加、僵硬、肿胀等现象。贴扎肌内效贴主要是为消除这些症状，促进肌肉的恢复。

贴扎的时机可以安排在两个阶段，第一阶段是运动前，此时肌肉尚未疲劳，但是即将进行的运动会引起肌肉疲劳的发生。肌肉疲劳发生得越早，肌肉的运动能力越低，此阶段贴扎肌内效贴可以在运动状态下调节肌肉功能状态，延缓疲劳的发生，也可预防肌肉痉挛的出现。第二阶段是在运动后贴扎肌内效贴，针对运动中负担较重、疲劳度大的肌肉贴扎肌内效贴，可以协同其他促进肌肉疲劳恢复的手段和方法，共同促进肌肉恢复。如果肌肉有肿胀现象，可先采用加快循环贴扎贴法，贴布采用爪形，自然拉力拉伸，以促进血液和淋巴液的循环，消除肿胀。再行肌内效贴的肌肉放松贴法。

贴布采用 Y 形或 I 形，自然拉力（将贴布从背亲纸上撕下后所保持的拉力即可），以降低肌肉的紧张和僵硬程度，缓解肌肉疲劳。贴扎的锚点定在肌肉解剖止点之外，贴布以自然拉伸沿肌肉的行走方向贴扎，贴布的尾端跨过关节止于肌肉的起点末端。贴扎前，让拮抗肌处于收缩状态，放松肌肉处于最大拉长状态。

三、贴扎方法

（一）肌肉疲劳贴扎方法

1. 运动前贴扎

以小腿三头肌为例，运动者采取俯卧位伸膝，足踝做背屈摆位，采用 I 形和 Y 形贴布。先贴扎 Y 形贴布，锚点起于跟骨下方，贴扎时肌内效贴向上经过跟骨、跟腱沿小腿三头肌两侧向上，两个分支尾部止于腘窝两侧。再贴扎 I 形贴布，将贴布的锚点固定在足底中部，肌内效贴经跟骨沿小腿三头肌肌腹以自然拉力向上延伸止于腘窝。贴布采用自然拉伸状态。

2. 运动后贴扎

运动结束后，在采用放松练习、常规理疗和沐浴等物理疗法处理后，再行贴扎肌内效贴（贴扎方法同上）。如肌肉有肿胀现象，先采用爪形贴布，贴布的锚点确定在小腿后边腘窝，贴布以自然拉力向下各条分支分别通过小腿三头肌，止于小腿的末端。为增加贴扎效果，小腿三头肌上也可贴扎两条爪形贴布，两条贴布的分支在小腿后面中间部可以交叉。贴布采用自然拉伸状态。

（二）肌肉痉挛贴扎方法

肌肉痉挛（抽筋）在体育运动实践中也较为常见，多数是由于运动过度导致肌肉疲劳或天气炎热汗液蒸发导致的电解质流失所引起，其中最常见的是小腿三头肌痉挛。

1. 小腿三头肌痉挛贴扎

小腿抽筋主要原因是由于运动时腿部过度疲劳，导致小腿出现抽痛与无法动作的现象，贴扎要考虑利用贴布张力带动小腿动作。贴扎方法是，被贴扎者取俯卧位，双脚置于治疗床的外边，被贴扎处的小腿处于拉伸状态，使用两条Ｉ形贴布，贴布的锚点确定在跟骨下边，贴布以自然拉力向上包裹腓肠肌，止点是腘窝的两侧。

2. 腘绳肌痉挛贴扎

治疗者采取俯卧位伸膝，将治疗腿搭在床边，膝关节成30°弯曲，髋部外展前屈，使股二头肌肌腱直接承受压力，腘窝外侧肌肉也可感受压力。采用Ｉ形贴布，将贴布锚点固定在胫骨前端，贴布以自然拉伸从膝关节外侧的腓骨小头斜向上沿大腿后侧指向，最终止于坐骨结节上方。Ｙ形贴布锚点与Ｉ形相同，贴扎时沿大腿后侧腘绳肌向上，两个分支尾部止于臀肌下方两侧。还可采用淋巴贴法，使用"爪形"贴布，以自然拉力分别覆盖在肌肉痉挛区域。

第四节　延迟性肌肉酸痛贴扎

延迟性肌肉酸痛是一种在运动实践中较为常见的肌肉功能障碍现象，常由于不习惯或高强度的离心运动所导致，极易造成骨骼肌损伤，主要表现为骨骼肌超微结构改变，在触诊肌肉有触痛或僵硬，伴随肌肉肿胀、酸痛，关节运动范围、柔韧性、肌肉力量以及肌肉活动能力下降，以及血液中肌酸激酶浓度增加等延迟性肌肉酸痛症候群。其症状表现以迟发性为特征，症状通常会在运动后 12～24h 内出现，运动后 24～72h 达到最高峰，并持续 5～7 天才会完全恢复。延迟性肌肉酸痛发生时，不仅影响运动员的运动训练和机能恢复，而且会增加继发性损伤的风险。尽管延迟性肌肉酸痛发病率高，但产生机制、治疗策略和对运动表现的影响迄今仍然不明确。目前，对延迟性肌肉酸痛治疗多采用药物、冷热疗、理疗、针灸和推拿等方法。

一、贴扎目的

缓解延迟性肌肉酸痛发生后所伴随出现的疼痛、肿胀以及肌肉功能下降问题，加快肌肉疲劳的恢复，缩短肌肉酸痛的持续时间。

二、贴扎策略

运动前可采取预防性贴扎，通过贴布的力学促进，改善功能，增加感觉输入等作用效应提升肌肉工作能力，保证整个运动过程中贴布始终能够对肌肉发挥作用。运动后贴扎肌内效贴，主要是改善肌肉组织循环、缓解肿胀、减轻酸痛、加快肌肉恢复。

三、贴扎方法

1. 运动前贴扎

以股四头肌为例，运动者站立位，膝关节处于伸直状态，剪切三条 I 形贴布，贴布锚点分别固定于大腿的股内侧肌、股直肌和股外侧肌的肌肉起点端，以自然拉力或中度拉力拉抻，三条贴布分别向下跨过膝关节止于胫骨粗隆下方。

2. 运动后贴扎

运动者采用屈膝摆位，剪切三条 I 形贴布，贴布锚点固定于大腿下方的胫骨粗隆，以自然拉力拉伸，三条贴布分别向上跨过膝关节分别止于大腿的股内侧肌、股直肌和股外侧肌的肌肉起点端。如果运动后肌肉伴有肿胀可先行采用淋巴贴扎法，采用爪形贴布，自然拉伸，锚点在身体的近侧端，拉力方向朝向身体中心或淋巴液回流方向，用于肌肉肿胀明显的区域。

第五节　肌肉拉伤贴扎

骨骼肌拉伤在运动损伤中最为常见，通常是由于超过正常功能范围的关节突然性伸展所引起，其对骨骼肌和其他软组织皆有损害。骨骼肌损伤属于软组织损伤，在临床比较常见，多数为剧烈运动后导致，通过临床查体和核磁共振即可明确诊断。其症状为肿胀、疼痛、肌肉紧张、痉挛、僵硬、硬结，甚至会出现皮下淤青，按压时疼痛明显加重，受伤肌肉在活动、拉伸时疼痛加剧，功能受限。骨骼肌损伤后要注意休息、静养、制动，给予外用支具临时固定，24h 以内给予冰敷治疗。口服非甾体类消肿、止痛药物，禁食辛辣、油腻、刺激性食物。在受伤24h 后可以给予热敷、理疗、烤电等对症治疗，还可贴敷活血化淤、消肿止痛的膏药（如扶他林软膏或者外用云南白药气雾剂）。

在治疗肌肉拉伤时，肌内效贴可以与运动贴布（白贴）合用，效果更佳。方法是先用肌内效贴贴扎保护受伤的肌肉，再以运动贴布固定在上下的关节处，避免肌肉过度活动，尤其是已发生肿胀而不便使用白贴的部位，肌内效贴是很好的保护方式。

一、肌肉拉伤成因

体育运动中，突然对肌肉施加较大的物理刺激，导致肌肉撕裂，会出现肌肉拉伤。肌肉发生拉伤时损伤的肌肉会出现疼痛、僵硬，以及肌肉活动时功能受限，肌力下降。肌肉拉伤时常会限制活动，如果不及时恢复，继续运动可能导致更大程度的拉伤，也将增加再次受伤的风险。

1. 胸部肌肉拉伤

胸部肌肉包括胸大肌和胸小肌，在肩关节处与肱二头肌相邻，负重训练或投掷运动中肩部的突然猛烈扭转可造成损伤。胸部肌肉拉伤后，有疼痛和压痛，肌肉僵硬，运动时疼痛限制肌肉能力的发挥。

2. 背部肌肉拉伤

背部肌肉包括伸肌群（包括臀肌）、屈肌群（包括腹肌和髂腰肌）以及斜肌或回旋肌，背部拉伤最长累及下背部或脊柱腰段。进行提举动作、突然移动或摔倒、移动冲撞，或者任何使背部肌肉持续收缩的运动皆可导致背部肌肉拉伤。背部肌肉拉伤后可出现疼痛、背部僵硬、活动受限或丧失，疼痛程度取决于伤势的轻重。

3. 腹部肌肉拉伤

腹部肌肉是由腹部的腹横肌、腹内斜肌、腹外斜肌和腹直肌组成，腹部肌肉收缩时可增加腹压，使脊柱前屈或骨盆后倾，以及脊柱回旋。当运动中腹部肌肉过度伸展导致肌纤维撕裂时可出现拉伤。腹部肌肉受损处伴有疼痛，腹部肌肉功能活动受限。

4. 屈髋肌肉拉伤

屈髋肌肉主要是指髂腰肌（包括髂肌和腰大肌）和股直肌，通过屈髋肌群的收缩完成人体的屈髋动作。在进行骑自行车、跑步、足球运动以及任何涉及抬腿跳跃的运动时，均可能造成屈髋肌群的拉伤。屈髋肌拉伤后，会出现髋关节前部腹股沟上部区域疼痛，或大腿在髋关节处运动时疼痛。

5. 股四头肌拉伤

股四头肌是指位于人体大腿前侧的一块肌群的统称，包括股外侧肌、股内侧肌、股中肌和股直肌，其中任何一块肌肉皆有可能拉伤，但是股直肌拉伤最为常见。在人体进行短跑、跳跃和力量训练等运动时股四头肌强有力地收缩或牵拉都可能导致肌肉发生席位损伤。轻微拉伤可出现肌肉的压痛或疼痛，轻微或无肿胀，可影响肌肉最大力量的发挥；中度拉伤有明显的压痛和疼痛，出现中度的肿胀或伴随血肿，肌肉力量明显下降；重度拉伤时肌肉完全撕裂，会出现极度疼痛，肌肉肿胀变色，并丧失收缩能力。

6. 腘绳肌拉伤

腘绳肌位于人体大腿的后边，由股二头肌、半腱肌和半膜肌三块肌肉组成，可共同收缩完成伸髋和屈膝动作。在短跑或爆发性肌肉收缩中，腘绳肌在大腿前摆末期使其减速，并防止躯干在髋关节处屈，常常因为股四头肌和腘绳肌的力量不平衡，股四头肌力量过于强大，导致腘绳肌肌肉负荷过大被拉伤。拉伤后，大腿后侧肌群有疼痛和压痛，轻微拉伤后肌肉活动有痛感，严重时可导致下肢软弱无力，行走困难，出现跛行甚至完全无法承担体重，也可能发生肌肉肿胀。

7. 小腿后群肌肉拉伤

小腿后群肌肉由腓肠肌、比目鱼肌和跖肌组成，肌群负责足的跖屈和维持足尖站立。在体育运动中，短跑起跑、跳跃或转向或者深蹲起立时，小腿后群肌肉的爆发性收缩均有可能导致肌肉拉伤。在肌肉疲劳或力量不足时，跳起落地等动作的离心收缩也可引起该肌群的拉伤。小腿后群肌肉拉伤后，足尖站立或者屈膝时有疼痛感，肌肉有肿胀或血肿，无法继续承载负重或活动。

二、贴扎目的

肌肉拉伤在体育运动中较为常见，一旦肌肉发生拉伤，会导致肌肉出现疼痛、肿胀，按压肌肉疼痛明显，肌肉活动受限。肌内效贴作为一种辅助性治疗手段，通过贴扎可对肌肉拉伤产生的疼痛、肿胀和炎症反应等有减轻作用，进而促进肌肉功能恢复。

三、治疗方法

（一）紧急治疗

在肌肉发生急性运动拉伤后应首先采用 PRICE 处理原则，这种处理方法适用于急性拉伤、挫伤、扭伤后立即实施，如果有脱臼、骨折或有严重出血的情况，需要立刻送医救治。急性伤害的最佳处理时间是在 24~48h，主要目的是减少出血、红肿和疼痛的体症。PRICE 运动伤害急救处理原则分为五个步骤。

Protection（保护）：

在急性运动伤害发生时，检查伤势，马上保护受伤组织或部位，可使用安全护具，避免受到二次伤害。

Rest（休息）：

让患者受伤部位保持静止状态，停止影响患部的所有活动。主要是为了减少由活动所引起的疼痛、出血或肿胀现象，并预防伤势恶化。

Ice（冰敷）：

运用冰敷使局部血管收缩、血液循环减慢，降低组织的新陈代谢速度，达到抑制发炎反应的作用。降低肌肉温度，会使肌肉张力减弱，还可引起痛觉神经的传导速度变慢或暂时阻断，起到有效的止痛效果。

Compression（压迫）：

通过压迫可以起到止血、消除肿胀及固定患部的作用。通常使用弹性绷带或运动护套。包扎的原则，贴布由远端往近端或易固定之处包扎，从患处之下开始往上包，绷带压力要平均、松紧适宜，要避免包扎过紧。

Elevation（抬高）：

在伤害后24h内，可抬高患部，以减缓血液循环至患部伤口的速度，帮助血液的回心，协助止血和避免肿胀。

（二）辅助治疗

肌肉拉伤后，根据拉伤的程度应限制或停止肌肉活动，首先进行 PRICE 疗法，再根据情况确定是否使用消炎药，后续采用热敷和按摩等物理手段促进肌肉的血液循环和损伤愈合。

（三）贴扎治疗

1. 治疗目的

在运动损伤发生后，采用运动贴布对受伤部位进行包扎，不仅可以起到固定受伤部位以限制其活动，消除肿胀和减轻疼痛等作用，而且有替代受伤软组织功能，减轻其运动时所承受的负担，预防运动损伤再次发生的效果。贴扎的基本原则为放松肌肉、加固肌肉、减轻疼痛、促进感觉输入。

2. 贴扎方法

保持肌肉处于适当的拉伸状态，选择被拉伤肌肉的止点为锚点，肌内效贴沿着肌腹向肌肉的起点方向延伸，止于肌肉的起点上方，贴布形状采用 I 形或 Y 形，自然拉力。对于肌肉拉伤伴有的疼痛，可先采用 X 形贴扎，再行 Y 形或 I 形贴扎。

3. 肌肉贴扎

（1）胸部肌肉

伤者取站立位，患侧手心向前，手臂外展90°后向后伸，采用 Y 形或两条 I 形贴布，自然拉力，贴布锚点在肱骨大结节，横向跨过肩关节，向前胸延展包覆胸部肌肉止于胸骨与第6、7肋骨之间。

（2）背部肌肉

背阔肌伤者取站立位，患侧上举手臂，躯干相对侧屈并略微前屈，采用一条Y形或两条I形贴布，自然拉力，贴布锚点在肱骨小结节嵴，贴布向后下方止于髂嵴及腰椎下段棘突外侧。竖脊肌伤者取站立位，身体向前弯曲，采用I形贴布，自然拉力，贴布锚点在上胸椎旁，贴布沿脊柱两侧向下止于骶骨的背面。

（3）腹部肌肉

腹直肌伤者平躺取仰卧位，采用一条Y形或两条I形贴布，自然拉力，贴布锚点在耻骨联合部位，向上沿肚脐两侧延展至肋骨下方。腹外斜肌伤者取站立位，上臂上举，身体向同侧至最大角度，采用Y形贴布，自然拉力，贴布锚点在固定于背侧第10～12肋骨位置，贴布沿腹外斜肌走向往髂前下棘内侧及躯干腹侧方向并固定。腹内斜肌伤者平躺取仰卧位，采用I形贴布，自然拉力，贴布锚点在健侧肋弓下缘与腋中线交点处，向前下方走向延展至对侧，止于对侧髂前上棘。

（4）屈髋肌肉

伤者大腿悬挂于床侧，采用I形贴布，自然拉力，贴布锚点在大腿内侧正中，向上跨过腹股沟，延展至肚脐的旁边。

（5）股四头肌

伤者取仰卧位，患侧伸髋，屈膝至最大角度，采用一条Y形或两条I形贴布，自然拉力，贴布的锚点在髌骨的下方，向上跨过髌骨，沿着股四头肌延展至腹股沟下方。

（6）腘绳肌

伤者取站立位或俯卧位，两腿伸直，采用一条Y形或两条I形贴布，自然拉力，贴布的锚点在膝关节后侧腘窝处，向上沿着大腿延伸至臀横纹下方。

（7）小腿后群肌肉

伤者取俯卧位，两腿伸直，脚悬空，脚部下方可适当垫高，膝关节微曲。采用Y形和I形贴布，自然拉力，贴布的锚点起于足跟，向上通过跟腱，沿着小腿延伸至腘窝处。先贴扎Y形贴布，再贴扎I形贴布。

参考文献

［1］ 傅维杰, 刘宇, 李路. 肌内效贴在运动损伤防治中的应用及展望 ［J］.
中国运动医学杂志, 2013, 32 （3）: 255 – 260.

［2］ Thelen M D, Dauber J A, Stoneman P D. The clinical efficacy of kinesio
tape for shoulder pain: a randomized, double-blinded, clinical trial ［J］.
Journal of Orthopaedic and Sports Physical Therapy, 2008, 38 （7）: 389.

［3］ 张海平, 刘建军, 董敏辉. 延迟性肌肉酸痛的研究进展 ［J］. 沈阳体育
学院学报, 2007, 26 （3）: 52 – 55.

［4］ Cheung K, Hume P, Maxwell L. Delayed onset soreness: treatment strategies
and performancemuscle factors ［J］. Sports Med, 2003, 33 （2）: 145 – 164.

［5］ Howell J N, Chleboun G, Conatser R. Muscle stiffness, strength loss, swell-
ing and soreness following exercise-induced injury in humans ［J］. Journal of
Physiology, 1993, 464 （1）: 183.

［6］ Prasartwuth O, Taylor J L, Gandevia S C. Maximal force, voluntary activa-
tion and muscle soreness after eccentric damage to human elbow flexor mus-
cles ［J］. Journal of Physiology, 2005, 567 （1）: 337 – 348.

［7］ Schwane J A, Johnson S R, Vandenakker C B, et al. Delayed-onset muscu-
lar soreness and plasma CPK and LDH activities after downhill running ［J］.
Medicine and science in sports and exercise, 1983, 15 （1）: 51 – 56.

［8］ Clarkson P, Byrnes W, Mccormick K, et al. Muscle soreness and serum cre-
atine kinase activity following isometric, eccentric, and concentric exercise
［J］. International journal of sports medicine, 1986, 7 （3）: 152 – 155.

［9］ Stauber W T. Eccentric action of muscles: physiology, injury, and adapta-
tion ［J］. Ecoscience, 1989, 17: 157 – 185.

［10］ Newham D, Jones D, Edwards R. Large delayed plasma creatine kinase
changes after stepping exercise ［J］. Muscle & Nerve, 1983, 6 （5）: 380 – 385.

［11］ Lieber R L, Fridén J. Selective damage of fast glycolytic muscle fibres with
eccentric contraction of the rabbit tibialis anterior ［J］. Acta Physiol Plant,
1988, 133 （4）: 587 – 588.

［12］ De Vries H A. Quantitative electromyographic investigation of the spasm theory of muscle pain ［J］. Am. J. Health Behav, 1967, 45 （3）: 119 – 134.

［13］ Gulick D T, Kimura I F. Delayed onset muscle soreness: what is it and how do we treat it? ［J］. Journal of Sport Rehabilitation, 1996, 5 （3）: 234 – 243.

［14］ Jg T. Myotendinous junction injury in relation to junction intramuscular fluid pressure: comparison between eccentric and concentric load ［J］. J Appl Physiol, 1986, 61 （6）: 2175 – 2179.

［15］ Jones D, Newham D, Round J, et al. Experimental human muscle damage: morphological changes in relation to other indices of damage ［J］. The Journal of Physiology, 1986, 375 （1）: 435 – 448.

［16］ Smith L L. Acute inflammation: the underlying mechanism in delayed onset muscle soreness? ［J］. Medicine and science in sports and exercise, 1991, 23 （5）: 542 – 551.

［17］ Armstrong R. Mechanisms of exercise-induced delayed onset muscular soreness: a brief review ［J］. Medicine and science in sports and exercise, 1984, 16 （6）: 529 – 538.

［18］ Smith M, Jackson C. Delayed Onset Muscle Soreness (doms), Serum Creatine Kinase (sck), And Creatine Kinase-mb (ck-mb) Related To Performance Measurements In Football ［J］. Medicine & Science in Sports & Exercise, 1990, 22 （2）: S34.

［19］ Paddon-Jones D J, Quigley B M. Effect of cryotherapy on muscle soreness and strength following eccentric exercise ［J］. International Journal of Sports Medicine, 1997, 18 （8）: 588 – 593.

［20］ Donnelly A E, Maughan R J, Whiting P H. Effects of ibuprofen on exercise-induced muscle soreness and indices of muscle damage ［J］. British Journal of Sports Medicine, 1990, 24 （3）: 191.

［21］ Evans D, Smith L, Chenier T, et al. Changes in peak torque, limb volume, and delayed onset muscle soreness following repetitive eccentric contractions ［J］. Int. J. Sports Med, 1990, 11: 403.

［22］ Yates J, Armbruster W. Concentric and eccentric strength loss and recovery following exercise-induced muscle soreness ［J］. Int. J. Sports Med, 1990, 11: 403.

［23］ Hasson S M, Daniels J C, Divine J G, et al. Effect of ibuprofen use on muscle soreness, damage, and performance: a preliminary investigation ［J］. Medicine and Science in Sports and Exercise, 1993, 25 （1）: 9 – 17.

［24］ Miles M P, Ives J C, Vincent K R. Neuromuscular control following maximal eccentric exercise ［J］. European Journal of Applied Physiology & Occupational Physiology, 1997, 76 （4）: 368 – 374.

［25］ Zhou S, Carey M F, Snow R J, et al. Effects of muscle fatigue and temperature on electromechanical delay ［J］. Electromyography & Clinical Neurophysiology, 1998, 38 （2）: 67 – 73.

［26］ Nosaka K, Clarkson P M. Variability in serum creatine kinase response after eccentric exercise of the elbow flexors ［J］. International Journal of Sports Medicine, 1996, 17 （2）: 120 – 127.

［27］ Jones D A, Newham D J, Clarkson P M. Skeletal muscle stiffness and pain following eccentric exercise of the elbow flexors ［J］. Pain, 1987, 30 （2）: 233 – 242.

［28］ Howell J N, Chila A G, Ford G, et al. An electromyographic study of elbow motion during postexercise muscle soreness ［J］. Journal of Applied Physiology, 1985, 58 （5）: 1713 – 1718.

［29］ 姚泰. 生理学 ［M］. 第六版. 北京: 人民卫生出版社, 2003.

［30］ Grigg P. Peripheral neural mechanisms in proprioception ［J］. Journal of Sport Rehabilitation, 1994, 3 （1）: 2.

［31］ 郑荣强, 王予彬. 肌肉疲劳对膝关节本体感觉的影响 ［J］. 中国组织工程研究, 2010, 14 （28）: 5251 – 5253.

［32］ Lee H M, Liau J J, Cheng C K, et al. Evaluation of shoulder proprioception following muscle fatigue ［J］. Cereal Foods World, 2003, 18 （9）: 843 – 847.

［33］ Fuchs S, Thorwesten L, Niewerth S. Proprioceptive function in knees with and without total knee arthroplasty ［J］. Am. J. Health Plann, 1999, 78 （1）: 39.

［34］ Vila-Cha C, Riis S, Lund D, et al. Effect of unaccustomed eccentric exercise on proprioception of the knee in weight and non-weight bearing tasks ［J］. J Electromyogr Kinesiol, 2011, 21 （1）: 141 – 147.

［35］ Proske U, Allen T J. Damage to skeletal muscle from eccentric exercise ［J］. Exercise & Sport Sciences Reviews, 2005, 33 （2）: 98.

[36] Givoni N J, Pham T, Allen T J, et al. The effect of quadriceps muscle fatigue on position matching at the knee [J]. Journal of Physiology, 2007, 584 (Pt 1): 111.

[37] Proske U, Morgan D L. Muscle damage from eccentric exercise: mechanism, mechanical signs, adaptation and clinical applications [J]. Journal of Physiology, 2001, 537 (2): 333 – 345.

[38] Rupp J, Payton E, Henry S O. Delayed onset muscle soreness and proprioception [C]. International Journal of Exercise Science, 2013.

[39] Clarkson P M, Nosaka K, Braun B. Muscle function after exercise-induced muscle damage and rapid adaptation [J]. Medicine & Science in Sports & Exercise, 1992, 24 (5): 512 – 520.

[40] Warren G L, Lowe D A, Armstrong R B. Measurement tools used in the study of eccentric contraction-induced injury [J]. Sports Medicine, 1999, 27 (1): 43 – 59.

[41] Crenshaw A G, Thornell L E, Fridén J. Intramuscular pressure, torque and swelling for the exercise-induced sore vastus lateralis muscle [J]. Acta Physiol Scand, 1994, 152 (3): 265 – 277.

[42] Zusman M. The Absolute Visual Analogue Scale (AVAS) as a Measure of Pain Intensity [J]. Australian Journal of Physiotherapy, 1986, 32 (4): 244.

[43] Newham D J, Jones D A, Clarkson P M. Repeated high-force eccentric exercise: effects on muscle pain and damage [J]. Journal of Applied Physiology, 1987, 63 (4): 1381.

[44] Hill D W, Richardson J D. Effectiveness of 10% trolamine salicylate cream on muscular soreness induced by a reproducible program of weight training [J]. Journal of Orthopaedic & Sports Physical Therapy, 1989, 11 (1): 19 – 23.

[45] Fridén J, Sfakianos P N, Hargens A R, et al. Residual muscular swelling after repetitive eccentric contractions [J]. Journal of Orthopaedic Research, 1988, 6 (4): 493 – 498.

[46] Meamarbashi A, Abedini F. Preventive effects of purslane extract on delayed onset muscle soreness induced by one session bench-stepping exercise [J]. Isokinetics and Exercise Science, 2011, 19 (3): 199 – 206.

[47] Cleak M, Eston R. Muscle soreness, swelling, stiffness and strength loss after intense eccentric exercise [J]. British journal of sports medicine, 1992, 26 (4): 267 –272.

[48] 苏全生. 运动性骨骼肌微损伤机制、检测指标及保护手段研究 [D]. 北京：北京体育大学, 2006.

[49] Lee J, Goldfarb A H, Rescino M H, et al. Eccentric exercise effect on blood oxidative-stress markers and delayed onset of muscle soreness [J]. Medicine & Science in Sports & Exercise, 2002, 34 (3): 443 –448.

[50] Baird M F, Graham S M, Baker J S, et al. Creatine-kinase and exercise-related muscle damage implications for muscle performance and recovery [J]. J Nutr Metab, 2012 (4): 960363 –960375.

[51] Nuttall F Q, Jones B. Creatine kinase and glutamic oxalacetic transaminase activity in serum: kinetics of change with exercise and effect of physical conditioning [J]. Journal of Laboratory & Clinical Medicine, 1968, 71 (5): 847.

[52] Chen T C, Nosaka K, Sacco P. Intensity of eccentric exercise, shift of optimum angle, and the magnitude of repeated-bout effect [J]. Journal of Applied Physiology, 2007, 102 (3): 992 –999.

[53] Z Z, M N, P S, et al. Effects of massage on delayed-onset muscle soreness, swelling, and recovery of muscle function [J]. Journal of Athletic Training, 2005, 40 (3): 174.

[54] Smith L L, Keating M N, Holbert D, et al. The effects of athletic massage on delayed onset muscle soreness, creatine kinase, and neutrophil count: a preliminary report [J]. Journal of Orthopaedic & Sports Physical Therapy, 1994, 19 (2): 93 –99.

[55] Cannon J G, Orencole S F, Fielding R A, et al. Acute phase response in exercise: interaction of age and vitamin E on neutrophils and muscle enzyme release [J]. Am J Hematol, 1990, 259 (2): 1214 –1219.

[56] 陈思颖. 低强度超声波与电磁场对改善运动后延迟性肌肉酸痛的作用研究 [D]. 西安：陕西师范大学, 2016.

[57] 胡精超. 不同推拿手法组合对延迟性肌肉酸痛的作用研究 [D]. 北京：首都体育学院, 2009.

[58] 熊英, 吴云川, 金宏柱, 等. 推拿对一次性离心运动后延迟性肌肉酸痛的影响 [J]. 中国组织工程研究与临床康复, 2009 (24): 4709 –4712.

［59］ 吴云川. 推拿对延迟性肌肉酸痛的疗效评价和机理研究 ［D］. 南京：南京中医药大学, 2009.

［60］ 樊贤进. 全身震动训练对离心运动诱导的延迟性肌肉酸痛影响 ［J］. 天津体育学院学报, 2013, 28 （5）: 456 – 460.

［61］ Aminianfar A, Hadian M R, Olyaei G, et al. Whole-Body Vibration and the Prevention and Treatment of Delayed-Onset Muscle Soreness ［J］. Journal of Athletic Training, 2011, 46 （1）: 43 – 49.

［62］ Foroohi S. Effect of vitamin C on delayed onset muscle soreness indexes ［J］. Journal of Physical Activity and Hormones, 2017, 1 （1）: 51 – 62.

［63］ 张蕴琨, 焦颖, 郑书勤, 等. 力竭性游泳对小鼠脑、肝、肌组织自由基代谢和血清肌酸激酶、乳酸脱氢酶活性的影响 ［J］. 中国运动医学杂志, 1995 （2）: 69 – 72.

［64］ 张慧, 时震宇, 赵广高, 等. 大蒜素与联合抗氧化剂干预对运动员延迟性肌肉酸痛和肌酸激酶-MM、肌酸激酶等的影响 ［J］. 武汉体育学院学报, 2011, 45 （3）: 59 – 63.

［65］ Imtiyaz S, Veqar Z, Shareef M. To compare the effect of vibration therapy and massage in prevention of delayed onset muscle soreness ［J］. Journal of clinical and diagnostic research: JCDR, 2014, 8 （1）: 133.

［66］ Tartibian B, Maleki B H, Abbasi A. The effects of ingestion of omega-3 fatty acids on perceived pain and external symptoms of delayed onset muscle soreness in untrained men ［J］. Clinical Journal of Sport Medicine Official Journal of the Canadian Academy of Sport Medicine, 2009, 19 （2）: 115 – 119.

［67］ Cleak M, Eston R. Delayed onset muscle soreness: mechanisms and management ［J］. Journal of Sports Sciences, 1992, 10 （4）: 325 – 341.

［68］ Meamarbashi A, Rajabi A. The effects of ten days saffron consumption on the biochemical and functional indicators of Delayed-Onset Muscle Soreness （DOMS） ［J］. SPORT PHYSIOLOGY, 2013, 5 （18）: 53 – 66.

［69］ Schwane J A, Johnson S R, Vandenakker C B, et al. Delayed-onset muscular soreness and plasma CPK and LDH activities after downhill running ［J］. Medicine & Science in Sports & Exercise, 1983, 15 （1）: 51 – 56.

［70］ Güllner H G, Nicholson W E, Wilson M G, et al. The response of plasma immunoreactive adrenocorticotropin, beta-endorphin/beta-lipotropin, gamma-lipotropin and cortisol to experimentally induced pain in normal subjects [J]. Clinical science, 1982, 63 (4): 397.

[71] Arent S M, Pellegrino J, Senso M, et al. Black tea extract reduces doms, oxidative stress, and cortisol responses to high-intensity interval training [J]. Medicine & Science in Sports & Exercise, 2008, 40 (5): 244.

[72] Schmitz R J, Martin D E, Perrin D H, et al. Effect of interferential current on perceived pain and serum cortisol associated with delayed onset muscle soreness [J]. Journal of Sport Rehabilitation, 1997, 6 (1): 30 –37.

[73] Denegar C R, Perrin D H, Rogol A D, et al. Influence of transcutaneous electrical nerve stimulation on pain, range of motion, and serum cortisol concentration in females experiencing delayed onset muscle soreness [J]. Journal of Orthopaedic & Sports Physical Therapy, 1989, 11 (3): 100 –103.

[74] Penkowa M, Keller P, Keller C, et al. Exercise - induced metallothionein expression in human skeletal muscle fibres [J]. Experimental physiology, 2005, 90 (4): 477 –486.

[75] Willoughby D S, Taylor L. Effects of concentric and eccentric contractions on exercise-induced muscle injury, inflammation, and serum IL-6 [J]. Journal of Exercise Physiology, 2003, 3 (4): 226 –223.

[76] 华冰, 董柔, 苏全生. 大强度离心运动大鼠不同时相骨骼肌结构及血白细胞介素6、肌酸激酶、肌酸激酶同工酶的变化 [J]. 中国组织工程研究与临床康复, 2009 (28): 5534 –5538.

[77] 王纯, 孙君志, 王东辉, 等. 大鼠运动后不同时相血浆白细胞介素 –6 变化的比较 [J]. 成都体育学院学报, 2006, 32 (4): 83 –85.

[78] 张魁华, 舒斯云, 朱利元. 大鼠纹状体边缘区 P 物质受体的免疫细胞化学研究 [J]. 解剖学研究, 1999 (2): 117 –118.

[79] 朱建军. P 物质在脊髓痛觉机制中的作用研究进展 [J]. 交通医学, 2007, 21 (3): 247 –248.

[80] Henry J L. Future basic science directions into mechanisms of neuropathic pain [J]. Journal of Orofacial Pain, 2004, 18 (4): 306 –310.

[81] Hutchins B, Spears R, Hinton R J, et al. Calcitonin gene-related peptide and substance P immunoreactivity in rat trigeminal ganglia and brainstem following adjuvant-induced inflammation of the temporomandibular joint [J]. Archives of Oral Biology, 2000, 45 (4): 335 –345.

［82］李仲廉，安建雄，倪家骧，等. 临床疼痛治疗学 ［M］. 天津：天津科学技术出版社，2003.

［83］Bäckryd E, Ghafouri B, Larsson B, et al. Do low levels of beta-endorphin in the cerebrospinal fluid indicate defective top-down inhibition in patients with chronic neuropathic pain? A cross-sectional, comparative study ［J］. Pain medicine, 2014, 15 (1): 111 – 119.

［84］Din M M S E. The Progression of Muscle Healing By Using Voltaren Gel (NSAID) in Cases of Delayed Onset Muscle Soreness (DOMS) ［J］. Journal of American Science, 2014, 10 (5): 103 – 107.

［85］Abernethy P, Wilson G, Logan P. Strength and power assessment. Issues, controversies and challenges ［J］. Sports Medicine, 1995, 19 (6): 401.

［86］Fitts R H. Cellular mechanisms of fatigue ［J］. Nat. Heimat, 1994, 74 (1): 49 – 94.

［87］Gibala M J, Macdougall J D, Tarnopolsky M A, et al. Changes in human skeletal muscle ultrastructure and force production after acute resistance exercise ［J］. Journal of Applied Physiology, 1995, 78 (2): 702.

［88］Chapter. Guides to the Evaluation of Permanent Impairment ［M］. Amsterdam: Elsevier Inc, 1989.

［89］Roberson L, Giurintano D J. Objective measures of joint stiffness ［J］. Journal of Hand Therapy Official Journal of the American Society of Hand Therapists, 1995, 8 (2): 163.

［90］Connolly D A, Sayers S P, Mchugh M P. Treatment and prevention of delayed onset muscle soreness ［J］. Journal of Strength & Conditioning Research, 2003, 17 (1): 197.

［91］加濑建造，桥本辰幸. 肌内效贴布法：运动篇 ［M］. 台北：中华健康生活与运动协会，1995.

［92］陈文华，余波. 软组织贴扎技术临床应用精要 – 肌内效贴即学即用图谱 ［M］. 上海：上海浦江教育出版社，2012.

［93］Choi J H, Lee N H. Effect of end-taping and removal of sapwood on radial distribution of moisture content and tangential strains during radio-frequency/vacuum drying of Cedrela sinsensis log cross sections ［J］. Journal of Wood Science, 2004, 50 (4): 315 – 320.

［94］王人卫，刘无逸. 运动伤害事故处理与急救 ［M］. 北京：人民体育出

版社, 2011.

[95] Kase K, J. W. The latest Kinesio taping method [M]. Tokyo: Ski-Journal, 2002: 35 –40.

[96] Murray H. Effects of kinesio taping on muscle strength and ROM after ACL-repair [J]. J Orthop Sports Phys Ther, 2000, 30 (1): 14.

[97] Kase K, Hashimoto T, O. T.. Development of kinesio taping perfect manual [M]. Tokyo: Kinesio Taping Association, 1996.

[98] Kase K, Wallis J, T. K.. Clinical therapeutic application of the kinesio taping method (Second edition) [M]. Tokyo: Ken Ikai Co. Ltd, 2003: 14 –15.

[99] Williams S, Whatman C, Hume P A, et al. Kinesio taping in treatment and prevention of sports injuries a meta-analysis of the evidence for its effectiveness [J]. Sports Medicine, 2012, 42 (2): 153 –164.

[100] Mendell L M. Constructing and deconstructing the gate theory of pain [J]. Pain, 2014, 155 (2): 210 –216.

[101] Melzack R, Wall P D. Pain mechanisms: a new theory [J]. Science, 1965, 150 (3699): 971.

[102] Rudomin P. Presynaptic inhibition of muscle spindle and tendon organ afferents in the mammalian spinal cord [J]. Rev. Assoc. Paul. Cir. Dent. , 1990, 13 (12): 499.

[103] Kneeshaw D. Shoulder taping in the clinical setting [J]. Journal of Bodywork & Movement Therapies, 2002, 6 (1): 2 –8.

[104] Kahanov L. Kinesio taping, part 1: an overview of its use in athletes [J]. Athletic Therapy Today, 2007, 12 (3): 17 –18.

[105] Gonzalez-Iglesias J, Fernandez-De-Las-Penas C, Cleland J, et al. Short-term effects of cervical kinesio taping on pain and cervical range of motion in patients with acute whiplash injury: a randomized clinical trial [J]. Journal of Orthopaedic & Sports Physical Therapy, 2009, 39 (7): 515 –521.

[106] Kalron A, Bar-Sela S. A systematic review of the effectiveness of Kinesio Taping-Fact or fashion? [J]. Dyn. Control, 2013, 49 (5): 699 –709.

[107] 余波, 冯能, 祁奇, 等. 肌内效贴短期缓解膝关节骨性关节炎症状的疗效研究 [J]. 中国康复医学杂志, 2012, 27 (1): 56 –58.

［108］余波，王人卫，陈文华，等. 肌内效布贴扎辅助理疗治疗急性踝关节扭伤患者肿胀疼痛疗效观察 ［J］. 中国运动医学杂志，2012，31 （9）：772 - 776.

［109］Paoloni M, Bernetti A, Fratocchi G, et al. Kinesio Taping applied to lumbar muscles influences clinical and electromyographic characteristics in chronic low back pain patients ［J］. Dyn. Control, 2011, 47 （2）：237 - 244.

［110］范清宇，唐农轩. 软伤与骨关节损伤诊断治疗学 ［M］. 北京：人民军医出版社，2004.

［111］Villeco J P. Edema：A Silent but Important Factor ［J］. Journal of Hand Therapy Official Journal of the American Society of Hand Therapists, 2012, 25 （2）：153 - 162.

［112］Godoy J, Godoy M. Manual lymph drainage：a new concept ［J］. J Vasc Br March, 2004, 3 （1）：77 - 80.

［113］Białoszewski D, Woźniak W, Żarek S. Clinical usefulness of the Kinesiology Taping method in the reduction of lower limb edema in patients treated with the Ilizarov method-a preliminary report ［J］. Ortop Traumatol Rehabil, 2009, 1 （6）：46 - 54.

［114］Lipińska A, Śliwiński Z, Kiebzak W, et al. Influence of kinesiotaping applications on upper limb lymph edema in women after mastectomy ［J］. Fizjoterapia Polska, 2007, 7 （3/4）：258 - 269.

［115］Put M. Taping as a method of therapeutic treatment ［J］. Physiotherapy / Fizjoterapia, 2007, 15 （2）：27 - 34.

［116］Ristow O, Pautke C, Kehl V, et al. Influence of kinesiologic tape on postoperative swelling, pain and trismus after zygomatico-orbital fractures ［J］. Journal of cranio-maxillo-facial surgery：official publication of the European Association for Cranio-Maxillo-Facial Surgery, 2014, 42 （5）：469.

［117］Tsai H J, Hung H C, Yang J L, et al. Could Kinesio tape replace the bandage in decongestive lymphatic therapy for breast-cancer-related lymphedema? A pilot study ［J］. Supportive Care In Cancer, 2009, 17 （11）：1353 - 1360.

［118］Lin J J, Hung C J, Yang P L. The Effects of Scapular Taping on Electromyographic Muscle Activity and Proprioception Feedback in Healthy Shoulders ［J］. J. Comb. Chem. , 2011, 29 （1）：53 - 57.

[119] Kaya E, Zinnuroglu M, Tugcu I. Kinesio taping compared to physical ther-apy modalities for the treatment of shoulder impingement syndrome [J]. Chem. Health Saf. , 2011, 30 (2): 201 – 207.

[120] Kalichman L, Vered E, Volchek L. Relieving symptoms of meralgia pares-thetica using Kinesio taping: a pilot study [J]. Archives of physical med-icine and rehabilitation, 2010, 91 (7): 1137 – 1139.

[121] Vithoulka I, Beneka A, Malliou P, et al. The effects of kinesio-taping on quadriceps strength during isokinetic exercise in healthy non athlete women [J]. Isokinetics and Exercise Science, 2010, 18 (1): 1 – 6.

[122] Murray H. Effects of kinesio taping on muscle strength after ACL-repair [J]. J Orthop Sports Phys Ther, 2000, 30 (1): 14.

[123] Mostert-Wentzel K, Swart J J, Masenyetse L J, et al. Effect of kinesio ta-ping on explosive muscle power of gluteus maximus of male athletes [J]. South African Journal of Sports Medicine, 2012, 24 (3): 75 – 80.

[124] Yang D, Choi E, Park D, et al. The effects of kinesio-taping of lower limbs on muscle activity for taekwondo athletes [J]. Journal of the Korean Academy of Clinical Electrophysiology, 2011, 9 (1): 35 – 39.

[125] Aktas G, Baltaci G. Does kinesiotaping increase knee muscles strength and functional performance? [J]. Isokinetics and Exercise Science, 2011, 19 (3): 149 – 155.

[126] Park, Byungkeun. Effects of kinesio taping application on isokinetic mus-cle power and muscle endurance of handball athletes [J]. Korean Journal of Sports Science, 2013, 22.

[127] Lumbroso D, Ziv E, Vered E, et al. The effect of kinesio tape application on hamstring and gastrocnemius muscles in healthy young adults [J]. J Bodyw Mov Ther, 2014, 18 (1): 130 – 138.

[128] Mohammadi H K, Pouretezad M, Shokri E, et al. The effect of forearm ki-nesio taping on hand grip strength of healthy people [J]. Journal of Ker-man University of Medical Sciences, 2010, 17 (3): 248 – 256.

[129] Fratocchi G, Di Mattia F, Rossi R, et al. Influence of kinesio taping ap-plied over biceps brachii on isokinetic elbow peak torque a placebo con-trolled study in a population of young healthy subjects J [J]. Journal of Science and Medicine in Sport, 2013, 16 (3): 245 – 249.

［130］Lee J H, Yoo W G, Lee K S. Effects of head-neck rotation and kinesio taping of the flexor muscles on dominant-hand grip strength ［J］. Journal of Physical Therapy Science, 2010, 22 (3): 285 – 289.

［131］Donec V, Varžaityt ė L, Kriš č iūnas A. The effect of kinesio taping on maximal grip force and key pinch force ［J］. Polish Annals of Medicine, 2012, 19 (2): 98 – 105.

［132］Murphy D R. Functional soft tissue examination and treatment by manual methods: new perspectives ［J］. Journal of Manipulative and Physiological Therapeutics, 1999, 22 (9): 1.

［133］Hsu Y H, Chen W Y, Lin H C, et al. The effects of taping on scapular kinematics and muscle performance in baseball players with shoulder impingement syndrome ［J］. Journal Of Electromyography And Kinesiology, 2009, 19 (6): 1092 – 1099.

［134］Fouladi R, Rajabi R, Naseri N E A. Effects of taping on knee joint position sense of female athletes across the menstrual cycle ［J］. Koomesh, 2013, 14 (4): 439 – 446.

［135］Wong O M H, Cheung R T H, Li R C T. Isokinetic knee function in healthy subjects with and without Kinesio taping ［J］. Physical Therapy In Sport, 2012, 13 (4): 255 – 258.

［136］Gomez-Soriano J, Abian-Vicen J, Aparicio-Garcia C, et al. The effects of kinesio taping on muscle tone in healthy subjects: A double-blind, placebo-controlled crossover trial ［J］. J. Reinf. Plast. Compos., 2014, 19 (2): 131 – 136.

［137］De Hoyo M, Alvarez Mesa A, Sanudo B E A. Immediate effect of kinesio taping on muscle response in young elite soccer players ［J］. J. Exposure Anal. Environ. Epidemiol., 2013, 22 (1): 53 – 58.

［138］Vercelli S, Sartorio F, Foti C, et al. Immediate effects of Kinesiotaping on quadriceps muscle strength: a single-blind, placebo-controlled crossover trial ［J］. Clinical Journal of Sport Medicine, 2012, 22 (4): 319 – 326.

［139］Zanchet M A, Del Vecchio F B. Effects of Kinesio Taping on maximal and endurance strength in paddle players ［J］. Fisioterapia em Movimento, 2013, 26 (1): 115 – 121.

［140］Ptak A, Konieczny G, Stefanska M. The influence of short-term kinesiology taping on force-velocity parameters of the rectus abdominis muscle [J]. Int. J. Internet Protoc. Technol. , 2013, 26 (3): 291 –297.

[141] Tsai C H, Chang H Y, Chen T Y E A. Comparison of kinesio taping and sports taping in functional activities for collegiate basketball player a pilot study [C]. 30th Annual Conference of Biomechanics in Sports, 2012: 109 –112.

[142] Merino R, Mayorga D, Fernandez E. Acute and 48 h effect of kinesiotaping on the handgrip strength among university students [J]. Journal of Human Sport and Exercise-University of Alicante, 2012, 7 (4): 741 –747.

[143] Yeung S S, Yeung E W, Sakunkaruna Y, et al. Acute effects of kinesio taping on knee extensor peak torque and electromyographic activity after exhaustive isometric knee extension in healthy young adults [J]. Clinical Journal of Sport Medicine, 2015, 25 (3): 284 –290.

[144] Chang H Y, Chou K Y, Lin J J, et al. Immediate effect of forearm Kinesio taping on maximal grip strength and force sense in healthy collegiate athletes [J]. Physical Therapy In Sport, 2010, 11 (4): 122 –127.

[145] Ridding M C, Brouwer B, Miles T S, et al. Changes in muscle responses to stimulation of the motor cortex induced by peripheral nerve stimulation in human subjects [J]. Eesti Putukate Levikuatlas, 2000, 131 (1): 135 –143.

[146] Maratou E, Theophilidis G. An axon pacemaker: diversity in the mechanism of generation and conduction of action potentials in snail neurons [J]. Los Alamos Nat. Lab. Prepr. Arch. High Energy Phys. Exp. , 2000, 96 (1): 1 –2.

[147] Demura S, Yamaji S, Yoshinori N E A. The effects of Kinesio Taping on isokinetic muscle exertions and range of knee motion of lower limb in pre- and post-strenuous exercises [J]. J Edu Health Science, 2000, 45 (3): 821 –831.

[148] Lee J H, Lee K S, Koo H M E A. Comparison of soft cervical collar versus cervical-5 cross-taping on cervical active range of motion in asymptomatic subjects [J]. Journal of Physical Therapy Science,, 2012, 24 (2): 149 – 151.

[149] Yoshida A, Kahanov L. The effect of kinesio taping on lower trunk range of

motions [J]. Research in Sports Medicine, 2007, 15 (2): 103 – 112.

[150] Merino R, Mayorga D, Fernández E, et al. Effect of kinesio taping on hip and lower trunk range of motion in triathletes. A pilot study [J]. J Sport Health Res, 2010, 2 (2): 109 – 118.

[151] Mcconnell J, Donnelly C, Hamner S, et al. Passive and dynamic shoulder rotation range in uninjured and previously injured overhead throwing athletes and the effect of shoulder taping [J]. PM&R, 2012, 4 (2): 111 – 116.

[152] Ban C H T. Reproducibility of current perception threshold with the Neurometer (?) vs the Stimpod NMS450 peripheral nerve stimulator in healthy volunteers: an observational study [J]. Canadian journal of anaesthesia = Journal canadien d'anesthésie, 2013, 60 (8): 753 – 760.

[153] Merino-Marban R, Rodriguez E, Lopez-Fernandez I, et al. The acute effect of kinesio taping on hamstring extensibility in university students [J]. Journal of Physical Education and Sport, 2011, 11 (2): 23 – 27.

[154] R C M. Kinesio taping and its effects on internal and external range of motion of shoulder [M]. Terre Haute: Indiana State University, 2012.

[155] Salvat S, Salvat A A, Castro-Sánchez A M, et al. Immediate effects of kinesio taping on trunk flexion [J]. Fisioterapia, 2010, 32 (2): 57 – 65.

[156] Roberts D, Ageberg E, Andersson G, et al. Effects of short-term cycling on knee joint proprioception in healthy young persons [J]. Am. J. Nurs., 2003, 31 (6): 990 – 994.

[157] M L S. The role of proprioception in the treatment of sports injuries [J]. Sports Exerc Inj, 1995, 1 (2): 96 – 102.

[158] Halseth T, Mcchesney J W, Debeliso M, et al. The effects of Kinesio taping on proprioception at the ankle [J]. JOURNAL OF SPORTS SCIENCE AND MEDICINE, 2004, 3 (1): 1 – 7.

[159] 骆明瑶, 陈重佑. 肌内效贴和传统贴扎对动作知觉的影响 [J]. 体育学报, 2005, 38 (2): 57 – 69.

[160] 柴松. 肌内效贴不同贴扎方法对于功能性踝关节不稳患者本体感觉及肌力的影响 [D]. 上海: 上海交通大学, 2015.

[161] Slupik A, Bialoszewski D, I. K. Muscle Strength Types, Efficiency and Drug Effects [M]. New York: Nova Science Publishers, 2010.

[162] Niknam H, Sarmadi A, Salavati M, et al. The effect of knee kinesio taping on proprioception and weight bearing in ACL reconstructed patients [J]. Daneshvar Med, 2011, 18 (93): 33 –42.

[163] Chang H Y, Cheng S C, Lin C C E A. The effectiveness of kinesio taping for athletes with medial elbow epicondylar tendinopathy [J]. International journal of sports medicine, 2013, 34 (11): 1003 – 1006.

[164] Eun Su D, Kyung Min P, L. S H. A study on the effects of the kinesio tape method on perimenstrual discomforts [J]. Journal of Community Health Nursing, 2003, 14 (3): 415 –423.

[165] Huang C. The effect of Kinesio taping on static balance, proprioception, and maximum strength of lower limb in children [EB/OL]. [2013 – 06 – 10]. http://140.133.6.46/ETD-db/ETDsearch/view_etd? URN = etd-0221113 –092638.

[166] 中国科技论文在线. 功能性踝关节不稳的本体感觉及肌内效贴扎干预效果研究 [EB/OL]. [2017 – 05 – 24]. http://www. paper. edu. cn/ releasepaper/content/201305 –385.

[167] Yamaji S, Demura S, Y. N. The effects of Kinesio taping on isokinetic muscle exertions of lower limb [J]. Jpn J Phys Fitness Sports Med, 1999, 48 (2): 281 –289.

[168] Kim D Y, Seo B D. Immediate effect of quadriceps kinesio taping on the anaerobic muscle power and anaerobic threshold of healthy college students [J]. Journal of Physical Therapy Science, 2012, 24 (9): 919 –923.

[169] W H S. The effects of kinesio taping therapy on exercise capacity and muscle fatigue [J]. Journal of Physical Education Korea, 2009, 18 (2): 1101 –1115.

[170] S B Y. The effect of pre-exercise and post-exercise kinesio taping on changes of heart rate and blood lactate after exercise [J]. Journal of Physical Education Korea, 2004, 13 (1): 709 –724.

[171] Shen M, Zhang Y, Zhu Y, et al. The effect of kinesio tex tape on muscular strength of the forearm extensors on collegiate tennis athletes [J]. Tapingbase De, 2005, 1 (1 –2): 33 –36.

[172] Marban R M, Navarrete P I, Vega D M. The effect of kinesio taping on calf's injuries prevention in triathletes during competition pilot experience

[J]. Journal of Human Sport & Exercise, 2011, 6 (2): 305 -308.

[173] Seung D W, Young H S. Effect of kinesio taping on isokinetic function and fatigue of thigh muscle [J]. Korea Journal of Physical Education-Humanities and Social Sciences, 2003, 42 (2): 405 -417.

[174] K. Nosaka. The effect of kinesio taping on muscular micro damage following eccentric exercises [C]. 15th Annual Kinesio Taping International Symposium Review, 1999: 70 -73.

[175] Shoger M, Nishi Y, A. M M. Kinesiotape does not reduce the pain or swelling associated with delayed onset muscle soreness [J]. Int. J. Inf. Commun. Technol. , 2000, 35 (2): 44.

[176] Kt B, Sa L, Rf E. The use and treatment efficacy of kinaesthetic taping for musculoskeletal conditions: a systematic review [J]. New Zealand Journal of Physiotherapy, 2010, 38 (2): 56 -62.

[177] Aktas G, Baltaci G. Does kinesiotaping increase knee muscles strength and functional performance? [J]. Isokinetics and Exercise Science, 2011, 19 (3): 149 -155.

[178] J G I, C F D L P, A C J. Short term effects of cervical kinesio taping on pain and cervical range of motion in patients with acute whiplash injury a randomized clinical trial [J]. J Orthop Sports Phys Ther, 2009, 39 (7): 515 -521.

[179] Skirven, Terri M. E A. Rehabilitation of the Hand and Upper Extremity, 2-Volume Set E-Book [M]. Amsterdam, Holland: Elsevier Health Sciences, 2011.

[180] Host H H. Scapular taping in the treatment of anterior shoulder impingement [J]. Physical Therapy, 1995, 75 (9): 803 -812.

[181] Hazar Z, Çitaker S, Dem İrtaş C Y, et al. Effects of kinesiology taping on delayed onset muscle soreness: a randomized controlled pilot study [J]. Journal of Exercise Therapy and Rehabilitation, 2014, 1 (2): 49 -54.

[182] Adler G, Kruszyniewicz J, Skonieczna-Ż ydecka K, et al. The Analgesic Efficacy of Kinesiology Taping in Delayed Onset Muscle Soreness (DOMS) [J], 2016, 13: 73 -79.

[183] Bae S H, Lee Y S, Kim G D, et al. A quantitative evaluation of delayed onset muscular soreness according to application of kinesio taping [J].

Advanced Science and Technology Letters, 2014, 47: 387 – 390.

[184] Lee Y S, Bae S H, Hwang J A, et al. The effects of kinesio taping on architecture, strength and pain of muscles in delayed onset muscle soreness of biceps brachii [J]. Journal of physical therapy science, 2015, 27 (2): 457 – 459.

[185] Ozmen T, Yagmur Gunes G, Dogan H, et al. The effect of kinesio taping versus stretching techniques on muscle soreness, and flexibility during recovery from nordic hamstring exercise [J]. J Bodyw Mov Ther, 2017, 21 (1): 41 – 47.

[186] Boguszewski D, Oko B, Adamczyk J G, et al. Evaluation of the effectiveness of kinesiotaping in reducing delayed onset muscle soreness of the biceps brachii [J]. Biomedical Human Kinetics, 2016, 8 (1): 88 – 94.

[187] Lumpkin E A, Caterina M J. Mechanisms of sensory transduction in the skin [J]. Nature, 2007, 445 (7130): 858 – 865.

[188] Denda M, Sokabe T, Fukumi-Tominaga T, et al. Effects of Skin Surface Temperature on Epidermal Permeability Barrier Homeostasis [J]. J. Appl. Anim. Welfare Sci. , 2007, 127 (3): 654.

[189] Słupik A, Dwornik M, Białoszewski D, et al. Effect of Kinesio Taping on bioelectrical activity of vastus medialis muscle. Preliminary report [J]. Ortopedia, traumatologia, rehabilitacja, 2006, 9 (6): 644 – 651.

[190] Boobphachart D, Manimmanakorn N, Manimmanakorn A, et al. Effects of elastic taping, non-elastic taping and static stretching on recovery after intensive eccentric exercise [J]. Research in Sports Medicine, 2017, 25 (2): 181 – 190.

[191] Aminaka N, Fohey T, Kovacs A, et al. Kinesiology tape does not affect serum creatine kinase level and quadriceps activity during recovery from delayed-onset muscle soreness [J]. International Journal of Kinesiology and Sports Science, 2017, 5 (1): 17.

[192] Duruturk N, Pekyavas N O, Yılmaz A, et al. The Effects of Quadriceps Kinesio Taping on Aerobic and Anaerobic Exercise Performance in Healthy Participants: A Randomized Controlled Study [J]. International Journal of Athletic Therapy & Training, 2016, 21 (2): 32 – 38.

[193] Poon K Y, Li S M, Roper M G, et al. Kinesiology tape does not facilitate

muscle performance: a deceptive controlled trial [J]. J. Reinf. Plast. Compos. , 2015, 20 (1): 130 – 133.

[194] Drouin J L, Mcalpine C T, Primak K A, et al. The effects of kinesiotape on athletic-based performance outcomes in healthy, active individuals: a literature synthesis [J]. Journal of the Canadian Chiropractic Association, 2013, 57 (4): 356.

[195] Fu T C, Wong a M, Pei Y C, et al. Effect of kinesio taping on muscle strength in athletes-a pilot study [J]. J Sci Med Sport, 2008, 11 (2): 198 – 201.

[196] Slupik A, Dwornik M, Bialoszewski D, et al. Effect of kinesio taping on bioelectrical activity of vastus medialis muscle preliminary report [J]. Ortop Traumatol Rehabil, 2007, 9 (6): 644 – 51.

[197] Huang C Y, Hsieh T H, Lu S C, et al. Effect of the Kinesio tape to muscle activity and vertical jump performance in healthy inactive people [J]. Biomed Eng Online, 2011, 10: 70.

[198] Gómezsoriano J, Abiánvicén J, Apariciogarcía C, et al. The effects of Kinesio taping on muscle tone in healthy subjects: a double-blind, placebo-controlled crossover trial [J]. J. Reinf. Plast. Compos. , 2014, 19 (2): 131 – 136.

[199] Cobb C R U R T, Luekens C A, et al. Electrical activity in muscle pain [J]. Am. J. Health Behav. , 1975, 54 (2): 80 – 87.

[200] Andrade G M, Ismania C, Cyrillo F N, et al. Effects of kinesio taping on gluteus medius muscle strength and electrical activity [J]. Physical Therapy in Sport, 2014, 15 (2): e3.

[201] Davison E A, Ponist B H, Anderson C T, et al. Inhibitory Effect of the Kinesio Taping Method on the Gastrocnemius Muscle [J]. American Journal of Sports Science and Medicine, 2016, 4 (2): 33 – 38.

[202] 祁奇, 陈文华, 余波, 等. 肌内效贴对女性大学生膝关节肌力的影响 [J]. 中国康复理论与实践, 2015, 21 (7): 849 – 853.

[203] Sartre A, Fabri S, Morana C. Effect of the kinesio taping way of laying on epycondylians [J]. Journal De Traumatologie Du Sport, 2013, 30 (3): 141 – 145.

[204] Briem K, Eythorsdottir H, Magnusdottir R G, et al. Effects of kinesio tape

compared with nonelastic sports tape and the untaped ankle during a sudden inversion perturbation in male athletes [J]. Journal Of Orthopaedic & Sports Physical Therapy, 2011, 41 (5): 328 –335.

[205] Lins C A, Neto F L, Amorim A B, et al. Kinesio taping does not alter neuromuscular performance of femoral quadriceps or lower limb function in healthy subjects: randomized, blind, controlled, clinical trial [J]. J. Reinf. Plast. Compos., 2013, 18 (1): 41.

[206] Serrã£ O J C, Mezêncio B, Claudino J G, et al. Effect of 3 different applications of kinesio taping denko on electromyographic activity: Inhibition or facilitation of the quadriceps of males during squat exercise [J]. J Sports Sci Med, 2016, 15 (3): 403 –409.

[207] Martínezgramage J, Merinoramirez M A, Amercuenca J J, et al. Effect of Kinesio Taping on gastrocnemius activity and ankle range of movement during gait in healthy adults: a randomized controlled trial [J]. Physical Therapy in Sport, 2014, 18: 56 –61.

[208] Sanzo P. The effect of kinesio taping on vertical jump height and muscle electromyography activity of the gastrocnemius and soleus in varsity athletes [J]. International Journal of Sports Science & Coaching, 2015, 5 (4): 162 –170.

[209] Halski T, Dymarek R, Ptaszkowski K, et al. Kinesiology taping does not modify electromyographic activity or muscle flexibility of quadriceps femoris muscle: A randomized, placebo-controlled pilot study in healthy volleyball players [J]. international medical journal of experimental and clinical research, 2015, 21: 2232 –2239.

[210] Cai C, Au I P, An W, et al. Facilitatory and inhibitory effects of Kinesio tape: Fact or fad? [J]. Journal of Science & Medicine in Sport, 2015, 19 (2): 109 –112.

[211] Marban R M, Rodríguez E F, Navarrete P I, et al. The effect of Kinesio taping on calf's injuries prevention in triathletes during competition. Pilot experience [J]. Journal of Human Sport & Exercise, 2011, 6 (2): 305 –308.

[212] Kuo Y L, Huang Y C. Effects of the application direction of kinesio taping on isometric muscle strength of the wrist and fingers of healthy adults: a pilot study [J]. Journal of Physical Therapy Science, 2013, 25 (3):

287 – 291.

[213] Magalhães I, Bottaro M, Mezzarane R A, et al. Kinesiotaping enhances the rate of force development but not the neuromuscular efficiency of physically active young men [J]. Journal of Electromyography & Kinesiology, 2016, 28: 123.

[214] Martínez-Gramage J, Ibánez Segarra M, López Ridaura A, et al. Immediate effect of kinesio tape on the reflex response of the vastus medialis regarding the use of two different application techniques: Facilitation and inhibition of muscle [J]. Fisioterapia, 2011, 33 (1): 13 – 18.

[215] The effects of kinesio tape on hamstring flexibility [EB/OL]. [2019 – 7 – 13] http: //www. tapingbase. nl/sites/default/files/the_effects_of_kinesio_tape_on_hamstring_flexibility_0. pdf.

[216] Lee Y, Chang H, Chang Y, et al. The effect of applied direction of kinesio taping in ankle strength and flexibility [C] // 30th Annual Conference of Biomechanics in Sports. Melbourne: ISBS-Conference Proceedings Archive, 2012.

[217] Luque-Suarez A, Navarro-Ledesma S, Petocz P, et al. Short term effects of kinesiotaping on acromiohumeral distance in asymptomatic subjects: a randomised controlled trial [J]. J. Reinf. Plast. Compos. , 2013, 18 (6): 573 –577.

[218] Y C H, C C S, Hsueh Y H E A. The comparison of different elastic tension of kinesio taping on gastrocnemius muscle activation [C] //33rd International Conference on Biomechanics in Sports. ISBS-Conference Proceedings Archive, 2015.

[219] Lemos T V, Júnior J R D S, Rosa M M N, et al. Kinesio taping effects on the electromyography activity: a controlled randomized and blinded clinical trial [J]. Physical Therapy in Sport, 2016, 18: 5.

[220] 余波, 祁奇, 陈文华, 等. 不同贴扎方式肌内效贴的回缩力特征及其改变皮下间隙的临床研究 [J]. 中国康复医学杂志, 2016, 31 (3): 296 –300.

[221] Kuo Y L, Huang Y C. Effects of the Application Direction of Kinesio Taping on Isometric Muscle Strength of the Wrist and Fingers of Healthy Adults — A Pilot Study [J]. Journal of Physical Therapy Science, 2013,

25 (3): 287 – 291.

[222] 赵敬国, 刘业鹏, 王茂叶, 等. 不同速度重复训练期间腰背屈伸肌群等速肌力特征的研究 [J]. 山东体育学院学报, 2010, 26 (8): 42 – 46.

[223] 刘兆成. 不同体育专业大学生左右髋关节屈伸肌群等速肌力的比较研究 [D]. 济南: 山东师范大学, 2012.

[224] Garnett R, Stephens J A. Changes in the recruitment threshold of motor u-nits produced by cutaneous stimulation in man [J]. Journal of Physiolo-gy, 1981, 311 (1): 463 – 473.

[225] Lundberg A, Malmgren K, Schomburg E D. Cutaneous facilitation of transmission in reflex pathways from Ib afferents to motoneurones [J]. J Physiol, 1977, 265 (3): 763 – 780.

[226] Kanda K, Burke R E, Walmsley B. Differential control of fast and slow twitch motor units in the decerebrate cat [J]. Experimental Brain Re-search, 1977, 29 (1): 57.

[227] 陈怡如. 肌内效贴扎对正常膝关节的影响 [M]. 台北: 中国医药大学, 2007.

[228] M B H. Effect of kinesio taping on isokinetic muscular function and pain of knee joint in elderly women [J]. Journal of the Korea Contents Associa-tion, 2006, 6 (12): 226 – 234.

[229] Yasukawa A, Patel P, Sisung C. Pilot study: investigating the effects of Kinesio Taping in an acute pediatric rehabilitation setting [J]. Am J Oc-cup Ther, 2006, 60 (1): 104 – 110.

[230] Jaraczewska E, Long C. Kinesio taping in stroke: improving functional use of the upper extremity in hemiplegia [J]. Res. J. Environ. Sci., 2006, 13 (3): 31 – 42.

[231] Ridding M C, Brouwer B, Miles T S, et al. Changes in muscle responses to stimulation of the motor cortex induced by peripheral nerve stimulation in human subjects [J]. Eesti Putukate Levikuatlas, 2000, 131 (1): 135 – 143.

[232] Simoneau G G, Degner R M, Kramper C A, et al. Changes in ankle joint proprioception resulting from strips of athletic tape applied over the skin [J]. Int. J. Inf. Commun. Technol., 1997, 32 (2): 141 – 147.

[233] Kang M H, Han G S, Kim G D E A. The effects of kinesio taping on isokinetic muscle strength of the lower limbs in male and female Soccer Players [J].

The Korean Journal of Sports Science, 2012, 21 (6): 1053 – 1061.

[234] Lee M H, Kim E C, Jeong H S, et al. The effect of kinesio taping on peak torque and muscle activity of quadriceps muscle in healthy subjects [J]. International Journal of Contents, 2010, 6 (1): 1 – 5.

[235] M L H. The immediate effects of kinesio taping on the maximal power and muscle activity of erector spinae in normal subjects [J]. International Journal of Contents, 2012, 8 (4): 70 – 73.

[236] Csapo R, Alegre L M. Effects of Kinesio taping on skeletal muscle strength-a meta-analysis of current evidence [J]. Journal of Science & Medicine in Sport, 2014, 18 (4): 450.

[237] Sellwood K L, Brukner P, Williams D, et al. Ice-water immersion and delayed-onset muscle soreness: a randomised controlled trial [J]. British Journal of Sports Medicine, 2007, 41 (6): 392 – 397.

[238] 田野, 戴维, 聂金雷. 不同频率电刺激对运动延迟性肌肉酸痛和肌肉收缩力量的影响 [J]. 体育科学, 2003, 23 (2): 124 – 129.

[239] 杨志贤. 三种放松手段对减轻延迟性肌肉酸痛效果的比较研究 [J]. 广州体育学院学报, 2007, 27 (4): 119 – 121.

[240] Zipp P. Recommendations for the standardization of lead positions in surface electromyography [J]. European Journal of Applied Physiology & Occupational Physiology, 1982, 50 (1): 41 – 54.

[241] Housh T J, Devries H A, Johnson G O, et al. Neuromuscular fatigue thresholds of the vastus lateralis, vastus medialis and rectus femoris muscles [J]. Electromyography & Clinical Neurophysiology, 1996, 36 (4): 247 – 55.

[242] Winter D A. Biomechanics and Motor Control of Human Movement, Fourth Edition [M]. Waterloo: University of Waterloo Press, 1991: 369 – 384.

[243] 罗姗. 太极拳典型动作膝关节角度变化与下肢肌电的关联性分析 [D]. 上海: 上海体育学院, 2013.

[244] 董英, 赵耐青. 重复测量资料方差分析中主效应意义的探讨 [J]. 复旦学报: 医学版, 2005, 32 (6): 682 – 686.

[245] Yu J G, Thornell L E. Desmin and actin alterations in human muscles affected by delayed onset muscle soreness: a high resolution immunocyto-chemical study [J]. Histochemistry & Cell Biology, 2002, 118

(2): 171.

[246] Paschalis V, Nikolaidis M G, Giakas G, et al. The effect of eccentric exercise on position sense and joint reaction angle of the lower limbs [J]. Muscle & Nerve, 2007, 35 (4): 496 – 503.

[247] Proske U, Weerakkody N S, Percival P, et al. Force-matching errors after eccentric exercise attributed to muscle soreness [J]. Clinical & Experimental Pharmacology & Physiology, 2003, 30 (8): 576 – 579.

[248] Brockett C, Warren N, Gregory J E, et al. A comparison of the effects of concentric versus eccentric exercise on force and position sense at the human elbow joint [J]. Brain Research, 1997, 771 (2): 251.

[249] Saxton J M, Clarkson P M, James R, et al. Neuromuscular dysfunction following eccentric exercise [J]. Medicine & Science in Sports & Exercise, 1995, 27 (8): 1185.

[250] Chang W D, Chen F C, Lee C L, et al. Effects of Kinesio Taping versus McConnell Taping for Patellofemoral Pain Syndrome: A Systematic Review and Meta-Analysis [J]. Evidence-Based Complementray and Alternative Medicine, 2015: 471208.

[251] Mchugh M P, Connolly D A J, Eston R G, et al. Exercise-Induced Muscle Damage and Potential Mechanisms for the Repeated Bout Effect [J]. Sports Medicine, 1999, 27 (3): 157 – 170.

[252] Castro-Sánchez A M, Lara-Palomo I C, Matarán-Peñarrocha G A, et al. Kinesio Taping reduces disability and pain slightly in chronic non-specific low back pain: a randomised trial [J]. Journal of Physiotherapy, 2012, 58 (2): 89 – 95.

[253] Newham D J, Mills K R, Quigley B M, et al. Pain and fatigue after concentric and eccentric muscle contractions [J]. Clinical Science, 1983, 64 (1): 55 – 62.

[254] Byrnes W C, Clarkson P M, Katch F I. Muscle Soreness Following Resistance Exercise With and Without Eccentric Contractions [J]. Research Quarterly for Exercise & Sport, 1985, 56 (3): 283 – 285.

[255] Clarkson P M, Tremblay I. Exercise-induced muscle damage, repair, and adaptation in humans [J]. Journal of Applied Physiology, 1988, 65 (1): 1 – 6.

［256］ Gulick D T, Kimura I F, Sitler M, et al. Various treatment techniques on signs and symptoms of delayed onset muscle soreness ［J］. Journal of Athletic Training, 1996, 31 （2）: 145 - 152.

［257］ Saxton J M, Donnelly A E. Light concentric exercise during recovery from exercise-induced muscle damage ［J］. International Journal of Sports Medicine, 1995, 16 （6）: 347.

［258］ Francis K T, Hoobler T. Effects of aspirin on delayed muscle soreness ［J］. Journal of Sports Medicine & Physical Fitness, 1987, 27 （3）: 333 - 337.

［259］ Abraham W M. Factors in delayed muscle soreness ［J］. Medicine & Science in Sports, 1977, 9 （1）: 11.

［260］ Evans W J, Meredith C N, Cannon J G, et al. Metabolic changes following eccentric exercise in trained and untrained men ［J］. Journal of Applied Physiology, 1986, 61 （5）: 1864 - 1868.

［261］ Krohn K, Castro D, Kling J. The Effects of Kinesio Tape on Hamstring Flexibility ［D］. Chesterfield, Mo: Logan College of Chiropractic, 2011.

［262］ Kawano M M, Ambar G, Oliveira B I R E A. Influence of the gastrocnemius muscle on the sit and reach test assessed by angular kinematic analysis ［J］. Brazilian Journal of Physical Therapy, 2010, 14 （1）: 10 - 15.

［263］ Nosaka K, Clarkson P M, Mcguiggin M E, et al. Time course of muscle adaptation after high force eccentric exercise ［J］. European Journal of Applied Physiology & Occupational Physiology, 1991, 63 （1）: 70 - 76.

［264］ Fridén J, Seger J, Ekblom B. Sublethal muscle fibre injuries after high-tension anaerobic exercise ［J］. European journal of applied physiology and occupational physiology, 1988, 57 （3）: 360 - 368.

［265］ Newham D J, Jones D A. Intra-Muscular Pressure in the Painful Human Biceps ［J］. Clinical Science, 1985, 69 （s12）: 27, 1 - 27.

［266］ Yackzan L, Adams C, Francis K T. The effects of ice massage on delayed muscle soreness ［J］. The American journal of sports medicine, 1984, 12 （2）: 159 - 165.

［267］ Clarkson P M, Ebbeling C. Investigation of serum creatine kinase variability after muscle-damaging exercise ［J］. Clinical Science, 1988, 75 （3）: 257 - 61.

［268］ Sayers S P, Knight C A, Clarkson P M, et al. Effect of ketoprofen on muscle function and sEMG activity after eccentric exercise [J]. Medicine and science in sports and exercise, 2001, 33 (5): 702.

[269] Mchugh M P, Connolly D A J, Eston R G, et al. Electromyographic analysis of exercise resulting in symptoms of muscle damage [J]. J Sports Sci, 2000, 18 (3): 163 –172.

[270] Hasson S M, Wible C L, Reich M, et al. Dexamethasone iontophoresis: effect on delayed muscle soreness and muscle function [J]. Canadian journal of sport sciences = Journal canadien des sciences du sport, 1992, 17 (1): 8.

[271] Mchugh M P, Connolly D A, Eston R G, et al. Electromyographic analysis of exercise resulting in symptoms of muscle damage [J]. J Sports Sci, 2000, 18 (3): 163 –172.

[272] Pincivero D M, Gandhi V, Timmons M K, et al. Quadriceps femoris electromyogram during concentric, isometric and eccentric phases of fatiguing dynamic knee extensions [J]. Journal of Biomechanics, 2006, 39 (2): 246 – 254.

[273] Hagberg C, Hagberg M. Surface EMG amplitude and frequency dependence on exerted force for the upper trapezius muscle: a comparison between right and left sides [J]. European Journal of Applied Physiology & Occupational Physiology, 1989, 58 (6): 641 –645.

[274] Hurley M V. The effects of joint damage on muscle function, proprioception and rehabilitation [J]. Manual therapy, 1997, 2 (1): 11 –17.

[275] Piitulainen H, Komi P, Linnamo V, et al. Sarcolemmal excitability as investigated with M-waves after eccentric exercise in humans [J]. Journal of Electromyography & Kinesiology Official Journal of the International Society of Electrophysiological Kinesiology, 2008, 18 (4): 672.

[276] Serrão F V, Foerster B, Spada S, et al. Functional changes of human quadriceps muscle injured by eccentric exercise [J]. Brazilian journal of medical and biological research = Revista brasileira de pesquisas medicas e biologicas, 2003, 36 (6): 781 –786.

[277] Semmler J G, Tucker K J, Allen T J, et al. Eccentric exercise increases EMG amplitude and force fluctuations during submaximal contractions of elbow flexor muscles [J]. Journal of Applied Physiology, 2007, 103

(3)：979 –989.

[278] 刘显东，冉德洲，田佳. 离心运动后大鼠延迟性肌肉损伤肌电图定量参数的实验研究 [J]. 成都体育学院学报，2001，27 (1)：83 –87.

[279] Bobbert M F, Hollander A P, Huijing P A. Factors in delayed onset muscular soreness of man [J]. Med Sci Sports Exerc, 1986, 18 (1)：75 – 81.

[280] Lieber R L, Woodburn T M, Fridén J. Muscle damage induced by eccentric contractions of 25% strain [J]. Journal of Applied Physiology, 1991, 70 (6)：2498.

[281] Croce R V, Miller J P. The effect of movement velocity and movement pattern on the reciprocal co-activation of the hamstrings [J]. Electromyography & Clinical Neurophysiology, 2003, 43 (8)：451.

[282] 曲峰. 运动员表面肌电信号与分形 [M]. 北京：北京体育大学出版社, 2008.

[283] Naeije M, Zorn H. Changes in the power spectrum of the surface electromyogram of the human masseter muscle due to local muscular fatigue [J]. Archives of oral biology, 1981, 26 (5)：409.

[284] Mcglynn G H, Laughlin N T, Rowe V. Effect of electromyographic feedback and static stretching on artificially induced muscle soreness [J]. American journal of pysical medicine, 1979, 58 (3)：139.

[285] Myers J B, Guskiewicz K M, Schneider R A, et al. Proprioception and neuromuscular control of the shoulder after muscle fatigue [J]. Journal of Athletic Training, 1999, 34 (4)：362 –367.

[286] Lattanzio P J, Petrella R J, Sproule J R, et al. Effects of fatigue on knee proprioception [J]. Clinical Journal of Sport Medicine Official Journal of the Canadian Academy of Sport Medicine, 1997, 7 (1)：22.

[287] Allen T J, Proske U. Effect of muscle fatigue on the sense of limb position and movement [J]. Eesti Putukate Levikuatlas, 2006, 170 (1)：30 –38.

[288] Walsh L D, Hesse C W, Morgan D L, et al. Human forearm position sense after fatigue of elbow flexor muscles [J]. Journal of Physiology, 2004, 558 (Pt 2)：705.

[289] P G. Peripheral neural mechanisms in proprioception [J]. J Sport Rehabil, 1994, 3：2 –17.

[290] Howatson G, Hoad M, Goodall S, et al. Exercise-induced muscle damage is reduced in resistance-trained males by branched chain amino acids: a randomized, double-blind, placebo controlled study [J]. Journal of the International Society of Sports Nutrition, 2012, 9 (1): 20.

[291] Miyama M, Nosaka K. Influence of surface on muscle damage and soreness induced by consecutive drop jumps [J]. Journal of Strength & Conditioning Research, 2004, 18 (2): 206.

[292] Sorichter S, Koller A, Haid C, et al. Light concentric exercise and heavy eccentric muscle loading: effects on CK, MRI and markers of inflammation [J]. International Journal of Sports Medicine, 1995, 16 (5): 288 –292.

[293] Clarkson P M, Hubal M J. Exercise-induced muscle damage in humans [J]. Am J Phys Med Rehabil, 2002, 81 (11 Suppl): 52 –69.

[294] Bakhtiary A H, Safavi-Farokhi Z, Aminian-Far A. Influence of vibration on delayed onset of muscle soreness following eccentric exercise [J]. British Journal of Sports Medicine, 2007, 41 (3): 145 –148.

[295] Rodenburg J B, Steenbeek D, Schiereck P, et al. Warm-up, stretching and massage diminish harmful effects of eccentric exercise [J]. International Journal of Sports Medicine, 1994, 15 (7): 414.

[296] Lindena J, Küpper W, Friedel R, et al. Lymphatic Transport of Cellular Enzymes from Muscle intothe Intravascular Compartment [J]. Enzyme, 1979, 24 (2): 120.

[297] Jr R A, Kaljot V. Serum transaminase levels: Effect of strenuous and prolonged physical exercise on healthy young subjects [J]. JAMA, 1963, 185 (12): 968.

[298] Tee J C, Bosch A N, Lambert M I. Metabolic Consequences of Exercise-Induced Muscle Damage [J]. Sports Medicine, 2007, 37 (10): 827 –836.

[299] White J P, Wilson J M, Austin K G, et al. Effect of carbohydrate-protein supplement timing on acute exercise-induced muscle damage [J]. Journal of the International Society of Sports Nutrition, 2008, 5 (1): 5.

[300] Baliey Dm E S, Griffin P, et al. Influence of cold water immersion on indices of muscle damage following prolonged intermittent shuttle running [J]. Sports Soi, 2007, 25 (11): 1163 –1170.

[301] Kuipers H. Exercise-Induced Muscle Damage [J]. International Journal

of Sports Medicine, 1994, 15 (3): 132.

[302] Donnelly A E, Clarkson P M, Maughan R J. Exercise-induced muscle damage: effects of light exercise on damaged muscle [J]. European Journal of Applied Physiology & Occupational Physiology, 1992, 64 (4): 350 – 353.

[303] 李扬. 不同运动方式对反映肌肉微损伤指标影响的比较研究 [D]. 北京: 北京体育大学, 2004.

[304] Northoff H, A Berg. Immunologic mediators as parameters of the reaction to strenuous exercise. [J]. Int J Sports Med, 1991, 12 (1): 9 – 15.

[305] Bruunsgaard H, Galbo H, Halkjaerkristensen J, et al. Exercise-induced increase in serum interleukin-6 in humans is related to muscle damage [J]. J Physiol, 1997, 499 (3): 833 – 841.

[306] Febbraio M A P, Bente Klarlund. Muscle-derived interleukin-6: mechanisms for activation and possible biological roles [J]. The FASEB Journal, 2002, 16 (11): 1335 – 1347.

[307] Pedersen B K, Adam Steensberg, Peter Schjerling. Muscle - derived interleukin - 6: possible biological effects [J]. The Journal of physiology, 2001, 536 (2): 329 – 337.

[308] Keller P, Keller C, Steensberg A, et al. Leptin gene expression and systemic levels in healthy men: effect of exercise, carbohydrate, interleukin-6, and epinephrine [J]. Journal of Applied Physiology, 2005, 98 (5): 1805 – 1812.

[309] De Vries H E, Hoogendoorn K H, Van D J, et al. Eicosanoid production by rat cerebral endothelial cells: stimulation by lipopolysaccharide, interleukin-1 and interleukin-6 [J]. Journal of neuroimmunology, 1995, 59 (1 – 2): 1.

[310] Baxter J D. Glucocorticoid hormone action [J]. Pharmacology & Therapeutics Part B General & Systematic Pharmacology, 1976, 2 (3): 605 – 669.

[311] Mansour A, Fox C A, Akil H, et al. Opioid-receptor mRNA expression in the rat CNS: anatomical and functional implications [J]. Trends in neurosciences, 1995, 18 (1): 22.

[312] Francis K, Hoobler T. Effects of aspirin on delayed muscle soreness [J]. The Journal of sports medicine and physical fitness, 1987, 27 (3): 333 – 337.

［313］ Assmussen E. Observations on experimental muscle soreness ［J］. Acta Rheumatol Scandinavica, 1956, 1：109 – 116.

［314］ Schwane J A, Watrous B G, Johnson S R, et al. Is lactic acid related to delayed-onset muscle soreness? ［J］. The Physician and Sports Medicine, 1983, 11（3）：124 – 131.

［315］ 赵辉. 七大主流品牌肌内效贴测评权威发布 ［EB/OL］.（2020 – 12 – 16）［2021 – 10 – 04］. http：//www. 360doc. com/content/20/1216/10/29553696_ 951781617. shtml.

［316］ 郑悦承. 软组织贴扎技术 ［M］. 新北：合记图书出版社, 2007.

［317］ 贺小桦, 陈方灿. 功能性贴扎技术 ［M］. 北京：电子工业出版社, 2019.

［318］ 陈文华, 余波. 软组织贴扎技术基础与实践——肌内效贴实用诊疗技术图解 ［M］. 上海：上海科学技术出版社, 2017.

［319］ 吴威廷, 周立伟, 洪章仁. 贴扎术——临床医学的应用理论及实务指引 ［M］. 新北：合记图书出版社, 2016.

［320］ 戴维·H. 佩林. 运动贴扎与包扎 ［M］. 第3版. 北京：人民邮电出版社, 2018.

［321］ 约翰·郎根杜恩. 运动中的贴扎技术——运动性损伤与疼痛的紧急处置 ［M］. 沈阳：辽宁科学技术出版社, 2018.

［322］ 加赖建造. Kinesio 肌肉效贴治疗淋巴水肿和慢性肿胀 ［M］. 南京：江苏凤凰科学技术出版社, 2016.

附件一　中英文缩略词表

中文全称	英文全称	英文缩写
平均峰值功率	Average peak power	APP
平均峰值力矩	Average peak torque	APT
平均做功	Average total work	ATW
β–内啡肽	β–endorphin	β–EP
肌酸激酶	Creatine kinase	CK
皮质醇	Cortisol	Cor
延迟性肌肉酸痛	Delayed onset muscle soreness	DOMS
运动导致骨骼肌损伤	Exercise induced muscle damage	ETMD
肌电图	electromyogram	EMG
伸本体感觉	Extension propriocetion	EP
屈本体感觉	Flexion propriocetion	FP
白细胞介素–6	Interleukin–6	IL–6
肌内效贴布	Kinesio taping	KT
乳酸	Lactic Acid	LD
乳酸脱氢酶	Lactate dehydrogenase	LDH
最大痛阈	Maximal pressure pain threshold	MPPT
最大随意收缩	Maximal voluntary contraction	MVC
最大随意等长收缩	Maximal voluntary isometric contraction	MVIC
初痛阈	Pressure pain threshold	PPT
峰值力矩	Peak torque	PT
相对平均峰值功率	Relative average peak power	rAPP
相对平均峰值力矩	Relative average peak torque	rAPT
相对平均做功	Relative average total work	rATW
股直肌	Rectus femoris	RF
关节活动度	Range of motion	ROM
表面肌电图	Surface electromyogram	sEMG
P物质	Substance P	SP
六级主观疼痛感觉	Six subjective pain perception	SSPP
大腿围度	Thigh circumference	TC
视觉模拟评分	Visual analogue scale	VAS
股外侧肌	Vastus lateralis	VL
股内侧肌	Vastus medialis	VM

附件二　受试者试验知情同意书

肌内效贴对骨骼肌功能影响试验知情同意书

姓名：_____　　　　编号：_____

尊敬的同学：

我们邀请您参加"肌内效贴对骨骼肌功能的影响"研究项目。该研究起止时间为　年　月至　年　月。在开始之前，请您仔细阅读本同意书，使您对本研究的相关事项有所了解，包括研究项目介绍，纳入标准，试验研究程序，收益和可能的风险，权利和义务，在整个试验过程中需要您配合做哪些工作，以及您知晓有自愿参加且可自愿退出的权力。

一、研究项目介绍

肌内效贴是一种贴于皮肤表面，用于治疗运动损伤和其他疾病的弹性治疗带。在外力作用下可被拉长，随后应用中沿着敷贴向原始长度弹性回缩，对皮肤施加一种推荐的拉力，从而对人体产生作用效应。运用此类弹性带治疗疾病的技术称为肌内效贴贴扎技术，是目前在临床康复医学和运动医学领域应用较为广泛的一种治疗技术。以往的研究显示，肌内效贴具有缓解疼痛，减轻组织水肿，支持、放松软组织，提供皮肤感觉刺激、调整姿势、训练软组织，调整关节位置，以及保护固定肌肉等方面的功能。在体育运动领域，肌内效贴主要用来预防和治疗运动损伤，在运动中为关节或肌肉提供保护和支持，协助肌肉收缩，以及减少肌肉疲劳等。由于目前有关肌内效贴对骨骼肌的作用功效以及对延迟性肌肉酸痛的预防和治疗效果尚不明确，本研究的目的是探讨肌内效贴贴扎对延迟性肌肉酸痛的防治功效及作用机理，以及探讨不同肌内效贴贴扎方式对骨骼肌收缩功能的影响。

二、受试者纳入标准

①受试者自愿参加试验并签署知情同意书；②健康的非体育教育专业男大学生；③18 岁≤年龄≤25 岁；④18≤体重指数（BMI）≤24；⑤一般体格检查正常，无运动系统损伤史；⑥近期无剧烈体育活动，肌肉无运动性疲劳。

三、试验研究程序

如果您的条件符合本研究的入组标准，经过您同意便可进入此项研究。研究采用随机对照、分组干预的方法，您有可能被随机安排到不同的干预组或对照组。整个试验分为两个阶段，每名受试者需要参加 10 次测试。

第一阶段：受试者在肌内效贴干预后，测试下肢肌肉等速肌力和肌电图；随后，每间隔 7 天，更换贴扎方式，再次进行等速肌力和肌电图的测试。每名受试者前后共完成四次测试，每次测试时间为 20min，此阶段共参与 4 次测试。

第二阶段：受试者先进行基础指标的测试，测试内容包括采集血液（6mL）、肌肉酸痛状态调查问卷、本体感觉、等速肌力和肌电图，时间大约 50min；隔天后，受试者进行运动建模（完成 15 次全力蛙跳，休息 2min，再完成 30 次负重跳，此为 1 组；整个建模共完成 10 组，组间休息 2min），随后进行指标的测试（测试内容同上），时间大约 90min；接下来受试者连续测试 4 天，每天测试一次（测试内容同上，但最后一次不采集血液），每次大约 50min。此阶段共参与 6 次测试。

四、受试者的收益和可能的风险

收益：①本研究为受试者提供一次肌内效贴贴扎理论和使用技术的培训；②试验结束后为受试者提供一定的劳务报酬，每次采血给予补贴　　元，共采血 5 次，合计　　元，其他试验内容的测试费合计　　元，全部试验总计提供劳务报酬每人　　元。

风险：本研究过程中可能存在的风险包括：①运动建模中，身体会出现一定的不适感（如疲乏、劳累、肌肉酸软无力等），但对健康不会造成危害；②完成运动负荷后，会引发肌肉产生延迟性肌肉酸痛，5 ~ 7 天可恢复正常，期间对日常生活稍有影响；③试验需要采血 5 次，总采血量约 30mL，不会影响身体健康；④每次测试后身体会有少许疲劳，可短时恢复，对日常学习和生活无任何影响，也无其他任何风险。

五、受试者的权利和义务

权利：您是否同意参加此次试验研究，并经过您充分考虑，自愿选择；在研究期间有权随时退出研究；所有研究资料均是保密的，不会把研究情况泄露给与本研究无关的人。

义务：①在参加试验研究期间，受试者需按协商好的时间和地点参加试验；②在试验期间除极特殊原因外，尽可能不要中途退出；③受试者在参与本试验时，要按照试验要求进行，试验过程要全力配合；④未经研究者同意不能自行变更治疗方法；⑤对参与全部试验内容的受试者提供劳务费，劳务费在受试者参加全部试验后一次性发放，对未参加者或者参与试验不全者不提供劳务费或酌情扣除。

在决定参与试验前，请先完成以下内容：

☐ 研究者已向我详细说明本研究的有关情况。

☐ 我已经阅读完该知情同意书，并理解所述内容，我自愿同意参加该研究。

受试者签名：＿＿＿＿＿＿＿＿　　联系电话：＿＿＿＿＿＿＿＿

研究者签名：＿＿＿＿＿＿＿＿　　日　　期：＿＿＿＿＿＿＿＿

主要研究者：　　　　　　　　　　联系电话：

上海体育学院　运动科学学院

后　记

　　人生几何，学海无涯，几年的博士学习生活已经结束，回首而望，都离不开众多师长、同门、家人在背后的支持和帮助，正是由于你们的辛勤付出，才使我在人生路上获得了进步。

　　衷心感谢我的恩师王人卫教授几年来为我的学业所付出的辛勤工作，您渊博的知识，严谨的治学态度，做事一丝不苟的精神，以及那种对事业的认真和拼搏精神始终是我学习的楷模，将使我受益终身！从研究课题的设计、试验的每个环节，到论文的撰写都凝聚着您的心血和汗水。特别是我在学业上遇到困难时，您的热情鼓励、支持，帮助我一次次地解决了学业上的难题，使我能够最终顺利地完成学业，在此再次表示衷心的感谢！

　　感谢师弟龙志在论文试验过程中付出的辛苦和给予的大力帮助！感谢师兄余波和师弟李合为我的论文工作提出的宝贵建议和实践指导！

　　感谢师弟刘功亮、汤新安、王超宇、全书浩、黄晖明、王晨等在我的试验以及后续工作中所付出的辛苦！感谢师妹赵璨、邢瑞蕊在我的论文工作中给予的帮助！

　　感谢王老师团队的每一位成员，谢谢你们在我学业的每一个阶段给予我的鼓励和支持，是你们树立和诠释了良好的团队合作精神！

　　感谢在我的学习和论文工作中给予帮助的上海体育学院的老师们！正是像你们一样的一代代上体人的那种绿瓦精神为莘莘学子们树立了学习的典范！

　　感谢参与本试验的每一位受试者，谢谢你们在试验中的理解、支持与辛苦付出！

　　感谢在我读博期间家人给我的理解和全力支持！

　　衷心感谢答辩评委老师为我的答辩工作付出的辛苦和论文指正！

　　本书的出版得到温州大学人文社科处出版基金的资助，在此感谢温州大学的支持！